全国中医药行业高等职业教育"十三五"规划教材

急危重症护理

（第二版）

（供护理、助产专业用）

主 编 ◎ 邓 辉

中国中医药出版社
·北 京·

图书在版编目（CIP）数据

急危重症护理 / 邓辉主编 . –2 版 . —北京：中国中医药出版社，2018.7（2022.3重印）

全国中医药行业高等职业教育"十三五"规划教材

ISBN 978-7-5132-4855-6

Ⅰ.①急…　Ⅱ.①邓…　Ⅲ.①急性病—护理—高等职业教育—教材
②险症—护理—高等职业教育—教材　Ⅳ.① R472.2

中国版本图书馆 CIP 数据核字（2018）第 065461 号

中国中医药出版社出版

北京经济技术开发区科创十三街31号院二区8号楼

邮政编码　100176

传真　010-64405721

保定市西城胶印有限公司印刷

各地新华书店经销

开本 787×1092　1/16　印张 16.75　字数 345 千字

2018 年 7 月第 2 版　2022 年 3 月第 2 次印刷

书号　ISBN 978-7-5132-4855-6

定价　56.00 元

网址　www.cptcm.com

服 务 热 线　010-64405510

购 书 热 线　010-89535836

维 权 打 假　010-64405753

微信服务号　zgzyycbs

微商城网址　https://kdt.im/LIdUGr

官 方 微 博　http://e.weibo.com/cptcm

天猫旗舰店网址　https://zgzyycbs.tmall.com

如有印装质量问题请与本社出版部联系（010-64405510）

李伏君（千金药业有限公司技术副总经理）

李灿东（福建中医药大学校长）

李建民（黑龙江中医药大学佳木斯学院教授）

李景儒（黑龙江省计划生育科学研究院院长）

杨佳琦（杭州市拱墅区米市巷街道社区卫生服务中心主任）

吾布力·吐尔地（新疆维吾尔医学专科学校药学系主任）

吴　彬（广西中医药大学护理学院院长）

宋利华（连云港中医药高等职业技术学院教授）

迟江波（烟台渤海制药集团有限公司总裁）

张美林（成都中医药大学附属针灸学校党委书记）

张登山（邢台医学高等专科学校教授）

张震云（山西药科职业学院党委副书记、院长）

陈　燕（湖南中医药大学附属中西医结合医院院长）

陈玉奇（沈阳市中医药学校校长）

陈令轩（国家中医药管理局人事教育司综合协调处副主任科员）

周忠民（渭南职业技术学院教授）

胡志方（江西中医药高等专科学校校长）

徐家正（海口市中医药学校校长）

凌　娅（江苏康缘药业股份有限公司副董事长）

郭争鸣（湖南中医药高等专科学校校长）

郭桂明（北京中医医院药学部主任）

唐家奇（广东湛江中医学校教授）

曹世奎（长春中医药大学招生与就业处处长）

龚晋文（山西职工医学院/山西省中医学校党委副书记）

董维春（北京卫生职业学院党委书记）

谭　工（重庆三峡医药高等专科学校副校长）

潘年松（遵义医药高等专科学校副校长）

赵　剑（芜湖绿叶制药有限公司总经理）

梁小明（江西博雅生物制药股份有限公司常务副总经理）

龙　岩（德生堂医药集团董事长）

中医药职业教育是我国现代职业教育体系的重要组成部分，肩负着培养新时代中医药行业多样化人才、传承中医药技术技能、促进中医药服务健康中国建设的重要职责。为贯彻落实《国务院关于加快发展现代职业教育的决定》（国发〔2014〕19号）、《中医药健康服务发展规划（2015—2020年）》（国办发〔2015〕32号）和《中医药发展战略规划纲要（2016—2030年）》（国发〔2016〕15号）（简称《纲要》）等文件精神，尤其是实现《纲要》中"到2030年，基本形成一支由百名国医大师、万名中医名师、百万中医师、千万职业技能人员组成的中医药人才队伍"的发展目标，提升中医药职业教育对全民健康和地方经济的贡献度，提高职业技术院校学生的实际操作能力，实现职业教育与产业需求、岗位胜任能力严密对接，突出新时代中医药职业教育的特色，国家中医药管理局教材建设工作委员会办公室（以下简称"教材办"）、中国中医药出版社在国家中医药管理局领导下，在全国中医药职业教育教学指导委员会指导下，总结"全国中医药行业高等职业教育'十二五'规划教材"建设的经验，组织完成了"全国中医药行业高等职业教育'十三五'规划教材"建设工作。

中国中医药出版社是全国中医药行业规划教材唯一出版基地，为国家中医中西医结合执业（助理）医师资格考试大纲和细则、实践技能指导用书、全国中医药专业技术资格考试大纲和细则唯一授权出版单位，与国家中医药管理局中医师资格认证中心建立了良好的战略伙伴关系。

本套教材规划过程中，教材办认真听取了全国中医药职业教育教学指导委员会相关专家的意见，结合职业教育教学一线教师的反馈意见，加强顶层设计和组织管理，是全国唯一的中医药行业高等职业教育规划教材，于2016年启动了教材建设工作。通过广泛调研、全国范围遴选主编，又先后经过主编会议、编写会议、定稿会议等环节的质量管理和控制，在千余位编者的共同努力下，历时1年多时间，完成了83种规划教材的编写工作。

本套教材由50余所开展中医药高等职业教育院校的专家及相关医院、医药企业等单位联合编写，中国中医药出版社出版，供高等职业教育院校中医学、针灸推拿、中医骨伤、中药学、康复治疗技术、护理6个专业使用。

本套教材具有以下特点：

1. 以教学指导意见为纲领，贴近新时代实际

注重体现新时代中医药高等职业教育的特点，以教育部新的教学指导意见为纲领，注重针对性、适用性以及实用性，贴近学生、贴近岗位、贴近社会，符合中医药高等职业教育教学实际。

2. 突出质量意识、精品意识，满足中医药人才培养的需求

注重强化质量意识、精品意识，从教材内容结构设计、知识点、规范化、标准化、编写技巧、语言文字等方面加以改革，具备"精品教材"特质，满足中医药事业发展对于技术技能型、应用型中医药人才的需求。

3. 以学生为中心，以促进就业为导向

坚持以学生为中心，强调以就业为导向、以能力为本位、以岗位需求为标准的原则，按照技术技能型、应用型中医药人才的培养目标进行编写，教材内容涵盖资格考试全部内容及所有考试要求的知识点，满足学生获得"双证书"及相关工作岗位需求，有利于促进学生就业。

4. 注重数字化融合创新，力求呈现形式多样化

努力按照融合教材编写的思路和要求，创新教材呈现形式，版式设计突出结构模块化，新颖、活泼，图文并茂，并注重配套多种数字化素材，以期在全国中医药行业院校教育平台"医开讲-医教在线"数字化平台上获取多种数字化教学资源，符合职业院校学生认知规律及特点，以利于增强学生的学习兴趣。

本套教材的建设，得到国家中医药管理局领导的指导与大力支持，凝聚了全国中医药行业职业教育工作者的集体智慧，体现了全国中医药行业齐心协力、求真务实的工作作风，代表了全国中医药行业为"十三五"期间中医药事业发展和人才培养所做的共同努力，谨此向有关单位和个人致以衷心的感谢！希望本套教材的出版，能够对全国中医药行业职业教育教学的发展和中医药人才的培养产生积极的推动作用。需要说明的是，尽管所有组织者与编写者竭尽心智，精益求精，本套教材仍有一定的提升空间，敬请各教学单位、教学人员及广大学生多提宝贵意见和建议，以便今后修订和提高。

国家中医药管理局教材建设工作委员会办公室

全国中医药职业教育教学指导委员会

2018 年 1 月

《急危重症护理》
编 委 会

主 编

邓 辉（重庆三峡医药高等专科学校）

副主编

张旭明（许昌学院医学院）

周夕坪（四川中医药高等专科学校）

编 委（以姓氏笔画为序）

王亚妮（陕西能源职业技术学院）

张环宇（贵州护理职业技术学院）

周雯婷（重庆三峡医药高等专科学校）

赵会芳（山东医学高等专科学校）

赵梦媛（南阳医学高等专科学校）

段明贵（保山中医药高等专科学校）

为了落实《中医药健康服务业发展规划（2015—2020年）》精神，满足急救护理人才培养的需求，提高教育教学质量，实现高等职业教育与产业需求、岗位胜任能力严密对接，提高护理及助产专业学生的实际操作能力，提升护理教育对全民健康和地方经济的贡献度，更好地为区域经济社会发展服务，在国家中医药管理局教材建设工作委员会办公室指导下，由中国中医药出版社具体组织、全国医药类职业院校共同参与，编写出版了全国中医药行业高等职业教育"十三五"规划教材。

本教材由具有丰富的急救护理临床经验和教学经验的资深教师团队组成，在编写过程中注重急救护理基本理论、基本知识和基本技能的培养，突出质量意识、精品意识，以学生为中心，以巩固专业思想为导向，结合最新急救护理理念，紧密贴合临床实际工作需要，融入急救新技术、新信息等相关的知识链接，开拓学生的知识面，突出急救护理技能培养目标，通过内容规范化、结构模块化，紧扣护士执业资格考试大纲，设置了学习目标、案例导入、复习思考等模块内容，旨在帮助学生把握重点和对知识的理解记忆，树立"生命第一，时效为先"的急救护理理念，同时对接执业标准，充分体现培养急救护理人才的实用性。本教材可作为高职高专护理、助产专业及其他医学专业学生的教学用书，也可作为临床护士学习的参考书。

本教材共分12个模块。模块一为绪论，由邓辉编写；模块二和模块三重点介绍院前急救和灾害救护，由周夕坪编写；模块四重点介绍急诊科救护，由邓辉编写；模块五介绍了重症监护，由赵会芳编写；模块六介绍了心搏骤停与心肺脑复苏，由张旭明编写；模块七和模块八重点介绍临床常见急症、急性中毒，由张环宇编写；模块九介绍了常见意外伤害，由周雯婷编写；模块十和模块十一介绍了严重创伤和多器官功能障碍患者的救护，由段明贵编写；模块十二重点介绍了常用救护技术，由赵梦媛编写。全书统稿工作由王亚妮协助邓辉共同完成。

在教材的编写过程中汲取和参考了国内外有关文献资料，同时得到了编写组老师所在各单位的大力支持和指导，在此谨向有关单位及个人表示衷心的感谢！

对稿件中的疏漏之处，恳请各位专家、同行和广大读者提出宝贵的意见和建议，以便今后修订完善。

《急危重症护理》编委会

2018年2月

目录

扫一扫，看课件

模块一
绪 论

【学习目标】

1. 掌握急危重症护理学的范畴、急救医疗服务体系的概念。
2. 熟悉急危重症护理学的概念、急救医疗服务体系的组成与管理。
3. 了解急危重症护理学发展史、急危重症护理学的学科特点与急危重症护士资质认证。

急救医学随着人们对健康需求的增长、疾病谱的变化、各种灾害及意外伤害事故的频繁发生而越来越受到重视。急危重症护理是随着急救医学的建立与发展，同步成长和发展起来的，它既是护理学的重要组成部分，又是急诊医学、危重症医学的组成部分，在挽救患者生命、促进患者康复、减少伤残率、提高生命质量等方面发挥着越来越重要的作用。

项目一 急危重症护理学概述

急危重症护理学（emergency and critical care nursing）是以挽救患者生命、提高抢救成功率、促进患者康复、减少伤残率、提高生命质量为目的，以现代医学科学、护理学专业理论为基础，研究各类急危重患者的抢救、护理和科学管理的一门跨学科的综合性应用学科。

一、急危重症护理学发展史

1. 国际急危重症护理学的起源与发展 现代急危重症护理学的起源可追溯到 19 世纪中叶南丁格尔（Florence Nightingale）年代。1854~1856 年，英、俄、土耳其爆发了克里米亚战争，前线战伤的英国士兵的死亡率高达 42% 以上。为了减轻前线伤病战士的痛苦，南丁格尔率领 38 名护士抵达前线，克服重重困难，在战地医院对英国伤病员实施救护，使得当时战伤士兵死亡率下降到 2.2%。这充分说明了有效的抢救及精心的护理工作在抢救危重伤病员中起到了非常重要的作用。

在克里米亚战争期间救护伤员的过程中，南丁格尔还首次阐述了在医院手术室旁设立术后病人恢复病房的优点。随着战场救护的成功实施，急危重症护理得以建立。美国是急救医学的发源地，1923 年美国约翰霍普金斯医院建立了神经外科术后病房，1927 年第一个早产婴儿监护中心在芝加哥建立。第二次世界大战期间，还建立了休克病房以救护在战争中受伤或接受了手术治疗的战士。这些都标志着危重症护理的雏形建立了。

急危重症护理真正得到发展始于 20 世纪 50 年代。1952 年北欧脊髓灰质炎大流行，许多患者因呼吸肌麻痹不能自主呼吸，当时把抢救器械和这些危重患者集中在一处，辅以"铁肺"治疗，堪称是世界上最早用于监护和治疗呼吸衰竭患者的"监护病房"建立。同时，各大医院开始建立类似的监护单元。随着相关技术的发展，危急重症护理学逐步成熟。1959 年，美国开始建立和完善重症监护病房（ICU）与冠心病监护病房（CCU）。1975 年在前联邦德国召开国际急诊医学会议，提出了急诊医学国际化、国际互助化和标准化方针，要求急救车装备必要的仪器，国际统一呼救电话及交流急救经验。1979 年，世界卫生组织（WHO）将急诊医学正式列为独立的医学学科。1983 年，美国医学专业委员会在麻醉、内科、外科和儿科四大医学专科中设立危重症医学专业。此后，急危重症护理在国际上迅猛发展起来。

2. 中国急危重症护理学的起源与发展　中国现代的急危重症护理学起步于 20 世纪 50 年代，中国在大中城市建立急救站，其功能只是简单的初级救护和单纯转运病人。这个时期，所谓的急危重症护理只是将危重患者集中在靠近护士站的病房，将外科手术患者先送到复苏室，清醒后再转入病房。20 世纪 70 年代末期，心脏手术的开展推动了心脏术后监护病房（CCU）的建立，以后相继成立了各专科或综合监护病房。1980 年 10 月卫生部（现卫生健康委员会，下同）颁发了《关于加强城市急救工作的意见》；1981 年《中国急救医学》杂志创刊；1984 年 6 月国家又颁布了"关于发布《医院急诊科（室）建设方案（试行）》的通知"，推动了中国大中城市急诊医疗体系及综合医院急诊科（室）的建立和发展。1986 年通过了《中华人民共和国急救医疗法》，此后，急救工作加快发展，设立统一急救呼叫号码为"120"；北京和重庆正式成立急救中心；1995 年 4 月卫生部发布了《灾难事故医疗救援工作管理办法》；1999 年由中国 54 个民航医疗机构联合发起成立了"中心民航机构管理委员会现代医学航空救援专业组"，使航空急救做到"应急、就近、方便"；2002 年，启动了 ICU 专业护士培训工作，这些条例的制订，有力促进了中国急救医疗服务体系的发展。

目前，中国急诊医疗服务体系（emergency medical service system，EMSS）基本健全、急救网络逐步完善，全民急救意识逐渐提高。急危重症护理学的内容和范畴不断扩展，为急危重症患者提供最及时有效的救护，挽救了成千上万人的生命，在急诊医疗服务体系中显示了举足轻重的地位和作用。

二、急危重症护理学范畴

随着急救医学的发展，急危重症护理学的研究范围日益扩大，内容更加丰富。主要包括院前急救、急诊科救护、危重症监护、灾难救护、急救医疗服务体系和急危重症护理人才培训、管理和科研工作等内容。

1. **院前急救** 是指急、危、重症伤病员进入医院之前的医疗救护。包括现场救护、途中监护和运送等环节。现场救护是指在发生伤病现场进行呼救以及对患者的初步救护，如复苏、止血、包扎、固定、解毒等救护措施。途中监护是指从发病现场转送到医院途中需要进行的监测和护理。及时有效的院前急救，对于维持患者的生命，防止再损伤，减轻患者痛苦，为进一步诊治创造条件，提高抢救成功率，减少伤残率，具有极其重要的意义。

2. **急诊科救护** 是指急诊科医护工作人员对急危重症患者实行集中式抢救、监护、留院观察。医院急诊科是急危重症患者最集中、病种最多的科室，是院内急救的重要场所。担任除急诊就诊和院外转运的抢救工作外，同时担任灾害事故的急救工作，是院前急救的延续。经急诊科处理后，部分患者治愈出院；部分患者住院继续治疗；部分患者需收入重症监护病房进一步救治，是急救医疗服务体系的第二个重要环节。

3. **危重症监护** 是指受过专门培训的医护人员，在备有先进监护设备和急救设备的重症监护病房，对收治的各类危重伤病员，运用各种先进的医疗技术、现代化的监护和抢救设备，进行集中、全面的加强治疗和监护。

4. **灾难救护** 指突发自然灾害（如地震、洪水、台风、海啸、火灾等）和人为灾害（如交通事故、化学中毒、战争、放射性污染等）时，对众多受灾的伤病员采取迅速有效的救治及减灾免难的急救措施。

5. **急救医疗服务体系** 研究如何建立高质量、高效率的急救医疗服务体系，大力建设和完善城市及乡村紧急呼救通信设施，已经建立者则应不断研究如何充实和完善。这一体系包括院前急救中心站、医院急诊科和加强监护病室或专科病房，它们既有独立的职责和任务，又相互紧密联系，是一个有严密组织和统一指挥的急救网。

6. **急危重症护理人才培训、管理和科研工作** 急危重症护理人员业务培训工作是发展急危重症护理事业的一个不可或缺的部分。为了适应急诊医学发展和社会需要，必须加强急危重症护理人员的技术业务培训，提高专业技术水平；加强急诊急救护理工作管理、科学研究及情报交流，使急危重症护理学教学、科研、实践紧密结合，促进人才培养，提高学术水平。

项目二 急救医疗服务体系

一、急救医疗服务体系的组成

急救医疗服务体系是集院外急救、院内急诊科救护、重症监护病房救护和各专科的"生命绿色通道"为一体的急救网络，即及时将医疗措施送到急、危、重伤患者的身边，进行现场初步急救，然后安全护送到就近的医院急诊室进一步诊治，少数危重患者需立即手术，送入监护病房或专科病房。它既适合于平时急诊医疗工作，也适合于大型灾害或意外事故的急救。

一个完整的急救医疗服务体系应包括完善的通信指挥系统、现场救护、有监测和急救装置的运输工具、高水平的医院急救服务机构和重症监护病房。通信、车辆和医疗构成院前急救的三大要素。急救网络的装备有硬装备和软装备之分，硬装备指通信、车辆、医疗设备；软装备指的则是急救人员的素质。

急救医疗服务体系在概念上强调急救的即刻性、连续性、层次性和系统性。由一个组织严密、行动迅速、并能有效实施救治的医疗组织来提供快速的、合理的、及时的处理，将患者安全地转运到医院，使其在医院内进一步得到更有效的救治，成为急救医疗服务体系的主要目标。

近 30 年来，急救医疗服务体系在国内外得到了迅速发展，其中法国最早建立了急救医疗服务体系。中国 EMSS 工作起步晚，与发达国家相比存在一定的差距。中国急救医疗服务开始于 20 世纪 50 年代，大中城市出现了院前急救的专业机构急救站。卫生部从急救事业的组织建立、体制管理、救治质量等方面给予了政策性和指导性支持，推动中国 EMSS 的进程，探索了一条符合中国国情的 EMSS 发展通路。1980 年 10 月卫生部颁发了新中国成立以来的第一个关于急救的文件——《关于加强城市急救工作的意见》，该文件总结了新中国急救工作的现状，提出了建立、健全急救组织，加强急救工作，逐步实现现代化的一系列意见，将发展急救事业作为医院建设的重要任务。目前，中国二级以上的医院均设有急诊科，地市级城市均有急救中心或急救站，综合性大医院都建立了重症监护病房，配备了一定的专业队伍。它是院前急救中心（站）、医院急诊科、重症或专科监护病房有机地联系起来的一个完整的现代化医疗机构。

二、急救医疗服务体系管理

1. 急救医疗通信网络　建立健全灵敏的通信网络是提高急救应急能力的基础。救护站、救护车及医院急诊科应配备无线通信，对重点单位、重点部门和医疗机构设立专线电话，以确保在紧急呼救时畅通无阻，提高反应时效。

2. **院前急救运输工具** 急救用的运输工具既是运送病员的载体，又是现场及途中实施抢救、监护的场所。救护站要配备一定数量车况良好、具有必要设备的救护车等运输工具，可实施气管插管、输液、心脏除颤等抢救措施和心电监护等监测。各级卫生行政部门，要制订完善急救运输工具的使用管理制度，保证其功能正常良好。

3. **急救专业人员培训** 目前，中国会对从事急救的人员加强理论知识和操作技能的培训，建立院前急救人员准入制度，确保急救人员都经过专业培训并具备相应的业务水平。建立急救专业人员复训和考试制度，促进急救专业人员的业务水平不断提高。急救医疗服务体系的管理人员应具有医学资格，并接受管理培训。

4. **普及急救知识** 政府和各级各类医疗卫生机构应全面普及培训，对所有涉及急救工作的人员，如警察、消防人员、驾驶员等进行急救培训（包括生命急救技术，如徒手心肺复苏、止血、包扎、固定、搬运等），使得灾害、事故发生时，在专业人员尚未到达前，现场人员能够自救和互救，在现场急救中发挥重要的作用。

5. **组建区域急救网络** 由于中国幅员辽阔，东西部发展差异大，应根据实际情况设立若干个 EMSS 点，组建布局合理的区域急救网络，以缩短救援半径和救援时间，保证伤病员能就近获得迅速、有效的救治，避免长途运送而耽误时机，也避免急诊患者过分集中于少数医院，造成该院急诊患者多而耽误抢救时机。目前全国各大、中城市都建立了急救医疗中心，小城市和县镇已基本建立了急救医疗站，全国县级以上的综合医院和部分专科医院都设置了急诊科，并建立了重症监护病房，形成了中心—站（所）—科（室）相结合的急救医疗网络。通过建立统一管理机构、优化急救网络，能够合理利用急救资源，并促进急救医疗服务体系更加完善，实现城市救援网络的一体化、标准化、规范化。

项目三　急危重症护理学的学科特点与急危重症护士资质认证

一、急危重症护理学的学科特点

急危重症护理学是生命科学的一个分支学科，除了包括急危重症医学和急危重症护理学的基础理论与临床外，还包含了护理学各分支学科的部分相关内容，此外还涉及与其相关学科的理论研究。这些学科交叉渗透、相互联系和相互作用，特别是与人文社会学科的融合，必然会赋予其新的内涵和发展，使其既具有学科独立性，又具有跨学科综合性，因此急危重症护理学涉及知识范围广，对急救护理人员综合素质、技术技能都有很高要求。

二、急危重症护士资质认证

1. 国外急危重症护士资质认证 专科护士制度最早在美国提出并实施。美国有两大组织专门培养急诊急救医务人员，分别创建于美国急诊内科大学（ACEP）和美国急诊医学院（AAEM），对在校学生及院校其他在职人员进行培养。在美国，成为急危重症专科护士的条件包括：①具有护理学学士学位；②取得注册护士资格；③有急救护理工作经历；④参加过急救护士学会举办的急救护理核心课程学习并通过急诊护士资格认证考试。执照有效期为 5 年，其间必须要争取继续教育学分来保持执照的有效性，否则执照会被取消或被迫重新参加资格考试。美国急危重症专科护士课程内容一般包括：急诊突发事件的评估及确定优先事项、对医疗和心理紧急情况的快速反应及救生干预、高级心脏生命支持术、儿科急诊护理课程、急诊护理程序等。

很多发达国家对急危重症护士都已实行资质认证制度。如日本急救医学会护理分会制订急救护理专家的教育课程和实践技能标准。急危重症护理专家的教育主要在日本护理协会的研修学校中实施，1995 年日本护理协会正式开始进行急危重症护理专家的资格审定。

2. 国内急救护士资质认证 中国的急危重症护士资质认证尚处在尝试阶段，尚无统一资格认定标准。中国急危重症专科护士培训内容包括理论教学与临床实践，理论教学内容涉及急救监护的所有内容、学科发展与专科护士发展趋势、循证护理、护理科研、护理教育，以及突发事件的应对等；临床实践包括重症监护、急救创伤、各种危象、昏迷、中毒等急救最新进展。安徽省立医院也在 2006 年建立了第一个急诊急救专科护士培训基地。同年，在上海市护理学会牵头下，上海市开始进行急诊适任护士认证工作。现在北京等地已相继开展急危重症专科护士培训工作，急危重症专科护士数量不断上升。

复习思考

一、选择题

1. 现代急危重症护理学最早可追溯到（   ）

　　A. 第一个早产婴儿监护中心的建立　　　　　B. 第二次世界大战期间

　　C. 克里米亚战争期间　　　　　　　　　　　D. 北欧脊髓灰质炎大流行期间

　　E. 美国约翰霍普金斯医院神经外科术后病房的建立

2. 最早组建 EMSS 的国家是（   ）

　　A. 美国　　　　B. 德国　　　　C. 法国　　　　D. 日本　　　　E. 中国

3. 美国的急诊和危重症护士执照有效期通常为（   ）

　　A. 1 年　　　　B. 3 年　　　　C. 5 年　　　　D. 10 年　　　　E. 终身

4. 不需启动 EMSS 的是（　　　）

　　A. 心肌梗死　　　　B. 窒息　　　　　C. 休克、骨折　　　　D. 乙型肝炎　　　E. 急腹症

5. 上海市急诊适任护士认证工作始于（　　　）

　　A. 2002 年　　　　B. 2003 年　　　　C. 2004 年　　　　　D. 2005 年　　　　E. 2006 年

6. 急救医疗服务体系不包括（　　　）

　　A. 到达医院前的救护　　　　　　B. 到达急诊室后的处理

　　C. 普通病房的护理　　　　　　　D. 重症监护病房的加强护理

　　E. 转运途中的监护

二、名词解释

1. 急危重症护理学

2. 急救医疗服务体系

扫一扫，知答案

扫一扫，看课件

模 块 二

院前急救

【学习目标】

1. 掌握院前急救护理。
2. 熟悉院前急救的特点、主要任务和原则。
3. 了解院前急救设置、基本设备与工作模式。

项目一　院前急救概述

案例导入

患者，男性，45 岁，煤矿工人，被煤块砸伤腰背部。现场情况：患者情绪紧张，面色苍白，呼吸困难，双下肢不能运动，全身多处擦伤。

问题：如何对该患者进行现场评估？在转运途中要注意些什么？

院前医疗急救（prehospital emergency medical care，以下简称院前急救）是指急危重症伤患者进入医院前的医疗救护，包括患者发生伤患现场的紧急呼救、现场救护、转运和途中监护等环节，是急救医疗服务体系的第一个重要环节。院前急救是衡量一个国家、一个地区、一个城市经济发展水平、应急防御能力、精神文明建设，以及医疗服务综合能力的重要指标，也是社会保障体系的重要组成部分。如果作为第一目击者的患者家人、朋友能够在最黄金的时间里对患者施行简单、正确的体位摆放、气道开放、心脏按压、创伤处理等急救措施，就能为后续医疗救护赢得宝贵时间，挽救患者生命，降低患者的致伤率、致残率和死亡率。

一、院前急救的特点

与院内救治相比，院前急救情况更为特殊、环境更为复杂、条件更为艰苦，不同的时间、地点、环境，患者对医疗服务的要求也不尽相同。因此，院前急救有其自身的特殊性，主要表现如下：

1. 社会性强　急救服务超出了纯粹的医学领域，早已融入人们的日常生活，涉及社会各个方面，成为社会运转和公民休养生息的基础性必备元素。

2. 时间紧迫　"与死神赛跑""时间就是生命"，接到急救电话，1分钟内调派车辆，3分钟内必须出车，迅速赶赴现场，及时抢救患者，刻不容缓。

3. 随机性大　患者何时呼救，重大灾害或事故何时、何地发生，往往是个未知数，无法预测。有可能发生在平日、白天、室外，也可能发生在周末、夜晚、家里。

4. 病种复杂　急救病种复杂多样且瞬息万变，急救人员必须综合运用医学知识、急救技术，在短时间内做出初步的筛选、正确的判断和有效的处理。

5. 突发性强　救援对象事先不知，在突然发生的灾害、事故中，受难人员有时是单一、分散的，有时是多人、集中的。急救人员、物资、药品必须始终处于完好的应急状态。

6. 环境艰难　任何场所都有可能发生意外事故，院前急救的环境大多较差，如抢救场所狭窄、光线暗淡、人群拥挤嘈杂、险情未排除、交通路况恶劣等。

7. 对症为主　院前急救常常没有足够的时间和良好的条件让救护人员进行准确诊断与鉴别诊断，只能对症处理，即"先开枪再瞄准""救命不治病"。

二、院前急救的主要任务

院前急救作为社会保障体系的重要组成部分，是基本医疗服务和公共卫生服务的提供者，其主要工作任务包括：

1. 平时呼救患者的院前急救　这是院前急救的日常性事务和主要任务，根据患者病情轻重缓急给予针对性的现场处置及安全转运。

2. 突发公共卫生事件、灾害事故，或战争中的院前急救　在自然灾害和人为灾害中，与消防、公安密切配合参与救灾，做好现场伤员分类、救护、分流。

3. 特殊任务时的救护值班　做好大型集会、重要会议、重要赛事、外国元首来访等特殊任务情况下的医卫保障工作，及时处理突发的意外事件。

4. 通信网络中的枢纽任务　在市民、医院、卫生行政部门、救灾防灾联动部门之间建立起通畅的急救网络通信枢纽，确保急救协调联动机制高效运行。

5. 急救知识普及教育　针对红十字成员、司机、警察、导游等特殊人群和大中小学生等重点人群进行初步急救技能培训，开展社会大众急救知识普及、宣传，积极推进第一目击者行动；针对急救医护人员进行急救技能培训和间隔时间不超过2年的急救技能再培训；针对医疗救护员进行定期专项培训。有条件的急救中心可承担一定的科研教学任务，为政府制订相关政策提供依据。

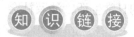

急救半径与呼叫反应时间

急救半径是指急救单元所执行院前急救服务区域的半径，城市 ≤5km，郊区县10~15km。呼叫反应时间是指从接到呼救电话开始至救护车到达现场的时间间隔。市区要求15分钟以内，条件好的区域要求在10分钟内，郊区要求3分钟以内。

三、院前急救的原则

急救工作以人为本、以生命为中心，通过对急危重症患者采取及时有效的急救措施和技术，最大限度地减少伤病员的疾苦、稳定患者病情，为进一步救治打好基础。

1. **先排险后施救**　到达救援现场，应先进行环境评估，排险后再实施救援。如因触电导致的意外事故现场，应先切断电源再进行救护；如为有害气体造成的中毒现场，应先将病人脱离险区再进行救护，保证施救者与伤病员的安全。

2. **先重伤后轻伤**　若同时有生命垂危和伤情较轻的患者，应优先抢救危重者，后抢救较轻者。当大批伤员出现时，在有限的时间、人力、物力情况下，在遵循"先重后轻"原则的同时，重点抢救经急救有可能存活的伤病员。

3. **先施救后运送**　对垂危重伤病员，先进行现场初步的紧急处理，如解除气道梗阻、活动性大出血止血、心搏骤停者行心肺复苏术等维持呼吸和循环功能等措施保证生命后，再在严密医疗监护下转往附近有救治能力的医院。

4. **急救与呼救并重**　在遇有成批伤病员时，又有多人在现场的情况下，急救和呼救可同时进行，要沉着冷静，临危不乱，迅速处理，团结协作，以较快争取到急救外援。只有一人的情况下应一边施救，一边在短时间内进行呼救。

5. **转运与监护急救相结合**　在转运途中动态观察、严密监测伤病员病情变化，不能停止抢救，必要时进行相应的急救处理，如除颤、气管插管、球囊－面罩加压通气、心肺复苏术等，行驶中少颠簸，注意保暖，力求平安抵达目的地。

6. **紧密衔接、保持一致**　整个救治过程要迅速、果断、有序，环环相扣，防止遗漏、重复和其他差错，正规填写并妥善保管医疗文书，使医疗急救有文字依据、前后一致、医护一致，同时做好院前急救与院内救治的交接工作。

项目二 院前急救的设置、基本设备与工作模式

院前急救是政府举办的公益性事业，是社会保障体系的重要组成部分，关系到人民群众的生命安全。卫生行政部门按照"统筹规划、整合资源、合理配置、提高效能"的原则，统一组织、管理、实施。中国院前急救体系有多种工作模式，每种模式也各有特点，但在组织管理上仍属于当地卫生行政部门管辖。目前已初步建立起覆盖城乡的急救网络系统，各地积极配置先进的指挥调度系统、全球卫星定位系统、地理信息系统等现代通信手段，以期提高急救服务效率，挽救更多患者的生命。

一、院前急救的设置

卫生行政部门对院前急救机构实行属地化、全行业管理。"120"急救电话是大陆院前急救唯一的服务呼救号码，是院前急救机构受理医疗救援呼救，代表卫生行政部门协调、指挥医疗资源，应对灾害事故和突发公共卫生事件的重要工具。

1. **院前急救系统设置** 院前急救应与当地社会、经济发展和医疗服务需求相适应。院前急救以急救中心（站）为主体，与急救网络医院组成院前医疗急救网络共同实施。县级以上地方卫生行政部门将院前医疗急救网络纳入当地医疗机构设置规划，按照就近、安全、迅速、有效的原则设立，统一规划、统一设置、统一管理。设区的市设立一个急救中心；因地域或者交通原因，设区的市院前医疗急救网络未覆盖的县（县级市），可以依托县级医院或者独立设置一个县级急救中心（站）。设区的市级急救中心统一指挥调度县级急救中心（站）并提供业务指导。

2. **院前急救标识设置** 全国院前医疗急救呼叫号码为"120"，其他单位和个人不得设置"120"呼叫号码，或者其他任何形式的院前医疗急救呼叫电话。急救中心（站）、急救网络医院救护车，以及院前医疗急救人员的着装应当统一标识，统一标注急救中心（站）名称和院前医疗急救呼叫号码。院前急救标识以圆形为基底，圆形外配以橄榄枝组合，给人一种平和安全的感觉；圆形中心采用国际急救标志——蛇杖"生命之星"，生命之星交叉的六臂象征急救医疗服务"发现、报告、反应、现场救护、运输途中监护、转至院内救护"六大系统功能；圆环上配以中、英文名称；采用蓝、黄两种颜色，具有很重要的醒目性；标识外形和内涵具有国际性（图 2-1）。

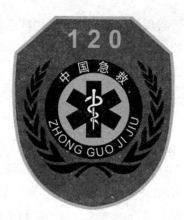

图 2-1　院前急救标识

3. 院前急救人员设置　中国院前急救人员包括调度员、急救医师、急救护士、医疗救护员、驾驶员、担架员、管理人员、工勤人员、其他人员。从事院前医疗急救的专业人员包括调度员、医师、护士和医疗救护员。急救中心（站）应当配备调度员每天 24 小时受理"120"院前医疗急救呼叫，调度员应当经设区的市级急救中心培训合格。医师和护士应当按照有关法律法规规定取得相应执业资格证书。医疗救护员应当按照国家有关规定经培训考试合格取得国家职业资格证书，上岗前应当经设区的市级急救中心培训考核合格。救护车驾驶员必须取得相应驾驶证照，遵守《中华人民共和国道路交通管理法》及有关交通安全管理的规章制度，安全驾车。总之，院前急救人员均应严格按国家相关的法律、法规规定，统一安排考核、培训后上岗，并定期举行在岗培训。

二、院前急救的基本设备

1. 通信设备　急救中心（站）通信系统应当具备系统集成、救护车定位追踪、呼叫号码和位置显示、计算机辅助指挥、移动数据传输、无线集群语音通信等功能。急救中心（站）应配置与其功能和建设规模相适应的通信系统，包括：计算机系统、有线通信系统，无线集群系统、闭路电视监控系统、电子地图和卫星定位系统，以及 114 数据库信息系统等。通信系统配置标准：有线和无线通信系统、数字交换系统、三字段信息系统（当报警者用电信座机拨通"120"急救电话时，调度系统可自动显示该座机的电话号码、机主姓名和具体装机地址）、数字录音系统（应设双机热备份）、地理信息系统（GIS）、全球卫星定位系统（GPS，省会以上城市应包括急救车辆定位和数字信息，省会以下城市可以仅有导航定位功能）、电子大屏幕投影系统、LED 条屏显示系统、UPS 应急电源系统、视频监控系统等满足社会急救的需求。近年来计算机电信集成技术与数字化院前急救系统、一键式手机 APP 等现代通信手段与移动互联网技术相结合，实现调度指挥中心与呼救者、调度指挥中心与医院、急救车辆之间的实时通信、指令收发，通过音视频数据采集和远程会诊，提前抢救时间，使院前急救更加快捷、高效。

2. 运输工具　在急救中起着重要作用的现代救护车、飞机等已不仅仅是运输病人的工具，也是抢救病人的"流动急诊室"。中国目前最常用的运输工具是救护车，县级以上地方卫生行政部门根据区域服务人口、服务半径、地理环境、交通状况等因素，按照每 5 万人口 1 辆救护车的比例配备院前医疗急救车辆。城市急救车辆所用的普通监护型救护车和负压监护型救护车的比例宜为（4~6）:1。救护车应当符合救护车卫生行业标准，标志图案、标志灯具和警报器应当符合国家、行业标准和有关规定。普通监护型救护车和负压监护型救护车的配置标准见表 2-1。急救中心（站）和急救网络医院不得将救护车用于非院前医疗急救服务。除急救中心（站）和急救网络医院外，任何单位和个人不得使用救护车开展院前医疗急救工作。急救车辆定期检查和维修，保持车况良好，确保车辆正常行驶。

表 2-1　救护车配置标准

配置项目	普通监护型	负压监护型
急救箱	手提出诊专用急救箱	手提出诊专用急救箱
固定装置	骨折负压固定装置	骨折负压固定装置
呼吸机	气动急救呼吸机	无创呼吸机
吸引器	手持或脚踏吸引器	电动吸引器
监护仪	手提多参数监护仪	除颤监护仪
心电图机	便携式心电图机	十二导联心电图机
担架	铲式、折叠、车式担架各一	铲式、自动上车担架各一
其他	氧气袋等	呼吸系统急救箱
		循环系统急救箱
		创伤外科急救箱等
		防护服 3 套等

3. 急救物品　为保证伤病员的急救顺利进行，应制订院前急救物品准备和保养的质量标准，实行专人管理，对急救物品每天清查、班班交接、出诊完毕及时补充物品，保证足够数量；每周落实常备工作，每月大清查 1 次，发现问题及时反馈。急救仪器使用前应进行培训，熟悉仪器性能、使用方法、保养要求；建立完整器械维修、保养、检查程序，使急救物品应急备用状态完好率达 100%。

（1）担架与转运保护用品　普通式折叠担架、安全带、床垫、床单或一次性担架布、枕头、被子等。

（2）止血、包扎、固定用品　绷带、止血带、止血钳、三角巾、纱布、棉垫、颈托、夹板、脊柱板等。

（3）急救箱 手提出诊急救箱、创伤外科急救箱、呼吸系统急救箱、循环系统急救箱等。

（4）基础护理急救包 输液物品、消毒溶液、生命体征监测仪、砂轮、胶布、敷料、手套等。

（5）手术器械急救包（含产科急救包） 清创缝合包、气管切开包、胸（腹）穿刺包等。

（6）人工呼吸通道器械 氧气袋或便携式氧气筒、简易人工呼吸气囊、面罩、开口器、压舌板、舌钳、异物钳、麻醉咽喉镜、气管插管、口咽通气管等。

（7）急救仪器 心电图机、持续心电监护仪、临时起搏器、除颤器、无创呼吸机、快速血糖仪、电动吸引器、输液泵等。

（8）救生器具 救生衣、救生带、安全帽、腕带、紧急信号用具等。

4. 急救药品 根据不同地区疾病特点，随着急救药品的更新进行调整。常用药品配置如下（表2-2）：

表2-2　院前急救常用药品

类别	药品名	数量（支）
呼吸兴奋药	尼可刹米、洛贝林	10
抗休克	盐酸肾上腺素、异丙肾上腺素、间羟胺、多巴胺	10
血管扩张药	硝酸甘油针剂、硝普钠、酚妥拉明、硝酸甘油片剂（1瓶）	10
抗心律失常药	利多卡因、维拉帕米、胺碘酮	10
平喘药	氨茶碱、沙丁胺醇喷雾剂（1瓶）	10
抗心力衰竭药	毛花苷C	5
受体拮抗药	纳洛酮、盐酸山莨菪碱	10
止血药	酚磺乙胺、垂体后叶素	10
镇静、镇痛药	苯巴比妥钠、地西泮、哌替啶、吗啡	5
脱水利尿药	20%甘露醇、呋塞米	
解毒药	阿托品、氯解磷定	10
激素类药	地塞米松、胰岛素	10
抗过敏药	苯海拉明、异丙嗪	5
其他	5%碳酸氢钠、10%氯化钾、10%葡萄糖酸钙	10
	低分子右旋糖酐 500mL、0.9%生理盐水 500mL	
	5%糖盐水 250mL、5%葡萄糖 250mL、10%葡萄糖 500mL	

三、中国城市院前急救工作模式

由于经济水平、城市规模、急救需求、急救资源等多方面因素，各地区在原有医疗体系的基础上，形成了各具特色的院前急救运转模式，可归纳为指挥型、独立型、院前型、依托型、附属消防型等模式（表2-3）。尽管全国各地急救模式不尽相同，但就院前急救组织质量管理内容而言，共性的环节包括：通信、运输、医疗（急救技术）、急救器材装备、急救网络、调度管理等，其中前三项被认为是院前急救的三大要素。

表 2-3　我国城市院前急救工作模式

类型	组织形式	特点	代表城市
指挥型	单纯指挥调度，不配备急救车辆和人员	共享现有医疗资源，分区域就近出诊	广州、深圳、珠海、汕头、成都
独立型	结合院前院内，实行急救医疗一体化系统	院前院内统一管理，全面负责	沈阳、北京（2004年前）
院前型	专门从事院前急救	急救中心负责院前，各医院负责院内	上海、杭州、北京（2004年后）
依托型	相对独立，又是综合医院的一个部门	既有院前指挥，又有院内急救工作任务	重庆、海南
附属消防型	消防、司警统一	院前急救反应迅速，资源共享	香港、苏州

项目三　院前急救护理

院前急救的目的是争分夺秒抢救患者生命并安全转运。急救人员到达急救现场，无论面对何种疾病和伤情，应立即保证患者脱离险情，先救命后治伤，保护患者的生命安全，防止伤情恶化或再次受伤。院前急救护理工作内容包括评估、紧急呼救与伤员分类，现场救护，转运与转运途中的监护三部分。其中，现场救护是核心任务。

一、评估、紧急呼救与伤员分类

（一）评估

1. 环境评估　包括快速评估造成事故、伤害及发病的原因，确定患者人数，是否存在对救护者、患者或旁观者造成伤害的危险环境。到达急救现场后迅速评估造成疾病急发或意外发生的原因，是否存在继续伤害患者的危险，如有危险存在应快速正确地使患者脱离危险，确保安全。如对触电患者现场救护，必须先切断电源；如伤员被困在险区，应先脱离危险的环境；如为有毒环境，应做好防毒防护措施，以保安全。

2. **病情评估** 快速评估危重病情，包括对气道、呼吸、循环、神经系统等几方面进行评估，主要分为初步评估和进一步评估。

（1）初步评估 检查基本情况，迅速做出判断。

①气道：检查患者的气道是否通畅，有无舌根后坠堵塞呼吸道，口腔内有无异物及分泌物等。

②呼吸：观察患者的呼吸频率、节律、幅度，有无通气不良、鼻翼扇动，胸廓运动是否对称、呼吸音是否正常。特别要注意有无张力性气胸、开放性气胸、连枷胸的发生。

③循环：测量患者脉率及脉律，常规触摸桡动脉，婴儿触摸肱动脉。检查患者的脉搏频率是否规则、有力，心音是否正常，了解血压、末梢循环情况，迅速判断有无大动脉搏动及大出血、休克发生。运用简单测试收缩血压的方法评估血压：能触及颈动脉者，血压≥60mmHg；能触及股动脉者，血压大于等于70mmHg；能触及桡动脉者，血压≥80mmHg。

④神经系统：检查患者的各种反应情况，观察患者的意识状态、瞳孔大小、对光反射，以及有无偏瘫或截瘫等。

（2）进一步评估 进行全身检查，根据不同病情，检查的侧重点也不同。检查中应尽可能弄清患者的病史与诱因，随时处理直接危及生命的症状和体征。

1）病史与诱因评估：通过对伤患者、目击者或家属进行询问，了解病情或伤情发生经过。评估患者既往有无冠心病、高血压、脑血管意外等病史，有无呼吸道感染、劳累过度、情绪激动等诱发因素；评估车祸伤的患者有无疲劳驾驶、酗酒驾驶等诱因；评估高空坠落伤的患者有无高血压、眩晕症等病史；评估地震、触电、中毒患者是否存在继续受伤的危险。注意搜集与病情相关的关键细节，询问应简单明确，评估应抓住重点。

2）症状与体征评估

医务人员平时对常见急危重症的症状和体征要牢记在心，在检查中，只有快速抓住关键症状与体征才能准确评估病情，及时、正确地抢救病人。这主要是通过仔细的护理体检来实现，或借助便携式心电图机、除颤仪、监护仪等医疗器械监测患者生命体征是否正常及波动的范围。

①常见急危重症的症状和体征

a. **心血管疾病**：急性心肌梗死时患者常表现心前区持续性疼痛，向左肩和左上肢放射，休息或含服硝酸甘油不缓解，伴有烦躁不安、大汗、恐惧、濒死感，疼痛剧烈时伴有恶心、呕吐、上腹疼痛。体征为心率增快、血压下降、休克等。

b. **脑血管疾病**：脑出血时患者常出现剧烈的疼痛、呕吐、偏瘫、失语、意识障碍、大小便失禁等，呼吸深大带有鼾声、重者呈潮式呼吸或不规则呼吸。体征为血压明显增高、深昏迷时四肢呈弛缓状态，或有轻度脑膜刺激征及局灶性神经受损体征。

c. 心脏呼吸骤停：患者突然意识丧失、大动脉搏动消失、呼吸及心跳停止。体征为无血压，听诊无心音，胸廓无起伏。

d. 急腹症：急性胰腺炎时患者常表现剧烈的腹痛，呈钝痛、绞痛或刀割样痛，可阵发性加剧，疼痛位于左上腹，向腰背部带状放散，取弯腰抱膝位疼痛可减轻，伴有恶心、呕吐、腹胀、发热和低血压休克。体征有上腹压痛、脉搏增快、呼吸急促、血压下降等。

e. 颅骨骨折：脑挫裂伤患者常表现头疼伴有恶心呕吐，受伤时即刻出现意识障碍或昏迷。可能有肢体抽搐、偏瘫、失语等体征。

f. 股骨干骨折：患者常表现骨折部位疼痛、肿胀、畸形、皮下淤血。体征有肢体活动障碍。

g. 肋骨骨折：患者常出现局部疼痛，尤其在深呼吸、咳嗽或转动体位时加剧。体征有用手挤压前后胸部，局部疼痛加重甚至产生骨摩擦音；多处肋骨骨折时，伤侧胸壁可有反常呼吸运动。

②护理体检原则

a. 尽量不移动患者的身体，尤其对不能确定伤势的创伤患者。

b. 注意倾听患者或目击者的主诉，特别是与发病或创伤有关的细节。

c. 重点查看与主诉相符的症状、体征及局部表现。

d. 应用基本的物理检查，侧重对生命体征的观测和可用护理方式解决的问题。

③护理体检程序：根据实际情况，按解剖结构对伤患者的头部、颈部、脊柱、胸部、腹部、骨盆及四肢进行全身系统检查，有针对性地重点观察伤病员的生命体征及受伤与病变主要部位的情况（与现场检伤一致），防止漏诊。

a. 头部评估：触摸患者头皮、颅骨和面部，观察外形，有无外伤或骨折；观察眼、耳、鼻、口部有无伤口、出血、骨折、异物、充血、水肿，有无牙齿脱落、视物不清、听力下降、口唇发绀、面色苍白等。

b. 颈部评估：观察颈部外形与活动有无改变，有无损伤、出血、血肿，有无颈部压痛、颈项强直；触摸颈动脉搏动和节律，观察气管是否居中，是否有颈椎损伤。

c. 脊柱评估：主要针对创伤患者，在未确定是否有脊髓损伤时，不可盲目搬动患者。检查时用手平伸向患者后背，自上而下触摸，检查有无肿胀、疼痛或形状异常。

d. 胸部评估：观察锁骨有无异常隆起或变形，略施压力观察有无压痛，确定有无骨折；观察胸部有无创伤、出血或畸形、肋骨骨折；观察呼吸状态，吸气时两侧胸廓是否对称，询问是否有胸痛及疼痛部位。

e. 腹部评估：观察腹部外形有无膨隆、凹陷，有无创伤、出血，或腹式呼吸运动，腹部有无压痛、反跳痛及肌紧张。确定有无脏器损伤和范围。

f. 骨盆评估：检查者将双手分别放在患者髋部两侧，轻轻施加压力，观察有无疼痛或骨折。检查外生殖器有无损伤。

g.四肢评估：检查四肢有无形态异常、肿胀、压痛或畸形；观察四肢运动、活动度，皮肤感觉、温度与色泽；检查足背动脉搏动情况，肢端温度与甲床血液循环情况。

（二）紧急呼救

院前急救启动由呼救系统开始。呼救系统的畅通，在国际上被列为抢救危重伤病员的"生命链"中的"第一环"。有效的呼救系统对保障危重伤病员获得及时救治至关重要。呼救者应克服惊恐和焦躁情绪，应用无线电、电话和急救APP向"120"急救中心呼救，使用最精练、准确、清楚的语言说明伤病员所处的位置，目前的情况及严重程度，伤病员的人数及存在的危险，需要何类急救等。呼救要与现场处理相结合，边呼救边处理。

1.准确说明患者情况

（1）说清楚具体病情　包括伤病员姓名、性别、年龄、目前最危重的情况，如昏倒、呼吸困难、大出血等。不论是否有外伤，只要周围的环境不会继续对病人造成伤害，都尽可能不要随意移动病人，以免造成病人的进一步损伤。突发事件时，需说明伤害性质、严重程度、受伤人数，现场所采取的救护措施，以便指挥中心调集救护车辆、报告政府部门及通知各医院救援人员集中到出事地点。

（2）说清楚具体地点　伤病员所在的准确地点，如某区某路某号，某小区某栋某单元某楼某门牌号。有时急救现场可能会发生在陌生的地域，要尽可能告诉调度员现场附近显著的地标或道路的交汇处，如：大型的某商场、著名的纪念碑旁、某酒店旁、某高速路往某方向多少公里处等，这样为施救定位缩小难度。如果不清楚身处位置，不要惊慌，因为急救指挥调度中心可以通过地球卫星定位系统追踪其正确位置。

2.电话保持畅通　拨打完"120"后，不要先放下话筒，要等急救机构调度人员先挂电话。尽量别去拨打其他电话，在急救车出车后，救护人员会通过电话与求救者进行联系，以进一步确定病情变化以及地址，所以别让无关的电话占用生命线。

3.留人引导救护车　派出一两个人到电话里所提到的有明显标志处的社区、住宅门口或农村交叉路口等待救护车。若在20分钟内救护车仍未出现，可再拨打"120"。与救护车会合后，积极引导救护人员准确找到事发地，减少找寻患者的时间。

4.疏通搬运病人通道　把病人身边一切可能阻碍急救的物品拿走，给病人留出畅通无阻的生命通道。需要搬运病人时，如果是深夜电梯停运的楼房，应先与物业沟通好，让他们打开电梯；若是走楼梯，则应尽量清理楼道，移除影响搬运的杂物，方便担架快速通行。

（三）伤员分类

在急救现场对急救伤病员进行分类，其目的是分配急救优先权，确定需转送的伤员，决定伤病员的后送顺序、后送工具及目的地。检伤分类是分级救治的基础。

1. **分类的标准和方法** 伤病员现场分类标准有两种：一种是以现场处理的时间先后顺序为标准分类；另一种是以伤病员病情轻重程度为标准的分类。两种分类方法既有区别又有联系，使用时要有机结合，分类时要抓住重点，以免耽误伤病员的抢救时机，判断病情要迅速，一个伤病员应在1~2分钟内完成。

2. **分类** 按伤员出现的临床症状和体征分为重度、中度、轻度、死亡四类，分别用红、黄、绿、黑四色标注（表2-4）。

表2-4 伤情分类

类别	程度	标示	伤情
I	危重伤	红	伤情非常紧急，危及生命，生命体征不稳定，需立即给予基本生命支持，并在1小时内转运到确定性医疗单位救治。窒息，严重头、胸、颈、颌面部伤，严重挤压伤，严重中毒，心室颤动，大出血、内脏出血，昏迷、各种休克，张力性气胸，呼吸道烧伤、全身大面积烧伤（30%以上）等
II	中重伤	黄	生命体征稳定的严重损伤，有潜在危险，若短时间内得不到及时处理，伤情很快恶化。需急救后优先后送，在4~6小时内得到有效治疗。胸部伤，开放性骨折、长骨闭合性骨折，小面积烧伤（30%以下）等
III	轻伤	绿	伤情较轻，病人意识清楚，积极配合检查，反应灵敏，基本生命体征正常，损伤小、不紧急、能行走，可能不需要立即入院治疗，一般对症处理即可。如一般挫伤、擦伤
IV	致命伤	黑	伤病员已死亡、没有生还可能性、治疗为时已晚。依照相关规定按死亡处理

二、现场救护

1. **体位** 采取正确卧位可使患者舒适、减少再损伤、预防并发症，有利于各种检查和评估。

（1）头颈部外伤 不要随意搬动和摇动头、颈部，采取头、颈部与身体轴线一致的仰卧位，为患者翻身应采取轴线翻身法。单纯头部外伤取头略微抬高仰卧位，如面色发红取头高足低位，如面色青紫取头低足高位。

（2）呼吸心脏骤停 取仰卧位，置于平地上或硬板上，松解衣领及裤带，便于进行现场心肺脑复苏术。

（3）意识障碍 取安全舒适体位，平卧位头偏一侧或屈膝侧卧位，使患者最大限度地放松，保持呼吸道通畅，防止误吸。

（4）意识清晰 根据受伤、病变的部位摆放正确的体位。急性哮喘、急性左心衰竭患者取半坐位或端坐位，有利于减轻呼吸困难；咯血患者取患侧卧位，减轻咯血并防止血液流入健侧支气管和肺内；胸部损伤患者取半卧位或伤侧向下的低斜坡卧位，以减轻呼吸困难；腹痛或腹部损伤患者取屈膝仰卧位，膝下垫高使腹部肌张力减轻；休克患者取中凹卧位，头和躯干抬高 20°~30°，下肢抬高 15°~20°，以利于呼吸及增加回心血量；四肢骨折患者应制动，与肢体长轴保持一致，避免疼痛和再次损伤；脚扭伤等下肢外伤患者适当抬高下肢 15°~20°以减轻肿胀及出血；毒蛇咬伤时患肢放低以减慢毒汁的扩散。

2.维持呼吸系统功能 包括吸氧、清除分泌物及痰液、采取合适的体位、保持呼吸道通畅；应用呼吸兴奋药和扩张支气管药物；喉部损伤所导致的呼吸道不畅者，应早期行环甲膜切开或气管切开术；呼吸停止的患者立即进行人工呼吸，或面罩、气囊辅助呼吸、气管插管通气；对张力性气胸患者进行穿刺排气，对开放性气胸患者封闭伤口；对血气胸患者行胸腔闭式引流；对多根多处肋骨骨折伴有反常呼吸者给予固定浮动胸壁等措施。

3.维持循环系统功能 包括活动性大出血的处理；急性心肌梗死、心力衰竭、急性肺水肿、高血压危象和休克的处理；严重心律失常的药物治疗；心电监护、电除颤和心脏起搏器的使用及心肺脑复苏等。

4.建立有效静脉通路 迅速建立两条静脉通道，使用针管直径较大的静脉穿刺针，尽量选用静脉留置针，穿刺部位一般选择前臂静脉或肘正中静脉，保证快速、通畅输入液体和药物，对抢救创伤出血、休克、急危重症病人，在短时间内扩充血容量有利。

5.维持中枢神经系统功能 包括对急性脑血管疾病、急性脑水肿及癫痫发作的急救护理。现场急救实施基础生命支持时，注意脑保护，如采取冷敷、冰帽、冰袋降温措施，提高脑细胞对缺氧的耐受性，并遵医嘱用脱水剂降低颅内压。

6.对症处理 包括止血、止痉、止痛、止喘、止吐等救护措施。如处理活动性出血，给予加压包扎，必要时上止血带止血；处理开放性骨折的外露断端，用无菌敷料包扎、棉垫保护创面，减轻疼痛。

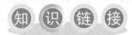

院前急救的护理技巧

对于猝死、创伤、烧伤及骨折等患者的现场急救，为了便于抢救和治疗，需掌握松解或去除患者的衣服、长裤、鞋袜和头盔的护理技巧。①脱上衣：先健侧后患侧，情况紧急直接剪开。②脱长裤：患者呈平卧位，将长裤平拉下脱出。③脱鞋袜：托起并固定踝部，解开鞋带，向下再向前顺足型方向脱下。④脱头盔：用力将头盔的边向外侧板开，再将头盔向后上方托起去除。

三、转运与转运途中的监护

转运包括搬运和运输两部分。现代急救医学把医疗救护的转运作为院前急救的重要组成部分，它是连接急救医疗服务体系的重要纽带，被称作抢救急危重症患者的"流动医院"或"活动急救站";不间断抢救的转运空间也是急救人员实施院前抢救的场所,即"浓缩急诊科"。快速、安全及医疗监护下的转运,使患者得到进一步的治疗,也是提高抢救成功率的重要保证。

（一）转运工具

中国院前急救常用的转运工具有担架、平板车、救护车、急救列车、急救船或快艇,部分城市有急救专用的直升机。一般应根据不同的病情选用合理的搬运方法,结合运输工具的特点与实际情况选用合适的转运工具。

（二）转运途中监护

1. 担架转运与途中监护　担架具有舒适平稳、不受道路、地形等条件限制的特点,但有速度慢、人力消耗大、受气候条件影响的缺点。

（1）普通担架　①在行进途中要保持患者身体在水平状态,患者头部在后,下肢在前,利于病情观察。上坡、下坡时,患者头部应在高处一端,以减轻患者不适。②多人抬担架时步调力求协调一致、平稳,防止前后左右摆动、上下颠簸而增加患者的伤痛。③保证途中安全,必要时在担架上捆系保险带,将患者胸部和下肢与担架固定在一起以防患者摔伤,做好防雨、防暑、防寒等防护措施;监护患者病情或伤情的变化,如呼吸、面色、表情、伤口是否有渗血或出血等,每隔3~4小时翻身一次。

（2）硬板担架　若患者脊椎损伤,应保持脊柱轴线稳定,将患者身体固定在硬板担架上搬运,注意观察生命体征变化,预防并发症发生。对确定或疑似有颈椎创伤的患者要尽可能用颈托保护颈部,转运时尽可能避免颠簸,不摇动患者的身体,使头、颈、躯干在同一水平面上,监护患者呼吸和生命体征变化。

2. 救护车转运与途中监护　救护车具有快速、机动、方便的特点,但有颠簸和晕车的缺点。①救护车转运途中患者易受行驶颠簸,特别是在拐弯、上下坡、停车或调头中容易发生。当患者晕车时,会出现恶心、呕吐,增加伤痛。因此,应注意防护,避免患者病情加重及坠落等事件发生。②转运中应注意保持稳定行驶,密切监护病情变化,特别注意观察患者的面色、表情、呼吸的频率与节律,观察呕吐物、分泌物、引流物的颜色、气味和量,以及伤口敷料浸润程度等,发现异常及时处理。对于生命体征不稳定、途中可能有生命危险的患者,应暂缓用救护车长途转送。

3. 列车转运与途中监护　列车转运具有单次运送量大、方便、平稳的特点,但有环境拥挤、颠簸、通风差、噪声大,设备药品不全,以及上下车不便的缺点。①大批患者列车运输时,每节车厢应按病情轻重进行调配,急危重症患者必须重点监护,做好标识,随时观察病情变化,发现异常及时处理。②列车运输途中,因人员拥挤、车厢内环境较差又要兼顾各类患者,护士既要按病情监护和护理患者,还要注意对车厢内环境的保护,尽量减少异味,减少噪声。③列车运输途中应密切监护重症患者,关心照顾一般患者,安抚引导轻症患者。

4. **轮船转运与途中监护**　轮船转运是水路转运，具有平稳舒适的特点，但有速度慢、噪声大、易受风浪颠簸和晕船的缺点。①汽艇转运速度快，常常是洪涝灾害时的转运工具，在转运途中要注意伤员体位的放置，尽可能平稳行驶，防止船上人员呕吐。②急救人员要注意安全，防止传染病的发生。

5. **飞机转运与途中监护**　飞机运输具有速度快、效率高、平稳、不受道路、地形影响等特点，但有上升和下降时气压有变化、有噪声、颠簸及晕机的缺点。①随着飞行高度的上升，空气中氧含量减少，氧分压下降，心功能不全患者会加重病情；飞机的上升或下降造成气压的升降变化，开放性气胸的患者会出现纵隔摆动，加重呼吸困难；腹部手术的患者可引起或加重腹部胀气、疼痛、伤口裂开。飞机的噪声、震动、颠簸等还会引起患者晕机、恶心、呕吐。②转运途中应将患者横放于舱内，注意保暖和呼吸道湿化（因高空温度、湿度较地面低）。③做好特殊患者的监护，如休克患者头朝向机尾，以免飞行中引起脑缺血；颅内高压患者应先行减压后再空运；脑脊液漏患者因空中气压低会增加漏出液，应用多层纱布加以保护，严防逆行感染；腹部外伤有腹胀患者应行胃肠减压术后再空运；气管插管的气囊内注气量要较地面少，以免高空低压使气囊膨胀造成气管黏膜缺血性坏死（因高空低压会使气囊膨胀，压迫气管黏膜）。

（三）转运途中监护的注意事项

1. 转运途中要正确实施院前急救护理技术，如输液、吸氧、吸痰、气管插管、气管切开、心肺脑复苏、深静脉穿刺等措施，注意保护各种管道的固定、畅通，不受转运影响。

2. 转运途中要保持患者生命体征的平稳，用先进的多功能监测、治疗方法，加强生命监护，随时监测患者呼吸、体温、脉搏、血压等生命体征变化，注意伤患者神志、面色、出血等变化。

3. 使用仪器（如心电监护仪）对患者进行持续心电监测，当出现病情突变，应在途中进行紧急救护，如室颤病人采取心电除颤等。

4. 及时记录患者病情及抢救情况，并与医院急诊科做好交接工作。

当患者疾病突发或灾害事故发生时，每个公民特别是第一目击者应该本着人道主义和友爱精神去帮助他人，立即拨打"120"寻求救援，并在现场对患者采取必要的救治措施。急救人员赶到现场后，要对患者进行有序检伤和伤情评估，采取救命的措施挽救患者生命、维持基本生命体征；再经过安全转运和途中密切监护，确保患者平安送达医院、接受医院内的专科治疗和护理。这一系列过程对降低患者的病死率和伤残率至关重要，每个公民都有义务协助急救医疗机构保护事故现场和参与救护。

复习思考

一、选择题

1. 院前医疗急救是指（　　　）

　　A. 现场自救、互救

　　B. 专业救护人员到来之前的抢救

　　C. 急危重症患者进入医院前的医疗救护

　　D. 急危重症患者的现场救护

　　E. 途中救护

2. 关于院前急救的特点不包括（　　　）

　　A. 治病为主　　　　　　　　　B. 社会性强、随机性大

　　C. 突发性强、时间紧迫　　　　D. 病种复杂

　　E. 环境艰难

3. 院前急救的主要任务不包括（　　　）

　　A. 平时呼救患者的院前急救

　　B. 急诊科急危重症患者的救治

　　C. 特殊任务时的救护值班

　　D. 突发公共卫生事件、灾害事故或战争中的院前急救

　　E. 急救知识普及教育

4. 院前急救的原则叙述正确的是（　　　）

　　A. 先施救后排险　　　　B. 先轻伤后重伤　　　　C. 先运送后施救

　　D. 先急救后呼救　　　　E. 边转运边监护

5. 全国统一院前医疗急救电话号码为（　　　）

　　A. 110　　　　　　　　B. 114　　　　　　　　C. 119

　　D. 120　　　　　　　　E. 122

6. 判断院前急救速度的主要客观指标是（　　　）

　　A. 平均反应时间　　　　　　　B. 呼救电话接听时间

　　C. 指挥调度员发出指令时间　　D. 救护车出车时间

　　E. 救护车到达现场时间

7. 一般要求，市区的平均反应时间为（　　　）

　　A. 3~5 分钟　　　　　　B. 8 分钟　　　　　　　C. 10~15 分钟

　　D. 20 分钟　　　　　　 E. 25 分钟

8. 下列不属于中国院前急救的工作模式的是（　　　）

A. 指挥型   B. 独立型   C. 院前型

D. 依托型   E. 轮流型

9. 原则上按照每多少万人口配备 1 辆救护车（   ）

     A. 5 万   B. 6 万   C. 7 万

     D. 8 万   E. 10 万

10. 下列不属于急救仪器的是（   ）

     A. 除颤仪   B. 纤维胃镜   C. 电动洗胃机

     D. 简易呼吸机   E. 心电图机

11. 院前急救的核心任务是（   ）

     A. 紧急呼救   B. 伤员分类   C. 现场救护

     D. 安全转运   E. 转运途中的监护

12. 院前急救的启动由（   ）开始

     A. 呼救系统   B. 伤员分类   C. 现场救护

     D. 安全转运   E. 转运途中的监护

13. 现场按伤员出现的临床症状和体征分为重度、中度、轻度、死亡四类，分别用（   ）

     A. 红、橙、绿、黑四色标注   B. 红、黄、绿、黑四色标注

     C. 橙、黄、绿、黑四色标注   D. 红、橙、黄、绿四色标注

     E. 红、橙、黄、黑四色标注

14. 护理体检顺序正确的是（   ）

     A. 颈部→头部→脊柱→胸部→骨盆→四肢→腹部

     B. 头部→颈部→胸部→脊柱→腹部→四肢→骨盆

     C. 头部→颈部→脊柱→胸部→腹部→骨盆→四肢

     D. 脊柱→头部→颈部→腹部→骨盆→胸部→四肢

     E. 胸部→头部→颈部→脊柱→腹部→四肢→骨盆

15. 院前急救中伤病员体位摆放不正确的是（   ）

     A. 头颈部外伤——不要随意搬动和摇动

     B. 呼吸、心搏骤停——取仰卧位，置于平地上或硬板上

     C. 意识障碍——取安全舒适体位，平卧位头偏一侧或屈膝侧卧位

     D. 意识清晰——根据受伤、病变的部位摆放正确的体位

     E. 急性哮喘、急性左心衰竭患者——取平卧舒适位

二、名词解释

1. 院前急救

2. 现场评估

三、案例思考题

患者，男，18 岁，不慎从二楼高台坠落，当即出现左腹、左腰疼痛，双下肢剧烈疼痛，活动受限。

请回答：

1. 院前急救护理包括哪些内容，应从哪些方面对伤员进行病情的现场评估？

2. 该伤员在转运中要做好哪些监测和护理？

扫一扫，知答案

扫一扫，看课件

模 块 三

灾害救护

【学习目标】

1. 掌握灾害应对反应。
2. 熟悉灾害心理危机干预。
3. 了解灾害救援的原因、分类和灾害救援的组织管理。

项目一　灾害的定义、原因与分类

案例导入

2017年9月6日，某高速路上一辆大巴车追尾一辆货车，大巴车车头严重变形，3人被困，多人不同程度受伤。

问题：现场群众应如何紧急呼救？急救人员到达现场后如何检伤分类？

21世纪以来，世界范围内的灾害问题日益严重，造成了人员伤亡和财产损失，灾害救援被推向一个前所未有的重视高度。中国是一个自然灾害多发的国家，每年有成千上万的人口受到各种类型灾害的影响，经济损失超过2万亿人民币。护士作为灾害医疗救援队伍中的主力军，应该掌握充足的灾害医学救援知识和技术，例如灾害的原因和分类、灾害救援的组织管理、灾害应对反应、灾害心理危机干预等，这样对于减少灾害所致人员伤亡、提高受灾人群的健康水平具有重要意义。

一、灾害定义

在Webster字典中灾害（disaster）的定义为"一种突然的不幸事件，带来巨大的破坏和损失"。联合国"国际减灾十年"专家组的定义为"灾害是一种突发的、超出受影响社区现有资源承受能力的人类生态环境的破坏"。世界卫生组织（world health organization，WHO）界定灾害是"对一个社区或社会功能的严重损害，包括人员、物质、经济或环境的损失和影响，这些影响超过了受灾地区或社会应用本身资源应对的能力"。该定义强调不管是自然灾害还是人为事件，只要其破坏的严重性超过了受灾地区本地资源所能应对的限度，需要国内或国际的外部援助以应对这些后果，就可以认为灾害或灾难发生了。而一般本地可以应对的突发事件就不属于灾害的范畴。总之，灾害是对能够给人类和人类赖以生存的环境造成破坏性影响的事物总称。

在法律法规及政府公文中常用"突发公共事件"来代表与灾害相似的事件，其定义是"突然发生，造成或者可能造成重大人员伤亡、财产损失、生态环境破坏和严重社会危害，危及公共安全的紧急事件"。

二、灾害的原因与分类

1. **灾害的原因**　灾害主要来自于天体、地球、生物圈及人类本身的行为，其成因非常复杂。

2. **灾害分类**

（1）**按发生原因分类**　引发灾害的原因复杂多样，自然灾害后产生的许多后果往往与人为因素有关。

①自然灾害相关灾难：包括地震、火山活动、滑坡、泥石流、海啸、热带风暴和其他严重的风暴、龙卷风和大风、水灾、旱灾、森林火灾、雹灾、雪灾、沙尘暴、虫害、草害等。

②人为灾难：包括环境污染、城市火灾、爆炸、交通事故、工伤事故、建筑物事故、工业粉尘、卫生灾难、矿山灾难、科技事故灾难，以及战争及恐怖袭击所致灾难等。

（2）**按发生方式分类**　灾害形成的过程有长有短，有缓有急。

①突发灾害：突然发生、难以预测，造成巨大危害的灾害，如地震、火山爆发等。

②渐变灾害：发生缓慢，在致灾因素长期发展的情况下，逐渐显现成灾害，如土地沙漠化、水土流失等。

（3）**按发生顺序分类**　许多自然灾害，特别是等级高、强度大的自然灾害发生以后，常常诱发出一连串的其他灾害接连发生，这种现象叫灾害链。

①原生灾害：灾害链中最早发生、起作用的灾害，即始发或原生灾害。如火山爆发、地震、洪水等。

②次生灾害：由原生灾害所诱导出来的灾害。如火山爆发引起的火灾，地震后建筑物工程设施破坏引起的火灾、有毒气体泄漏等。

③衍生灾害：原生和次生灾害发生之后，破坏人类生存的和谐条件，由此衍生出来一系列其他较为间接的灾害。如火山爆发后对天气趋势和气候的影响；地震后发生的停产，通信、交通破坏，社会恐慌等。

（4）按发生属性分类　灾害发生时所表现出的性质、机制不同。

①自然灾害：包括水旱灾害、气象灾害、地震灾害、地质灾害、海洋灾害、生物灾害和森林草原火灾等。如火山爆发、地震、水灾、海啸。

②事故灾难：包括工、矿、商、贸等企业的各类安全事故（矿难），交通运输事故（空难、海难），公共设施和设备事故（化学毒气泄漏事故、核泄漏事故等），环境污染和生态破坏事件。

③公共卫生事件：包括传染病疫情（鼠疫、霍乱等），群体性不明原因疾病，食品安全和职业危害，动物疫情，以及其他严重影响公共健康和生命安全的事件。

④社会安全事件：包括恐怖袭击事件、经济安全事件和涉外突发事件等。

项目二　灾害救援的组织管理

实施有效的灾害救援需要多学科的相互协调和合作，要求较高的灾害救援组织管理能力，明确灾害各个阶段救援组织管理内容和护士角色要求。

一、灾害救援组织管理的特点和内容

灾害救援始于灾前，重于灾中，延于灾后。灾害的预防、应对及灾后的健康管理过程，尤其是在灾害现场，帮助人群脱离险境，成批伤员的脱险、抢救、治疗、转送等工作，涉及面广，影响因素多，需要有效的控制和管理。灾害救援组织管理指的就是通过对经过训练的、具有一定组织能力的人员的调度、控制和协调，保证高效率、有条不紊的灾害救援工作的管理活动。

1. 灾害救援组织管理的特点　灾害救援具有灾害发生的突然性、救治时间的紧迫性、救治任务的艰巨性、救治工作的协同性等特点。因此，组织管理是否有效将直接影响大量伤员的急救效果。在灾害现场，训练有素的组织管理者可对投入的人力、物力进行合理调配，通过预检分诊确定抢救重点，分配抢救人员，做好抢救与输送的衔接，维护现场抢救秩序，提高伤病员的成活率。同样，在医疗机构，专门的组织管理者负责防灾备灾预案的制订、人员和装备配备、组织教育和训练，积极配合灾害救援指挥，有力保证救援有效实施，提高伤病员的治愈率、降低死亡率和伤残率。

2. 灾害救援组织管理的内容

（1）防灾备灾阶段的组织管理　由于救援工作往往需要来自不同单位的各级各类人员参加，各救灾机构之间的紧密联系和协同非常重要，相互间的协调决定救灾的成败。因此，防灾备灾阶段的救援组织管理工作是建立并完善一个全国性的灾害救援管理机构和搭建分工明确的院前急救网络，负责灾害救援的组织协调及其相关培训；制订组织协调预案，定期组织演练，通过演练发现问题，修改和完善预案；组织普及、实施灾害应对教育和训练。

（2）灾害现场的护理组织管理

①预检分诊管理：组织现场伤员的预检分诊管理直接影响救援效果。安排有一定经验的护士在现场负责伤员预检分诊工作，通过快速询问伤情和观察体征等简单的方法，区分伤员病情的轻重缓急，确定分流方向和救护顺序。如对于濒死伤员要进行现场抢救，对有窒息、大出血、气胸等需要紧急救治的伤员，采取必要的救治措施后迅速输送，对于轻伤员可以暂缓输送。

②人力资源管理：合理安排救援护士，根据灾害现场实际需要及时提供和调整合适的救护人员，保证现场救援的顺利进行。

③伤员输送管理：组织输送伤员是灾害现场救援工作的重要组成部分。伤员经过现场的基本救治后，除一些需要暂时留置观察的重伤员外，大部分伤员都要输送到相关医院去继续治疗。输送伤员工作需要得到培训的专门的护士负责组织管理，掌握输送的指征，做好输送准备；对伤员进行编组，确定优先顺序；对输送工具进行编号，组织做好输送途中的救治工作和与接收医院的交接工作。

（3）医院中的救护组织管理　医院接收大批灾害伤员，不能按常规的管理方法，必须启动预案调度运行模式。医疗、护理、医技部门根据医院整体应对灾害方案和指挥，组织管理救护单元和人员，提高管理效能，防止工作脱节，及时发现问题和解决问题。

（4）灾后的组织管理

①组织做好总结工作：认真总结灾害救援的准备和实施过程，总结抢救组织实施方面的经验教训，修正或重新制订出适合本地区和本单位实际的灾害应对预案。

②组织实施心理救援：在提供手术或药物治疗服务的同时，注意受灾人员和救灾人员的心理应激反应，提供必要的心理援助，缓解和消除灾害带来的心理应激障碍，使他们能够重新调整自己，适应周围的环境。

二、灾害救援中护士的角色

《护士条例》规定，护士有义务参与公共卫生和疾病预防控制工作。发生自然灾害、公共卫生事件等严重威胁公众生命安全的突发事件时，护士应当服从安排，参加医疗救护。护士应根据灾害救援工作的不同阶段参与制订灾害医疗救援计划、履行各期优先的角色任务。

1. 防灾备灾阶段中护士的角色　护士的角色是预防、保护和准备。

（1）三级应急准备训练

①个人准备训练：身体适应性训练，情感预期和熟悉灾害反应，军事技能训练，家庭支持和准备。

②临床技能训练：创伤训练，分类和疏散，工作程序，临床评估，设备使用。

③单位/团队训练：操作能力，任务知识，领导和管理能力，单位整合和认同。

（2）制订灾害应急反应计划　护士应广泛收集资料，了解并评估灾情、卫生需求、医院或社区的医疗资源及所能提供的服务，为灾害救援计划的制订提供依据。护士应积极参与备灾应灾计划和政策的制订，有助于提高灾害救援参与效果。

（3）灾前公众的健康教育　护士可通过专题讲座、情景模拟、媒体教育等方式，向公众灌输灾害相关知识，包括环境和安全教育、自救和互救教育、心理健康教育、传染病预防和控制教育等。

2. 发生阶段中护士的角色　护士的角色是联系、实施、分拣。

（1）机构内人员的通信联系。

（2）建立伤员接收点，建立分类区域，将不同伤员安置在不同地点，方便医疗机构的处理。

（3）进行伤情评估并分类。

（4）参与现场急救，安排伤员分流及输送工作。

（5）参与灾害现场的组织和管理，确保灾害安全保障，防止无关人员进入处置区域，合理分配工作人员的职责。

3. 灾害重建阶段中护士的角色　护士的角色是护理、重建、评价。

（1）护理安置区的伤病员，直到转移至外部的医疗机构。

（2）为伤员及救援人员提供心理支持，进行灾后心理危机干预。

（3）参与灾后传染病的预防控制工作。

（4）恢复和补充医疗用具，重建/修复医疗设施和设备。

（5）评价和修改灾害应急计划。

（6）严重事故的人员报告。

（7）识别和奖励积极反应行为，纠正消极反应行为。

项目三　灾害应对反应

一般的灾害和突发性事件可分为超级期、进展期和稳定期。超急期是初发阶段，所有人员都可能面临危险、受到伤害，此时医疗救援人员的职责是在确保自身安全同时启动预案随时备援。进展期时现场相对安全，伤员大量出现。医疗救援人员的职责是在现场建立临时医疗救援区，对陆续出现的伤员进行检伤分类和急救处置。到了稳定期，现场基本安定，医疗救援人员的职责是对大批伤员进行快捷、有效的现场救治并合理分流。灾害现场医疗救援的程序包括：搜救、评估和检伤分类、现场救治、转运及灾害恢复过程中的防疫、治病。本节重点介绍伤员的检伤分类、现场救护和转送护理。

一、伤员的检伤分类

检伤分类（triage）是指根据患者需要得到医疗救援的紧迫性和救治的可能性决定哪

些人优先治疗的方法，可分为急救伤病员分类、ICU 伤病员分类、突发事故伤员分类、战场伤员分类、大规模伤员分类等。其中大规模伤员分类适用于灾害救援时的伤员分类，因为在灾害发生时，当地的医疗卫生资源往往处于不足的状况，检伤分类可以在资源有限的情况下合理高效地应用医疗救援资源，让尽可能多的伤员获得最佳的治疗效果。

（一）检伤分类的原则

1. 救命优先原则　一般不包括伤病员的治疗，但当出现气道梗阻等危及生命的情况，并且简单手法即可缓解伤病员的紧急状况时，则先救后分和边救边分。

2. 分类分级原则　灵活掌握分类标准，先重后轻，合理调配。

3. 简单快速原则　平均每名伤病员分类时间 ≤ 1min。

4. 自主决策原则　检伤人员有权根据现场需要和可用资源等情况，自主决定伤员流向和医学处置类型。

5. 重复检伤原则　医护人员应每隔一段时间再次对伤病员进行伤情评估。

6. 公平有效原则　为尽可能挽救更多的伤病员，兼顾公平性和有效性是现场检伤分类的基本伦理原则。

（二）常用检伤分类的方法

1. 初次分类（primary triage）

（1）START（simple triage and rapid treatment）　即简单分类，快速救治。该分类方法由美国学者提出，作为院前识别伤病员轻重缓急的工具，特别适用于灾害现场分类。根据通气、循环和意识状态进行快速判断，将伤病员分为红、黄、绿、黑四色标识的四个组。在分类过程中，医务人员仅为伤病员提供开放气道、止血等急救措施（图3-1）。

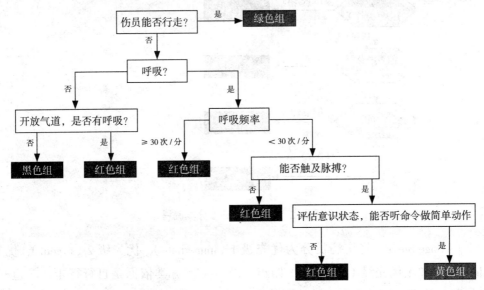

图 3-1　START 分类流程

（2）Jump START 是对 START 修正后用于灾害现场受伤儿童（1~8岁）检伤分类的方法（图3-2）。分组方法与 START 相似，基于儿童特殊生理特点对分类依据做了调整：①对能行走的轻伤组伤员，强调再次分类。②对开放气道后仍无呼吸的患儿，要检查脉搏，如可触及脉搏，则立即给予5次人工呼吸，并分入红色组；对于无自主呼吸者则分入黑色组。③对有呼吸的患儿，如呼吸频率＜15次/分钟，或＞45次/分钟，分入红色组。④使用 AVPU 量表来评估患儿的意识状态，即警觉（alert）、语言（verbal）、疼痛（pain）、无反应（unresponsive），根据患儿对 A、V、P 的反应或无反应来指导分组。

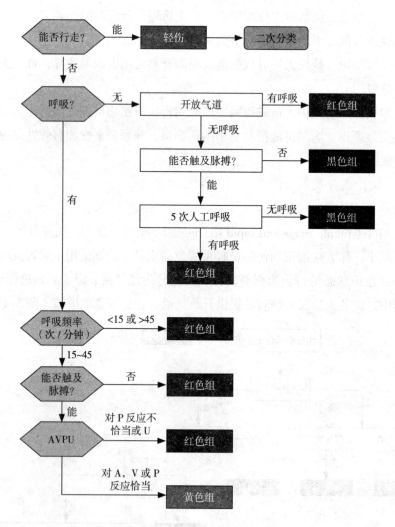

图3-2 Jump START 分类流程

（3）Triage Sieve 将伤病员分为优先级1（immediate）、优先级2（urgent）、优先级3（delayed）和无优先级（deceased）四组（图3-3）。分类依据是自行行走、气道开放、呼吸频率和脉搏，但其生理参数临界值与 START 不同，如呼吸频率＜10次/分钟或＞

30 次 / 分钟, 脉率 > 120 次 / 分钟为 "优先级 1"。

此外, 还有一些未大范围使用的适用于灾害现场伤病员分类的方法, 如 PTT (Pediatric Triage Tape)、CFT (Care Flight Triage)、STM (Sacco Triage Method) 等。

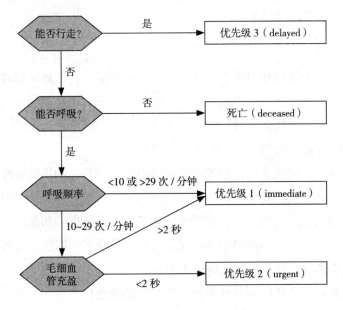

图 3-3 Triage Sieve 分类流程

2. 二次分类 (secondary triage)

(1) SAVE Triage (secondary assessment of victim endpoint triage) 最早用于地震发生后现场大批伤病员的检伤分类, 现一般用于重大灾害后条件有限、大批伤病员被迫滞留在灾区且时间较长的情况。将伤病员分为三类: 一类——即使治疗也不大可能存活; 二类——有无治疗都会存活; 三类——治疗会存活、不治疗就会死亡。SAVE 一般配合 START 原则一起使用。

(2) Triage Sort 是一种基于修正的创伤评分法的生理评分, 主要分类依据为呼吸频率、收缩压、格拉斯哥 (Glasgow) 评分。根据评分分值将伤员分为 4 级, T1 级: 评分 4~10 分; T2 级: 评分 11 分; T3 级: 评分 12 分; T4 级: 评分 1~3 分。此外, 死亡者为 0 分。此法通常与 Triage Sieve 联合使用 (表 3-1)。

表 3-1 Triage Sort 方法

分类依据	4 分	3 分	2 分	1 分	0 分
呼吸频率 (次 / 分钟)	10~20	> 29	6~9	1~5	0
收缩压 (mmHg)	> 29	75~90	50~74	1~49	0
Glasgow 评分	13~15	9~12	6~8	4~5	3

（三）检伤分类的标志

在灾害现场通常以颜色醒目的卡片或胶带表示伤病员的分类，采用红、黄、绿（蓝）、黑四色系统（见 19 页表 2-4）。

二、伤员的安置与救护

（一）伤员的安置

灾后的伤病员可集结到相对安全的区域，即伤病员集中区，该区通常离灾害现场有足够的距离，以确保人员安全。可以通过步行、轮椅、推车、担架等辅助设施将伤病员运送至集中区。特别需要注意的是，对长期受困伤员，应在现场给予适当的处置后再移动，避免解救出来"抬起就跑"的策略，否则死亡率很高。

1.检伤分类区　在警戒区内相对安全的区域设置，由首先到场的医疗人员为伤病员进行评估和分类，旁边紧接伤者处置区。

2.危重伤者处置区　一般设在比较安全的建筑物或帐篷内。如果伤员人数不多，可与检伤分类区合并，以减少伤病员的搬动；如果伤员人数众多，则独立设置并细分为接收红色伤者区和黄色伤者区，以更有效地运用人力。

3.绿色伤者接收区　接收不需要医护立即治疗的绿色伤者。

4.伤者运送区　紧接危重伤者处置区，由此区负责人安排搬运伤者上救护车并送到指定医院。

5.救护车停泊区　尽量形成单进单出通路，由此区负责人安排救护车停泊，司机不能离开救护车，随运随走。

6.临时停尸间　在较隐秘处设置，停放黑色标识的伤者和已死亡的伤者。专人看护，避免尸体被任意翻动或遗物遭窃。

（二）伤员的救护

1.现场救援的原则与范围

（1）现场救援的原则　对构成危及生命的伤情或病情，应充分利用现场条件，予以紧急救治，使其稳定或好转，为转送创造条件，尽最大可能确保伤病员的生命安全。

（2）现场救援的程序　包括①对呼吸、心搏骤停的伤病员，立即行初级心肺复苏；②对昏迷伤病员，安置合适体位，保持呼吸道通畅，防窒息；③对张力性气胸伤员，用带有单向引流管的粗针头穿刺排气；④对活动性出血的伤员，采取有效止血措施；⑤对有伤口的伤员行有效包扎，对疑有骨折的伤员进行临时固定，对肠膨出、脑膨出的伤员行保护性包扎，对开放性气胸者做封闭包扎；⑥对休克或有休克先兆的伤病员行抗休克治疗；⑦对有明显疼痛的伤病员，给予止痛药；⑧对大面积烧伤伤员，给予创面保护；⑨对伤口污染严重者，给予抗菌药物，防治感染；⑩对中毒的伤病员，及时注射解毒药或给予排毒素处理。

2. 现场救援的程序

（1）根据灾害现场伤病员的情况，护理人员应协助医生对伤病员的伤情或病情进行初步评估，迅速判断伤情或病情。

（2）立即实施最急需的急救措施，如开放气道、心肺复苏、止血、给氧、抗休克等，特别必要时可在现场实施紧急手术，尽可能地稳住伤情或病情。

（3）稳定伤病员的情绪，减轻或消除强烈刺激对其造成的心理反应。

三、伤员的转送护理

灾害现场环境恶劣、救治条件受限，不允许就地抢救大批伤病员，必须将伤病员转送到相对安全的地方继续实施救治。为保障伤病员的安全、减轻痛苦、预防和减少并发症、提高救治效果，护士必须做好转送前的准备、转送中的护理和转送后的交接。

（一）转送前准备

1. 正确掌握转送指征和时机

（1）转送指征　符合以下条件之一者可转送：①伤病情需要，现场不能提供确定治疗或在现场实施的救治措施都已完成，如出血伤口的止血、包扎和骨折的临时固定等；②伤患方要求，需仔细评估确保伤病员不会因搬动和转送而使伤病情恶化甚至危及生命。

（2）暂缓转送指征　有以下情况之一者应暂缓转送：①病情不稳定，如出血未完全控制、休克未纠正、血流动力学不稳定、骨折未妥善固定等；②伤情不稳定，如颅脑外伤疑有颅内高压、可能发生脑疝者；胸、腹部损伤后伤情严重、随时有生命危险者；颈髓损伤有呼吸功能障碍者；③心肺等重要器官功能衰竭者；④被转送人员或家属依从性差。

2. 伤病员转送前的要求　①严格执行查对制度；②做好必要的医疗处置，严格掌握转送的指征，确保转送途中伤病员的生命安全；③准备好转送工具和监护、急救设备及药品；④转送前对每一位伤病员进行全面评估和处理，注意保护伤口；⑤做好伤病员情况登记和伤情标记，并准备好相关医疗文件。

（二）不同工具转送途中的护理要点

1. 担架转送伤病员的护理

（1）安置合理的体位　一般取平卧位，特殊伤情时根据病情采取不同体位。

（2）加强安全护理　系好固定带，行进过程中保持平稳、防颠簸、防跌落。

（3）注意舒适护理　保暖、防雨、防暑，每2小时翻身1次。

（4）加强病情观察　头部向后、足部向前，利于观察。发现异常及时处理。

（5）移离担架的护理　先抬起再移动，切忌拖拉，避免皮肤擦伤。

2. 卫生车辆转送伤病员的护理

（1）准备车辆和器材　统一编号，备好药械物资、护理用具和医疗文件。

（2）伤病员的准备　据伤病情，遵医嘱给予止痛、止血、镇静、防晕车等。

（3）妥善安排登车　安排出血、骨折、截瘫、昏迷等重伤员在下铺，每台车或每节车厢安排 1~2 名轻伤员，协助观察和照顾重伤员。

（4）妥善放置体位　安置合理体位，防坠床。

（5）病情观察　加强病情观察，保证途中治疗。

（6）下车时的护理　安排危重伤病员先下车，清点伤员总数，了解重伤员病情，做好交接。

3. 卫生船转送伤病员的护理

（1）防晕船　晕船者预先口服茶苯海明（乘晕宁）。

（2）防窒息　昏迷者、晕船呕吐者头转向一侧，随时清除呕吐物。

（3）妥善固定　使用固定带将伤病员固定于舱位上。

（4）稳妥操作　保持自身平衡，妥善实施护理操作。

（5）病情观察及其他护理措施　同陆路转送的护理。

4. 空运伤病员的护理

（1）合理摆放伤病员的位置　一般横放，休克者头朝向机尾。若为直升机，从上至下逐层安置伤病员担架，重伤员应安置在最下层。

（2）加强呼吸道护理　空中温度和湿度均较低，对气管切开者应用雾化器、加湿器等湿化空气，或者气管内定时滴入等渗盐水。对使用气管插管者，应减少气囊中注入的空气量，或者改用盐水充填，以免在高空中气囊过度膨胀压迫气管黏膜导致缺血性坏死。

（3）保护特殊伤情的伤病员　如外伤致脑脊液漏者，因气压低漏出液量会增加，需用多层无菌纱布保护，及时更换敷料，预防逆行感染。中等以上气胸或开放性气胸者，空运前应反复抽气或做好胸腔闭式引流，使气体减少至最低限度。

（4）其他护理措施　同陆路转送的护理。

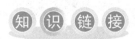

灾害救援现场伤病员转送顺序

一般情况下现场救治和转送顺序是：危及生命需立即治疗的严重创伤者→需急诊救治可能有生命危险者→需要医学观察的非急性损伤者→不需要医疗帮助或现场已死亡者。但是如果灾害现场不安全及其他特殊情况下，需要反向伤员分类，以挽救更多的伤员，即先抢救和转运可以行走的轻伤员，接着是重伤员，最后留下死亡患者。

项目四 灾害心理危机干预

突发灾害不仅严重影响人们的生命和财产安全，还会给人们的精神和心理带来重大影响。历经灾害后，许多人明显表现出情绪、认知及行为上的异常改变，甚至意志失控、情绪紊乱等心理应激性障碍状态。

一、灾害后心理应激性损伤

1.急性应激障碍　急性应激障碍（acute stress disorder，ASD）是指受到急剧、严重的事件刺激引发的一过性精神障碍。机体在受到刺激后立即（1 小时内）发病，表现为强烈恐惧体验的精神运动性兴奋，行为有一定的盲目性或精神运动性抑制，甚至木僵。灾害后，ASD 的发病率较高，其主要临床表现为：①意识障碍，如定向力障碍、注意力下降、自言自语、表情紧张、恐惧、语言理解困难；②精神障碍，如激越、瞻望、癔症等。应激源消除后，可在数小时、几天或 1 周内恢复，预后良好。如处理不当，20%~30% 的人可转为创伤后应激障碍。

2.创伤后应激障碍　创伤后应激障碍（post traumatic stress disorder，PTSD）是指由于异乎寻常的威胁或灾害性应激事件所致延迟出现或长期持续的精神障碍。机体遭受创伤后数日至数月出现精神障碍，病程可达数年，甚至持续多年不愈。PTSD 的主要临床表现为反复重现创伤体验、控制不住地反复回想创伤经历或持续性回避对以前创伤经历的回忆，持续性的过度觉醒或警觉、失眠易惊醒，社会功能受损。经历创伤性应激事件 PTSD 最直接的原因，但不是所有经历者都会发生，目前认为其发生与个体的一些心理社会易感性因素和体内神经内分泌异常有关。不同创伤事件后的 PTSD 发病率不同，交通事故、水灾、火灾、地震等受伤者的发病率为 18.8%~38.3%，而大爆炸事件受害者的发病率高达78.6%。

二、灾害伤员的心理评估和干预

（一）心理评估的原则

1.尊重　评估前应征得评估对象的自愿和知情同意，对评估对象无条件地接纳、关注和爱护。

2.保密　恪守职业道德，向评估对象承诺保密，不向无关人员透露。

3.针对性　事先要明确目的和评估问题。

4.综合性　运用访谈、观察和心理测试等评估方法，从多渠道收集信息，综合分析、判断。

5. 与干预相结合 保证在能持续进行心理干预的前提下进行心理评估。

（二）心理干预原则和方法

灾害后心理干预应以不干扰满足基本需要而进行的活动为前提。

1. 一般干预 目的是帮助身处灾害性事件中的各类人员，特别是灾害幸存者，减轻因灾害造成的痛苦，增强其适应性和应对技能，主要包括：

（1）接触与介入 通过首次接触建立咨询关系。

（2）确保安全感 确保干预场所的安全性。

（3）稳定情绪 安抚和引导情绪崩溃的幸存者，帮助求助对象理解自己的反应，指导一些基本应对技巧。

（4）收集信息 识别求助对象的需求与担忧，制订针对性的干预措施。需要收集的信息主要包括灾害经历的性质和严重程度，家庭成员或朋友的死亡情况。原有的身心疾病及救治情况，社会支持系统，有无负性情绪和物质、药物滥用情况等。

（5）实际帮助 从最紧迫的需求着手为求助对象提供帮助，首先满足对物质和身体的需求。

（6）联系社会支持系统 帮助求助对象尽可能利用即时可用的社会支持资源。

（7）提供必要信息 包括目前灾害的性质与现状、救助行动的情况、可以获得的服务、灾后常见的应激反应、自助和照顾家人的应对方法等。

2. ADS 的干预

（1）干预原则 ①正常化原则，强调在应激干预活动中的任何想法和情绪都是正常的，尽管他们可能是痛苦的。②协同化原则，强调干预者和当事人双方的积极参与和协同。③个性化原则，强调心理干预应个性化。

（2）干预方法 ①认知干预，改变个体的思维方式，尤其是改变其认知中的非理性和自我否定，就有可能减少或避免生活中的危机。②社会支持，来自家庭支持的效果最明显，正确评估当事人的家庭支持能力，并帮助其强化这些能力，以减少个体缺乏理性的恐惧。③药物治疗，对急性期有明显躯体症状的患者，适当使用药物可缓解症状，有助于心理干预的开展和起效。注意药物使用剂量要小、疗程要短。

3. PTSD 的干预 干预原则是以帮助患者提高应对技巧和能力，发现和认识其应对资源，尽快摆脱应激状态，恢复心理和生理健康，避免不恰当的应对造成更大损害为主。其干预焦点是帮助危机中的个体认识和矫正因创伤性事件引发的暂时认知、情绪和行为扭曲。干预重点是预防疾病和缓解症状，以心理环境干预为主，药物治疗为辅。常用的心理干预技术有认知技术、创伤稳定技术、认知暴露技术、应激接种训练、自我对话训练等。通常由专业心理咨询师实施。

（三）救援人员的心理干预

在灾害救援工作中，救援人员要接触和处理大量的死伤者，容易出现短期和长期的精神紧张及心理应激。据报道，9%的地震灾害救援人员会出现与其受助者同样严重的症状。在帮助救援人员应对应激时，应调控应对方式，以有效地应对压力，从而度过心理危机，预防应激相关障碍的发生。调控措施主要有：

1. **主控信念** 帮助救援人员建立一个合理的认知和一个正向的暗示，即：我所做的工作是一个告慰死者、慰藉生者的工作，这是一个正义和神圣的工作。这样在救援工作中碰到遗体、受伤者等情况时，恐惧和紧张程度就可能会降低。

2. **小组晤谈** 晤谈是指对事件、活动的报告或描述。小组晤谈适用于对较多救援人员的调控。可选择好天气，互相畅谈，交流在救援中对自己影响较大的刺激性事件，包括所见、所闻、所感。每个人都尽量充分地表述出自己内心的感受。在晤谈结束前，由一位专业心理学工作者进行正确的认知植入，帮助参与者形成正确的认知，即他们的害怕恐惧都是大灾后一种正常的反应，不是心理问题，应正视它。

3. **应用社会支持** 救援人员要增强社会支持系统，与朋友、家人、同事多沟通，保持人际关系和谐，对缓解应激起到一定作用。必要时可寻求专业的心理援助。

复习思考

一、选择题

1. 关于灾害的叙述错误的是（　　　　）
   A. 自然灾害后发生的许多后果往往与人为因素有关
   B. 灾害形成的过程有长有短，有缓有急
   C. 等级高、强度大的自然灾害常伴有灾害链
   D. 原生灾害是灾害链中最早发生的起作用的灾害
   E. 地震后发生的停产、通信交通破坏、社会恐慌是次生灾害

2. 不属于灾害救援特点的是（　　　　）
   A. 救治任务的长期性　　　　　B. 灾害发生的突然性
   C. 救治时间的紧迫性　　　　　D. 救治任务的艰巨性
   E. 救治工作的协同性

3. 关于灾害救援组织管理说法错误的是（　　　　）
   A. 防灾备灾阶段的工作是建立并完善一个全国性的灾害救援管理机构和搭建分工明确的院前急救网络

B. 灾害现场的护理组织管理主要包括预检分诊管理、人力资源管理、伤员输送管理

C. 医院中的救护组织管理按常规的管理方法接收大批灾害伤员

D. 灾后的组织管理包括组织做好总结工作

E. 灾后的组织管理还包括组织实施心理救援

4. 以下不属于护士在灾害准备期角色任务的是（　　　）

A. 个人准备训练　　　　　　　　　B. 制订灾害应急反应计划

C. 机构内人员的通信联系　　　　　D. 临床技能训练

E. 单位 / 团队训练

5. 灾害现场检伤分类的原则下列除外（　　　）

A. 简单快速原则　　　　　　　　　B. 分类分级原则

C. 治病优先原则　　　　　　　　　D. 自主决策原则

E. 公平有效原则

6. 灾害现场从通气、循环和意识状态进行快速判断，将伤病员采用（　　　）四色分类标识。

A. 红、橙、绿、黑　　　　　　　　B. 红、黄、绿、黑

C. 橙、黄、绿、黑　　　　　　　　D. 红、黄、白、黑

E. 红、橙、蓝、黑

7. 不属于初次分拣的检伤分类方法是（　　　）

A. START　　　　　　B. Jump START　　　　　　C. Triage Sieve

D. CFT（Care Flight Triage）　　　E. SAVE Triage

8. 灾害现场伤病员的分类标识，通常以黑色醒目的卡片或胶带代表（　　　）

A. 死亡　　　　　　　B. 致命伤　　　　　　　　C. 重危伤

D. 中重伤　　　　　　E. 轻伤

9. 现场救援处理不正确的是（　　　）

A. 对呼吸、心搏骤停的伤病员，立即行初级心肺复苏

B. 对昏迷伤病员，安置合适体位，保持呼吸道通畅，防窒息

C. 对张力性气胸伤员做封闭包扎

D. 对有明显疼痛的伤病员，给予止痛药

E. 对中毒的伤病员，及时注射解毒药或给予排毒素处理

10. 灾害现场以下患者可以立即转送的是（　　　）

A. 休克患者　　　　　　　　　　　B. 右股骨干骨折未固定

C. 急性左心衰竭　　　　　　　　　D. 腹腔内出血未控制

E. 腹部肠脱出已行保护包扎

11. 属于暂缓转送指征的是（   ）

    A. 颈髓损伤有呼吸功能障碍者　　B. 病情稳定，出血控制者

    C. 休克纠正，血流动力学稳定者　D. 胸腹部损伤后伤情稳定者

    E. 现场不能提供确定治疗

12. 使用担架运送伤病员护理正确的是（   ）

    A. 一般侧卧位　　　　　　　　B. 休克者平卧位

    C. 满足患者全部要求　　　　　D. 实施舒适护理

    E. 快速行进不用观察

13. 单起车祸发生现场，司机出现脑膨出，此时首先要做的是（   ）

    A. 把脑组织回纳颅腔　　　　　B. 暂时不予处理

    C. 给予止痛药　　　　　　　　D. 给予保护性包扎

    E. 放弃救援

14. 一校车发生侧翻，车上一名儿童当场死亡，多名孩子受伤，闻讯赶来的死亡孩子母亲一个人呆坐在路边，喃喃自语，出现木僵，她可能出现的疾病是（   ）

    A. 抑郁　　　　　　　　　　　B. 神经官能症

    C. 精神分裂　　　　　　　　　D. 急性应激障碍

    E. 创伤后应激障碍

15. 关于灾害后心理应激性损伤说法正确的是（   ）

    A. PTSD 指受到急剧、严重的事件刺激引发的一过性精神障碍

    B. ASD 指由于异乎寻常的威胁或灾害性应激事件所致延迟出现或长期持续的精神障碍

    C. 灾害后，ASD 的发病率较高，预后良好

    D. 交通事故、水灾、火灾、地震等受伤者的 ASD 发病率为 18.8%~38.3%

    E. 大爆炸事件受害者的 ASD 发病率高达 78.6%

二、名词解释

1. 灾害

2. 突发公共事件

3. 检伤分类

三、案例思考题

2017 年 8 月 8 日 21 时 19 分 46 秒，四川省北部阿坝州九寨沟县发生 7.0 级地震，该省其他地市州医疗救援队第一时间有组织地赶赴灾区抗震救灾，你作为医疗抢险救援队中的一名护士。

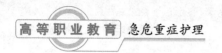

请回答：

1. 护士在灾害救援不同阶段的角色任务有哪些？

2. 如何运用 START 方法对伤病员进行检伤分类？

3. 简述灾害后急性应激障碍的心理干预原则和常用方法。

扫一扫，知答案

扫一扫，看课件

模 块 四

急诊科救护

【学习目标】

1. 掌握急诊科的护理工作流程。

2. 熟悉急诊科护理工作任务及特点、急救绿色通道的相关要求。

3. 了解急诊科的设置与布局、急诊科护理人员的素质要求和工作质量要求。

急诊科（emergency department）是医院急诊诊疗的第一站，是院前急救的延续。急诊科实行 24 小时开放，为患者及时获得后续的专科诊疗服务提供支持和保障。医院急诊科也是急危重症患者最集中、抢救与管理任务最繁重的科室，一切医疗护理过程均应以"急"为中心，其诊疗水平的高低，直接关系到患者的生命安全，也集中反映出一家医院的科学管理水平。规范急诊科的建设与管理，是提高急诊患者救护质量的关键，2009 年卫生部印发的《急诊科建设与管理指南（试行）》，对此提出了具体的要求。

项目一 急诊科的工作任务与设置

一、急诊科的工作任务与特点

（一）急诊科的工作任务

1. 急诊 急诊科接待与处理日常急诊就诊的各种患者，24 小时随时接诊患者，护理人员负责接诊、分诊、处理急诊患者。随时接收院外救护转运而来的患者，并对其进行及时而有效的后续治疗。这是急诊科的主要任务。

2. 急救 这是急诊科的重要任务，负责院内的急诊就诊和院外转运到急诊科的急危重症患者的抢救工作，必要时可派出救护车参加院外的现场急救和患者的转运工作。急救工作要做到及时、迅速、准确。

3. 灾害救护 急诊科承担灾害、事故的急救工作，当自然灾害或突发事件发生时，医护人员应快速前往第一现场，参加救护活动，并将患者安全送到医疗单位进行继续救护工作。

4. 教学培训 急诊科承担建立健全各级各类急诊人员的岗位职责、制订急诊科的规章制度、抢救程序和技术操作规程的职责，急诊医护人员的技能评价与再培训间隔时间原则上不超过 2 年。对医护人员进行专业培训，不断更新知识，加速急诊人才的成长，是提高医疗服务质量的重要手段，是加强急诊建设的关键，是急诊科常年任务。积极申报继续教育项目，定期组织学习，掌握急救专业的前沿动态、新技术和新知识。同时急诊科还承担临床医疗护理教学工作，包括对在校生、实习生的临床教学，对急诊进修人员和培训轮转人员的临床教学等。

5. 科研 急诊科可以获取急危重症患者病情变化的第一手资料，积极开展有关急症的病因、病程、发病机制、诊断、紧急救护等方面的研究，从而提高急救治疗的质量，促进急救专业的快速发展。研究的重点及主攻方向应以急诊科承担的主要任务为切入点，主要包括对各种急危重症的接诊、急救、诊治与监护、观察与治疗等，以及对各种突发意外灾害、突发公共卫生事件的应对、组织与管理。

（二）急诊科的工作特点

1. 急 通常急诊患者发病急、来势凶险、病情变化快，时间性强，所以一切抢救工作必须争分夺秒、迅速抢救，争取抢救时机。特别是地震、自然灾害、爆炸、各类型中毒事件等发生后，常导致数十人甚至更多的患者突然来诊，这就要求医护人员必须在短时间内迅速做出判断，实施有效的急救措施。

2. 忙 来急诊科就诊的患者人数、时间，以及病情危重程度都很难预料，随机性大，可控性小，特别是遇到大批伤病员的抢救工作时，工作量特别繁重。平时既有分工，又有合作，要做到忙而不乱、紧张有序。

3. 杂 急诊患者病情重、病种复杂、疾病谱广，护理工作常涉及多个学科，需与科室多方协作，共同努力。与其他部门相比，工作要复杂得多。急诊科护理人员不仅要有丰富的专业知识，还必须熟练掌握急救和监测技术，同时要有较强的协调沟通能力，才能使复杂的工作变得有序，才能适应现代急救护理工作的发展需要。

4. 险 急诊科繁忙杂乱的工作，稍有不慎就可能出现医疗纠纷，因此，各级医院应该制订一系列安全护理管理制度，有效地防止差错事故的发生。除此之外，急诊科护士还可能会遇到自杀、打架斗殴、吸食毒品等涉及法律问题的事件，工作充满风险和不确定性，因此一定要提高警惕，加强法律观念，做好自我防护，防止医患冲突，避免医疗纠纷。另外，因为急诊患者的随机性、无选择性，常常会出现有传染病的患者前来就诊的情况，在抢救患者的过程中，特别是执行一些侵入性操作时，很容易造成交叉感染，因此，医护人员要特别注意无菌操作和执行严格的消毒隔离制度，防止院内感染的发生。

5. 社会性强 急诊技术水平的高低和急救质量的好坏会涉及千家万户和社会的各个方面，因此，社会影响性很大。同时，急救水平的高低和质量也反映一个国家、一个地区、一所医院的管理水平和医疗技术水平。

二、急诊科的设置与布局

（一）急诊科的设置要求

急诊科是医院抢救患者生命的重要场所，良好的急救环境是保证急救质量的重要条件之一，根据卫生部 2009 年印发的《急诊科建设与管理指南（试行）》规定，其设置要求如下：

1. 人员设置 急诊科应当根据每日就诊人次、病种和急诊科医疗和教学功能等配备医护人员。三级综合医院急诊科护士长应当由具备主管护师以上任职资格和 2 年以上急诊临床护理工作经验的护士担任。二级综合医院的急诊科护士长应当由具备护师以上任职资格和 1 年以上急诊临床护理工作经验的护士担任。急诊护士应当具有 3 年以上临床护理工作经验，经规范化培训合格，掌握急危重症患者的急救护理技能、常见急救操作技术的配合及急诊护理工作内涵与流程，并定期接受急救技能的再培训。急诊科可根据实际需要配置行政管理和其他辅助人员。

2. 位置 急诊科应当设在医院内主体建筑群的最前沿和最醒目的位置，并临近大型影像检查等急诊医疗依赖较强的部门，标志清晰突出，便于患者迅速到达。急诊科应有独立的进出口，设有无障碍通道，方便轮椅、平车出入，并设有救护车通道和专用停靠处；有条件的可分设普通急诊患者、危重伤病患者和救护车出入通道。

3. 标识 急诊科应当有醒目的路标和标识，以方便和引导患者就诊，与手术室、重症医学科等相连接的院内紧急救治绿色通道标识应当清楚明显。在医院挂号、化验、药房、收费等窗口应当有急危重症患者优先的标识。

4. 通信设备 急诊科应设有急诊通信装置（急救显示屏、电话、对讲机等），有条件者可建立急诊临床信息系统，以便与院前急救有效对接，同时为医疗、护理、医技、感染控制、保卫等部门提供及时的信息。

（二）急诊科的布局要求

急诊科应当光线充足，通风良好，候诊区宽敞，就诊流程便捷通畅，建筑格局和设施应当符合医院感染管理的要求，急诊科应当设医疗区和支持区。医疗区包括分诊处、就诊室、治疗室、处置室、抢救室和观察室，三级综合医院和有条件的二级综合医院应当设急诊手术室和急诊重症监护室；支持区包括挂号、各类辅助检查部门、药房、收费等部门。医疗区和支持区应当合理布局，有利于缩短急诊检查和抢救距离半径。其布局要求如下：

1. **预检分诊室** 是院内急诊患者就诊的第一站，应设在急诊科入口醒目处，标识清楚，有可救护车直达的通道，方便接收或转送就诊者。经验丰富的护士对每一位就诊患者进行快速评估、分类和电脑信息登记，并将其疏导到抢救室或者专科诊室。分诊室应该配备有必要的体格检查相关物品，如体温计、血压计、听诊器、手电筒、压舌板、检查床等，以便对患者进行初步的检查分诊，以及医疗护理文书记录单；另外还需要配备必要的通信设备，包括电话机、对讲机、呼叫设备等，以便及时与相关人员、相关科室取得联系。预检分诊人员每天要对物品进行检查，对各种通信设备进行测试，以确定急诊科工作的正常进行，保证急救质量。

2. **抢救室** 急诊科抢救室应当临近急诊分诊处，根据需要设置相应数量的抢救床，每床净使用面积不少于12平方米。抢救床最好是多功能、可移动、可升降的，床旁配有环形静脉输液架、遮帘布，床头设有给氧装置、吸引装置。抢救室内应当备有常用急救药品、抢救器械及监护仪器设备，如：心电图机、呼吸机、人工简易呼吸器、多参数心电监护仪、电除颤仪、体外心脏起搏器、洗胃机、抢救车、气管插管、简易呼吸囊、面罩、洗胃用品、输液泵、微量注射泵、输血器、输液器、导尿包、气管切开包、各种穿刺包、无菌物品等。常备的急救药品有：心脏复苏药；呼吸兴奋药；血管活性药、利尿及脱水药；抗心律失常药；镇静药；解热镇痛药；止血药；常见中毒的解毒药、平喘药、纠正水电解质酸碱失衡类药、各种静脉补液液体、局部麻醉药、激素类药物等，并应当具有必要时施行紧急外科处置的功能。抢救室墙壁应配有常用抢救流程图，如：心搏骤停抢救流程图、过敏性休克抢救流程图、脑出血抢救流程图等。

3. **诊疗室** 诊疗室的设置应依据医院的特色和条件的不同而不同。综合性医院应设有内科、外科、儿科、妇产科、口腔科、耳鼻喉科、皮肤科、骨科等诊室，室内常规配备诊查床、办公桌、办公椅等，另依据各专科特点备齐急诊所需的各种诊疗器械，做到定期清洁、消毒。诊疗室一般是诊疗区域（绿区），如果发现危重患者，应立即转送到抢救室（红区）进行救治。

4. **治疗室** 治疗室的位置一般靠近护士办公室，便于护士为急诊患者进行各种护理操作。根据各医院条件不同，可分为准备室、注射室、处置室等，并配有相关配套设施。同时，室内应配有空气消毒设备、洗手池等设施，并有遮挡设备以保护患者隐私。

5. **急诊手术室** 急诊手术室又称清创室，通常设在抢救室和急诊外科诊室之间，有利于外伤患者迅速进行伤口处理。外伤患者视病情，由专职护士配合医生进行清创处理；如经抢救和初步处理后，生命体征仍不稳定且有可能危及生命者，需在急诊手术室进行抢救手术后，转至医院中心手术室进一步手术。

6. **洗胃室** 有条件的医院应设有洗胃室，用于中毒患者洗胃、急救。室内备有洗胃机两台，以备洗胃机故障时能够替换使用。

7. **急诊输液室**　急诊输液室配有输液椅、呼叫器，便于门、急诊患者输液，配备标准为：日诊量 150~250 人次设置 20~40 张输液椅。输液室可根据条件配备电视机、杂志、报刊等。

8. **观察室**　急诊科应当根据急诊患者流量和专业特点设置观察床，收住经急诊治疗后需短时间内继续观察的患者，或诊断不明，或诊断明确需待床住院的患者，观察床数量根据医院承担的医疗任务和急诊患者量确定。床位数一般可按照医院总床数的 5% 设置，其室内设备、护理程序都大致和普通病房相似。一般情况下，留观时间不应该超过 72 小时。

9. **急诊重症监护室**　急诊重症监护室是急危重症患者进行抢救、集中治疗和监护的场所，其位置最好介于观察室和急诊抢救室之间，以便资源的充分利用。经抢救室抢救后或在留观室病情突然恶化需要进一步监护治疗的患者都可转入急诊重症监护室。目前，大多数医院都设有急诊监护室，实施半封闭式管理，有专职医生和护士对危重监护患者进行心、肺、脑、肝、肾等功能的 24 小时监测。室内应配备各种急救设备和监护设备，对各种急危重症患者提供强化治疗和监护。

10. **隔离室**　传染病和肠道急诊均应有隔离室，并应配有专用厕所、防护用品和消毒物品。遇有疑似传染病患者，护士应该及时将患者转到隔离室内进行诊治，患者的排泄物要及时处理。凡是确诊为传染病的患者，应及时转送至传染病科或传染病院诊治。

项目二　急诊科的护理管理

一、急救绿色通道

急救绿色通道（green passage for emergency service）即急救绿色生命安全通道，是对危重急诊患者按照"先及时救治，后补交费用"的原则救治，确保救治及时有效。它是按照中国公共卫生救治体系建设的总体要求，为提高急危重症患者的抢救成功率，在医院内广泛开展和实施的，集院前、院内无缝隙衔接的救护模式，不得以任何理由拒绝或推诿急诊患者。

（一）急救绿色通道的范围

急救绿色通道的范围原则上包括所有生命体征不稳定和预见可能危及生命的各类急危重症患者。此外，还包括需急诊处理而无家属陪伴的患者、突发群体事件的患者。

（二）急救绿色通道的要求

1. 进入急性危重抢救绿色通道的患者必须符合急救绿色通道的收治范围所规定的疾病情况。

2. 在确定患者进入绿色通道后，凡不属于本专业授权范围的抢救要尽快请相应专业医生紧急会诊。接到会诊通知，在医院医疗岗位的医生 10 分钟内到达现场，如有医疗工作暂不能离开者，要指派本专业有相应资质的医生前往。

3. 手术室在接到手术通知后，10 分钟内准备好手术室及相关物品，并立即通知手术相关人员到场，在手术室门口接患者，患者到达后，接入手术区，麻醉医生进行麻醉评估和选择麻醉方案。急诊抢救手术要求在患者到达急诊科后 1 小时内开始。

4. 所有处方、检查申请单、治疗单、手术通知单、入院通知单等医学文件在右上角盖红色"急诊绿色通道"印章或给予腕带，先进行医学处理再进行财务收费。

5. 患者的病情、各种检查和治疗方案等根据医院规定完成知情同意，如患者没有家属和委托人，可由两名主治医生以上职称的医生签署知情同意书，并报医务科长或总值班批准、签名。

6. 抢救后 6 小时内由抢救医生完成急诊抢救病历和补记口头医嘱。

（三）急救绿色通道的运作程序

急救绿色通道的运作程序包括：①分诊护士根据患者病情轻重缓急判断是否开通急救绿色通道，通知接诊医生启动急救绿色通道服务。②患者抢救必需的各种检查治疗优先进行，而后进行财务收费。③急诊服务流程的每一个环节环环相扣，无缝衔接，确保绿色通道患者实施快速、有序、安全、有效的急救服务。

二、急诊科护理人员的素质要求

1. **思想素质**　急诊科护士应有高度的责任心、同情心，工作主动，守岗尽责，树立"生命第一，时效为先"的急救理念，具有良好的团结协作精神和沟通协调能力，真正做到全心全意为人民服务。

2. **业务素质**　具有扎实的专业理论知识，掌握与急救护理相关的知识，不断拓宽知识领域；具有娴熟的急救护理操作技能，掌握抢救仪器及监护设备的性能与使用方法；严密观察病情，反应敏捷，具有评判性思维能力，勇于创新，遇到病情突变能及时处理。

3. **身体和心理素质**　急诊护士应保持良好的精神、心理状态和稳定的情绪，掌握沟通技巧，与患者和家属达到协调的合作关系。由于急诊科的环境特殊、医疗纠纷多的特点，因此，要求护士需具备相应的法律意识，既要尊重患者的权利，又要保护自身安全利益。同时，由于急诊科工作繁忙，护士要注意锻炼身体，只有做到身心健康，才能胜任急诊急救工作的需要。

三、急诊护理工作质量要求

急诊护理质量是急诊科护理管理的核心问题，良好的护理质量是取得良好医疗效果的重要保证，也是衡量医院管理水平的重要标志。急诊护理工作管理目标应体现"以人为本"的指导思想，根据目标确立急救管理规划与措施，并认真落实，促进急诊护理质量不断提高。

1. 稳定的急诊护理专业队伍　急诊护理专业队伍人员需相对固定，并经过专业训练，应有丰富的临床抢救经验，能熟练掌握各种抢救仪器的性能和操作技术，并能排除一般故障。所有医护人员应符合急诊科医护人员资质要求，这是急诊科工作质量的人员保障。

2. 健全各项基本制度　制度的建立、完善和执行是护理质量管理的核心。如《急诊科护理工作制度》《首诊负责制度》《预检分诊制度》《急诊科护理值班制度》《急诊科护理查房制度》《急诊科护理交接班制度》《急诊科消毒隔离制度》等，从而使急诊科各个岗位上的护理人员明确自己的职责，有利于更好地开展工作，有效防范、控制医疗护理风险，及时发现安全隐患，是急诊科工作质量保障。

3. 完善的急救备用物资管理机制　急诊科应配备与其任务、功能、规模相适应的急诊医疗设备和药品。所有急诊抢救物品要保持性能良好、数量规格齐全、固定地点放置、专人负责管理，严格执行交接班制度。

4. 具有法律效力的医护记录　各种抢救记录、表格、病历等书写必须客观、真实、及时、完整、清楚。抢救记录应当在抢救结束后 6 小时内据实补齐，并加以记录。

5. 明确的质量控制指标　急诊科质量控制指标的完善，使质量控制有目标可依。如预检分诊正确率要在 95% 以上；危重病例抢救成功率不低于 80%；危重患者护理合格率≥90%；抢救仪器设备完好备用率达到 100% 等。

急诊科工作质量要做到三及一细：分诊及时、准确，传染患者通报、隔离及时，危重患者抢救及时，解释问题耐心细致。药品物品器材完备，做到四定：定人保管，定数量，定位置，定时检查、消毒和维护。

项目三　急诊科护理工作

科学、高效的急诊科护理工作程序，有利于急诊护理工作规范化、程序化、系统化，也是提升医院工作效率和质量，加强急诊护理内涵建设的重要内容。急诊科护理工作程序包括接诊、分诊、处理三个环节。

📖 案例导入

一个年轻小伙子背着一个约 60 岁女性患者急匆匆地来到急诊室门口，边跑边喊："医生，医生，快救救我妈！"经询问查体发现：患者 20 分钟前因家庭琐事与媳妇争吵时，突然出现头痛、恶心呕吐，吐出物为胃内容物，无咖啡色液，口齿不清，右侧肢体乏力，站立不稳，跌倒在地。患者既往有高血压病史 10 余年，不规则服用降压药。

　　问题：1. 如何接诊、分诊该患者？如何配合抢救？
　　　　　2. 儿子的运送方法是否正确？为什么？

一、接诊

预检护士对就诊的急诊患者要热情接待，对于急危重症患者要根据病情合理处置。一般急诊患者在候诊区就座等候，急危重症患者、由转运工具运来的患者，由护士协助护送人员将其搬运到合适的位置。

二、分诊

急诊分诊是指根据患者的主诉及主要症状和体征，分清疾病的轻、重、缓、急及隶属专科进行初步的诊断，并安排救治程序及分配专科就诊的技术。分诊是急诊护士的基本功之一。

分诊工作对急危重症患者的救治成功起着至关重要的作用。其由经验丰富、具有各专科理论知识、敏锐的观察力和良好的心理素质的护士承担，主要对前来就诊的患者进行快速、准确地评估、分析、判断、分类、分科，同时安排好就诊顺序，并登记入册。这个过程应在 2~5 分钟内完成。

1. **分诊技巧**　由于公式易记，实用性强，临床上常用公式法分诊，用得较多的有这 2 种公式供参考：

（1）SOAP 公式　适用于所有急诊就诊的患者。

S（subjective，主诉）：患者或家属提供的最主要资料。

O（objective，客观情况）：看到的患者实际情况。

A（assess，估计）：综合上述情况对病情进行分析，得出初步判断。

P（plan，计划）：组织抢救程序和进行专科分诊。

（2）PQRST 法　适用于疼痛患者的分析。

P（provoke，诱因）：疼痛的诱因是什么，怎样可以使之缓解或加重。

Q（quality，性质）：疼痛是什么样的性质，患者是否可以描述。

R（radiate，放射）：疼痛位于什么地方，是否向其他部位放射。

S（severity，程度）：疼痛的程度如何，若将无痛至不能忍受的疼痛用 1~10 的数字来衡量，询问患者的疼痛相当于哪个数字。

T（time，时间）：疼痛的时间有多长，何时开始的，何时终止，持续多长时间。

2. **资料搜集**　分诊护士要对患者强调的症状和体征进行分析，但不宜做诊断。除注意患者主诉外，分诊护士还可运用问、视、听、嗅、叩等方法获得患者可靠的第一手资料。

（1）问诊 了解既往史和现病史，通过询问患者、家属或其他知情人，了解发病的经过及当前的病情。运用诱导问诊的技巧，要求 2~5 分钟内得到最有价值的主诉，获得比较详细的相关病情资料。原则是重视患者的主诉，重点观察体征，简要了解病情。

（2）视诊 用眼去观察患者的面色，有无苍白、发绀、有无颈静脉怒张。

（3）触诊 用手去触摸，测脉搏，了解心跳情况及周围血管充盈度；探知皮温、毛细血管充盈度；了解疼痛范围及程度。

（4）听诊 借助听诊器和仪器用耳去听患者的呼吸、咳嗽，有无异常杂音或短促呼吸，如喘鸣音、痰鸣音；心音、心律；肠鸣音和血管音等。

（5）嗅诊 用鼻去闻患者有否异样的呼吸气味，如酒精味、烂苹果味、大蒜味、化脓性伤口的气味等。

（6）叩诊 叩诊在胸腹部检查方面尤为重要，可用于确定肺尖的宽度和肺下界的定位，胸腔积液、积气含量的多少，心界的大小与形态，肝脾的边界，腹水的有无与多少等。

分诊护士接诊后，为了准确地分科，可运用一些简单的护理体检工具，做必要的护理体检。首先观察患者的神志、精神状态，查看各种反射存在的情况，如瞳孔变化、光反应，测量血压、脉搏、呼吸、体温等。经过必要的护理体检，初步判断患者的疾病病种，然后转到相应的科室，如果病情复杂，难以立即确定科别的，先由初诊科室或护士进行处理。

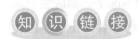

急诊预检分诊制度

1. 预检护士须在 5 分钟内对患者进行处理，判断病情危重程度并正确分诊，及时通知有关医生尽快接诊。

2. 办理挂号登记手续（危重患者应先通知医生抢救，后补办手续）。

3. 认真接待和处置患者，按病情轻重缓急决定送入诊疗室或抢救室，对危重抢救者做出相应急救处理。

4. 绿色通道的患者，要及时报告，呼叫有关人员增援。

5. 对无急诊值班的专科要呼叫有关专科医生参加会诊。

6. 对不符合急诊条件的患者要做妥善处理，并做好解释工作。

7. 做好各项登记工作及相关记录，对患者姓名、性别、年龄、工作单位、接诊时间，应记录准确，无家属的患者应及时与家人或单位取得联系。

8.对突发事件，立即执行呈报制度并记录。确诊或疑似病例，必须立即按程序上报。

3. 病情分类

（1）第Ⅰ类　患者生命体征极不稳定，如得不到紧急救治，很快会危及生命。如心跳呼吸停止、高血压危象、严重心律失常、呼吸道阻塞、重度烧伤、严重创伤、严重药物中毒、大出血、神经损伤等。该类患者多伴意识改变。

（2）第Ⅱ类　有潜在的危险，病情有可能急剧变化，需要紧急处理与严密观察。如胸痛怀疑心肌梗死、外科危重急腹症、突发剧烈头痛、烧伤、严重骨折、高热。

（3）第Ⅲ类　此类患者病情较稳定，生命体征平稳，无严重并发症，一般急诊，但仍需在3~6小时内治疗者。如闭合性骨折、小面积烧伤、轻度腹痛、轻度外伤、脓肿、阴道出血但生命体征稳定且未怀孕者等。

（4）第Ⅳ类　此类患者病情轻，无生命危险，可等候在门诊治疗或次日就诊者。如轻、中度发烧，皮疹，皮擦伤等。

三、处理

1. 分类处置
医护人员根据初步诊断掌握的情况，选择合适的治疗方案，采取相应的处理措施，对患者进行适当的处理。

（1）急危重症患者　分诊护士协助为病情危急的患者开通急救绿色通道，先送入抢救室或急诊手术室施行急诊手术等紧急处理，后办就诊手续。在紧急情况下，如医生未到达，可根据抢救程序对患者进行相应处理，如休克患者的输液，外伤患者的止血、包扎等。凡被抢救的患者，对其抢救过程中的措施，包括用药都要做好相关记录，以备查用。同时密切观察病情变化，做好抢救记录、执行告知程序，安慰患者及家属消除恐惧心理。

（2）一般患者　由分诊护士护送患者至专科急诊就诊处理，视病情分别将患者送入专科病房、急诊观察室或带药离院。对病情复杂难以确定科别的，应在急诊科进行检查及观察，待病情确定后根据首诊负责制处理。只要属于留观对象，需要住院观察者，可在留观病房观察治疗。由急救运输工具转入的患者，分诊的护理人员应迅速接诊，按相关程序处理。

（3）成批伤员处理　遇成批伤病员就诊时，护士应立即快速检诊、分类、分流处理，并立即报告医务处和科主任。还应进行协调工作，尽快使患者得到分流处理。

（4）传染病患者　疑似传染病者应进行隔离，确诊后及时转入相应病区或传染病院治疗。同时做好传染病报告工作与消毒隔离措施。

（5）特殊患者　对于交通事故、吸毒、自杀等涉法问题者，应给予相应处理的同时并通知有关部门；由他人或公安送来的无主患者应先处理并做好保护工作，同时设法找到其亲属。

（6）患者转运　对病重者需辅助检查、急诊住院、转 ICU、去急诊手术室或转院，途中均须由医护人员陪送监护，并做好交接工作。

2. 处理之后的工作　在急诊患者的处理中执行口头医嘱时，应复述一遍，经二人核对后方可用药，抢救时未开书面医嘱或未做记录，应及时补上，做好各项记录，书写要规范清楚，并做好交接工作，对危重患者进行床头交班。按规定做好用物、场地、空间清洁消毒，以及排泄物的处理。

复习思考

一、选择题

1. 下列中不属于急诊科布局要求原则的是（　　　　）

　A. 应设在医院邻街的显著位置，相对独立

　B. 日间、夜间都应有醒目的急诊标志，建立绿色通道

　C. 门口应方便汽车出入和停放

　D. 急诊传染隔离病房独立成区

　E. 内部单元安排只需考虑各必备的单元分布，无须考虑医疗护理工作流程和人员的利用

2. 急诊科急救物品准备完好率应为（　　　　）

　A. 50% 以上　　　　　　　　　B. 80% 以上　　　　　　　　　C. 90% 以上

　D. 95% 以上　　　　　　　　　E. 100%

3. 关于急诊科的布局，下列不正确的是（　　　　）

　A. 有专门的出入口通道

　B. 预检分诊处（台）设在急诊科入口最醒目的位置

　C. 清创室应紧靠外科诊疗室或与诊疗室成套间

　D. 抢救室应邻近急诊分诊处

　E. 为方便管理尽量设置一个出口

4. 下列不属于急救仪器的是（　　　　）

　A. 除颤器　　　　　　　　　　B. 心电图机　　　　　　　　　C. 纤维胃镜

　D. 电动洗胃机　　　　　　　　E. 简易呼吸机

5. 关于抢救药品及设备的管理，错误的是（　　　）

    A. 定人管理   B. 定品种数量   C. 定期检查

    D. 定位放置   E. 外借时一定要登记

6. 某日一辆公交车行驶至某大桥时突然发生爆炸事件，其中 29 名伤员被送至急诊科，值班护士第一步应该（　　　）

    A. 立即准备外伤固定的器材   B. 为休克患者开放静脉通道

    C. 将患者安置至抢救室   D. 分诊分区就诊

    E. 报告护士长或总值班，启动灾难批量伤（病）员的应急预案

（7~9 题共用题干）患者女性，28 岁，因右下腹疼痛 1 小时，伴头昏到急诊科就诊。

7. 该患者到急诊科就诊的流程首先是（　　　）

    A. 分诊护士简单询问病史进行分诊

    B. 妇产科就诊   C. 急诊内科就诊

    D. 急诊外科就诊   E. 急诊神经科就诊

8. 经监测生命体征，患者脉搏 130 次 / 分钟，血压 70/40mmHg，应立即（　　　）

    A. 输血   B. 送手术室

    C. 应用急救绿色通道，启动常见急症的应急预案

    D. 请多科会诊   E. 行特检明确诊断

9. 在患者抢救结束后，必须在多长时间内补记抢救记录（　　　）

    A. 半小时   B. 1 小时   C. 12 小时

    D. 6 小时   E. 24 小时

10. 患者，男性，38 岁，以"腹部疼痛难忍半小时"为主诉，到急诊科就诊。分诊护士可采用的问诊模式为（　　　）

    A. GCS   B. AVPU   C. PQRST

    D. SOAPIE   E. SAMPLE

二、名词解释

1. 急救绿色通道

2. 分诊

3. SOAP 公式

三、案例思考题

患者，男，60 岁，在家看足球比赛时，突然出现心前区剧烈疼痛，心慌、憋气，既往二十九年的冠心病史，自服速效救心丸不缓解，家人立即将患者背到急诊科，见患者面色苍白，大汗淋漓，痛苦表情，诉胸痛似刀割样，且疼痛向肩背部放射，伴濒死感，血压 115/55mmHg。

请回答：

1. 对该患者应如何进行接诊和分诊？该患者按病情分类应该为哪类？

2. 对该患者应如何处理？

扫一扫，知答案

扫一扫，看课件

模 块 五

重症监护

【学习目标】

1. 掌握 ICU 感染管理、营养支持、ICU 患者的心理干预及各系统功能监测的方法、指标值的临床意义与护理监测重点。

2. 熟悉 ICU 的收治对象与收治程序、ICU 的模式。

3. 了解 ICU 功能与设置、ICU 的日常管理。

重症监护病房（Intensive Care Unit，ICU）是危重病医学的临床基地，由经过专业培训的医护人员应用现代医学理论和先进的医疗设备，对危重症患者进行全面的监护和强化治疗的场所。对重症患者的生命支持技术水平，直接反映了医院的综合救治能力，体现了医院整体医疗实力，是现代化医院的重要标志。

项目一　ICU 概述

一、ICU 的功能与设置

1. ICU 的功能

重症监护病房（ICU）是危重病医学学科的临床基地，由经过专业培训的医护人员应用现代医学理论和先进的医疗设备，对因各种原因导致一个或多个器官与系统功能障碍，危及生命或具有潜在高危因素的患者，及时提供全面的、系统的、高质量的医学监护和强化治疗。是医院集中监护和救治重症患者的专业科室。ICU 的建设是危重病医学发展的需要，也是体现医院现代化急救水平的主要标志，其规模应符合医院功能任务和实际收治重症患者的需要。

2. ICU 的设置

（1）床位设置　一般综合性医院综合 ICU 床位数量应该占全院总床位的 2%~8%，使用率以 75% 为宜，一般以每个 ICU 管理单元 8~12 张床位较为合理。每张床单元使用面积为 15~18 ㎡，床间距最好大于 2 米，应用多功能床并配备防压疮床垫，每个床位配备完善的功能设备带或功能架，配备氧气、压缩空气和负压吸引插口各 2~3 个。室温宜控制在 20~25℃，湿度控制在 50%~60%。白天的噪声最好不超过 45dB，傍晚不超过 40dB，夜晚不超过 20dB。

（2）监护站设置　中心监护站原则上应该设置在所有病床的中央地区，围绕中心站周围，病床可以呈圆形、扇形或 T 形等排列，以能够直接观察到所有患者为佳。中心站内放置监护记录仪、电子计算机及其他设备，也可以存放病历夹、医嘱本、治疗本、病情报告本及各种记录表格，是各种检测记录的场所。

（3）人员配备与要求　ICU 集中收治各类急危重症患者，工作量大，治疗手段繁多，操作技术复杂，设备更新快，故医护人员的配备要明显高于其他科室。一般综合性 ICU 要求医生人数与床位数之比应该为 0.8:1 以上，护士人数与床位数之比应为（3~4）:1 以上。ICU 护士主要承担患者病情的观察和处理，需要掌握各种监护仪的使用、管理、监测参数及图像分析，具备敏锐精细的观察力、具有多学科医疗护理及急救基础知识、掌握疾病的病理生理过程，配合医生促进患者舒适，维护患者安全。

（4）ICU 设备　ICU 设备包括监测设备和治疗设备两种。常用的监测设备有多功能生命体征监测仪、呼吸功能监测仪、心脏血流动力学监测仪、脉搏血氧饱和度仪、血气分析仪、心电图机。治疗设备有呼吸机、除颤器、输液泵、注射泵、起搏器、主动脉内球囊反搏器、血液净化仪、麻醉机、体外模式肺氧合（ECMO）装置等。

二、ICU 的模式

ICU 的运转模式主要依据医院的规模和条件所决定，目前大致有以下几种模式：

1. 综合 ICU（general ICU）　集中收治全院各科室危重患者。综合 ICU 为医院一个独立的科室，避免了专科分割的缺陷，有利于学科建设，体现现代医学的连续性和整体性。

2. 部分综合 ICU　以一级临床科室为基础所设的 ICU。介于专科 ICU 和综合 ICU 之间，如外科 ICU、内科 ICU 等。

3. 专科 ICU　收治病种单一，为抢救本专科危重患者而设。如心内科监护病房（coronary heart disease intense care unit，CCU）、呼吸疾病加强监护病房（respiratory disease intense care unit，RICU）、急诊加强监护病房（emergency intense care unit，EICU）、神经外科监护病房（neurosurgical intensive care unit，NICU）等。

三、ICU 的收治对象与收治程序

ICU 科收治各科的危重患者，一般收治对象遵循以下原则：急性、可逆的危及生命的

器官功能衰竭,在短期内经过严密监测和强化治疗可得到恢复者;存在各种潜在的高危风险,经过加强监测可以减少死亡的风险;慢性器官功能不全出现急性加重,经过监测和治疗可以恢复到原来状态的患者。慢性消耗性疾病及肿瘤的终末期患者以及不能从加强监测治疗中获得益处的患者,一般不属于 ICU 的收治范围。

1. ICU 收治对象主要包括以下几类

(1)创伤、休克、感染引起 MODS 者。

(2)心肺脑复苏后需继续生命支持者。

(3)严重的多发伤、复合伤。

(4)理化因素所致危急病症。

(5)严重急性心肌梗死、心律失常、心力衰竭、不稳定型心绞痛者。

(6)术后重症患者或高龄术后意外高危者。

(7)严重水、电解质酸碱失衡。

(8)严重代谢障碍性疾病(甲状腺、肾上腺、胰腺、垂体)。

(9)大出血、昏迷、抽搐、呼吸衰竭需支持者。

(10)器官移植后需监测者。

2. ICU 患者的收治程序如下

(1)重症患者由患者所在科室医生书面或电话向 ICU 提出会诊申请,经 ICU 医师会诊后,对符合收治范围的患者,收入 ICU 病房。

(2)对轻症复合伤、无经济能力的患者,以及不能从 ICU 的监护治疗中获得益处的终末期患者,首诊医师不应建议入 ICU 病房。

(3)患者转入 ICU 后,应常规下病危通知书,并向患者家属交代病情,以取得其理解与配合。

(4)需急诊手术的重症患者,应先由手术科室收入住院,手术后视病情转入 ICU 病房监护。

(5)ICU 病房收入和转出的患者需由医务人员护送。收入患者由病房医务人员护送,转出患者由 ICU 病房的医务人员护送,并对患者的病情、皮肤、管道、用药情况、麻醉方式、手术名称等进行交接班。

项目二 ICU 的管理

重症监护病房的管理与患者的生命安危息息相关,直接影响到危重患者抢救成功率、死亡率和病残率。ICU 的管理应该首要体现以患者为中心的原则,以患者的利益为出发点,紧抓质量建设。采用量化管理、标准化管理、制度化管理和全面质量管理等科学管理方法，防患于未然、总结经验、有效质控。

一、ICU 的日常管理

1.组织领导 ICU 实行院长领导下的科主任负责制，一般应设主任 1 名，副主任 1~2 名，ICU 护士长 1~2 名。科主任负责科内各项工作，定期查房组织会诊和主持抢救任务。ICU 实行独立与开放相结合的原则，独立是指 ICU 应有自己的队伍和一整套强化质量手段，开放是指 ICU 工作人员要更多地听取专科医生的意见。护士长负责监护室的护理管理工作，包括安排护理人员工作、检查护理质量、监督医嘱执行情况及护理文书书写等情况。护士是 ICU 的主体，承担着监测、护理、治疗等任务，能进行 24 小时观察和最直接得到患者第一手临床资料的只有护士。ICU 护士应该训练有素，熟练掌握各种抢救技术，要有不怕苦、不怕脏的奉献精神，善于学习，能与医生密切配合各种抢救。

2.管理制度 制度化管理是保证 ICU 工作正常、有序进行的根本，除一般病房的管理常规和工作制度外，还应包括 ICU 出入制度、危重疾病监护常规、床旁交接班制度、危重患者护理记录单文书书写制度、抢救设备操作管理制度、毒麻贵重药品管理制度、院内感染预防和控制制度、医疗护理不良事件防范与报告制度、突发事件应急预案和人员紧急召集制度，消毒隔离制度、探视制度等。ICU 是精密仪器比较集中的地方，每种设备都应建立各自的档案，一律不准外借或挪用，每班均要对仪器设备进行交接并记录其使用、维修及保养情况，ICU 抢救器械应做到"五定"（定专人负责、定点放置、定品种数量、定期检查维修、定期消毒灭菌）"五防"（防潮、防热、防腐蚀、防震、防尘）和"三及时"（及时检查、及时补充、及时消毒），保持所有抢救设施设备始终处于完好备用状态。

二、ICU 的感染管理

ICU 是院内感染的高发区，也是细菌高度耐药区域。感染可增加患者的痛苦和治疗费用，严重的 ICU 感染甚至可导致脓毒血症、感染性休克等，威胁患者生命安全，预后不良。ICU 感染的管理是院内感染工作的重要组成部分，做好 ICU 的感染管理与控制工作是临床抢救与治疗成功的关键。

（一）ICU 感染的原因

ICU 患者病情危重、病种复杂，感染的患者集中，机体免疫力低，抗生素不合理应用、细菌耐药性增加，机体完整性受损、各种侵入性操作多，医源性交叉感染等，都是导致 ICU 内发生医院感染的危险性远高于其他普通病房的原因，包括内源性感染和外源性感染。

（二）ICU 患者常见感染部位

ICU 患者常见感染部位依次是下呼吸道、泌尿道、血液、消化道和伤口感染，不同的 ICU 患者感染部位有所不同，如外科 ICU 感染以泌尿道、手术部位、呼吸系统、血液感染居多，而内科 ICU 以呼吸系统、泌尿道、血液感染最常见。

（三）ICU 感染的控制

1. 工作人员管理

（1）ICU 工作人员进入工作区域要穿专用工作服，换鞋、戴口罩、洗手，尽量减少医护人员不必要的出入，因事外出必须更换外出服。

（2）严格执行手卫生、消毒隔离及无菌操作技术，医务人员接触患者前后及接触不同患者时，进行无菌操作时，接触患者血液、体液、分泌物、排泄物或被它们污染的物品时，都需进行手卫生。医院管理规范要求 ICU 医护人员手的细菌菌落数应 ≤ 5cfu/cm^2。

（3）每年接受院内感染控制知识培训与考核，增强感染防控意识。

2. 患者管理

（1）妥善安置患者，感染患者和非感染患者分开，对疑似有传染病的特殊感染或重症感染者，应隔离于单间；空气传播的感染患者可安置于负压病房，以避免交叉感染；接受器官移植等免疫功能明显受损的患者，应安排在正压病房。

（2）做好患者的基础护理及清洁卫生，注重口腔卫生及会阴部护理，避免压疮发生；使用呼吸机的患者定期做痰培养，预防口腔、泌尿道、皮肤及呼吸系统感染；限制预防性应用抗生素，感染性疾病根据细菌培养与药敏试验结果合理应用抗生素；侵入性治疗与监测如病情允许应尽早终止。

3. 环境及物品管理

（1）ICU 病室应定期进行彻底空气净化、消毒，每日自然通风、换气，降低空气微生物密度，保持室内空气新鲜。

（2）每日用消毒液擦拭地面，拖把分开使用，有标记，严格按规定进行处理，悬挂晾干；

（3）诊疗过程中使用的非一次性物品均按照使用规范和院内感染管理要求进行清洁、消毒或灭菌处理，如床单位、监护仪、心电图机、输液泵、微量注射泵等，医疗用品及清洁用具必须固定专用，建议用 75% 酒精每天进行擦拭消毒，并于患者转出后按要求进行终末消毒；

（4）规范一次性物品的使用，尽量采用一次性呼吸机管路，有污染或破损时更换，氧气湿化瓶每日更换；特殊感染患者用品应分开处理，敷料技术焚烧；

（5）定期进行物体表面及空气培养，严格控制细菌菌落数，空气小于 200cfu/m^3，物体表面 < 5cfu/m^2。

4. 医疗废物与排泄物管理

（1）处理废物和排泄物时医护人员应做好自我防护，防止体液接触暴露和锐器伤。

（2）医疗废物按照《医疗废物分类目录》要求进行分类放置，规范化处理。

（3）应有完善的污水处理系统，患者的尿液、粪便、分泌物、排泄物等应倒入专门的洗涤池内，避免混入生活用水处理系统。

5. 探视管理

（1）限制探视，尽量减少不必要的探视，探视者进入 ICU 需穿隔离衣，戴好口罩，穿鞋套。

（2）进入病室前后消毒双手，探视时间以半小时为宜，探视期间尽量避免接触患者及周围物体表面。

（3）呼吸道感染或疑是呼吸道感染等疑似有高传染性的感染人员禁止探视。

6. 质控与监测

（1）在医院感染管理委员会的直接领导和组织下，成立 ICU 院内感染监控小组，落实医院感染管理各项规章制度，定期对 ICU 全体工作人员进行医院感染控制技术培训、考核，严格技术操作规程。

（2）应常规监测 ICU 医院内感染发病率、感染类型、常见病原体和耐药状况等，尤其是中心静脉导管、气管插管和留置导尿管的相关感染。

项目三　ICU 患者的监护

危重症患者系统功能监测是指利用先进的、精密的医疗设备对危重症患者进行心血管系统、呼吸系统、神经系统、消化系统、泌尿系统、血液系统的动态监测，主要监测的内容包括心率、血压、体温、SpO_2、CVP、血常规、电解质、血气分析、肝肾功等，并根据所得监测数据进行综合分析，从而有效反映出危重患者脏器功能和内环境状况，为临床诊断、预防、治疗及护理提供科学依据。

一、体温监测

案例导入

患者，男，34 岁，因阑尾炎住院，术后第三天起，突发高热，体温多在 39℃以上，24 小时内体温波动超过 2℃，但最低温度仍高于正常水平。

问题：该患者发热属于哪种热型？该如何监测？

正常情况下，人的体温保持相对恒定，以维持正常的生理状态和新陈代谢。长时间的高热与低温均可损害人体的重要脏器而危及生命，如高热容易损害中枢神经发生谵妄和昏迷，低温可导致循环障碍、缺氧，甚至发生室颤，因此对体温的监测极其重要。

1. **正常值** 人体体温正常值见表5-1：

表5-1 体温正常值

测温方法	测温部位	正常体温正常值（℃）	平均值（℃）
口温	口腔	36.3~37.2	37.0
腋温	腋下	36.0~37.0	36.5
肠温	直肠	36.5~37.7	37.5

2. **体温过高** 体温过高又称发热，是指机体在致热原的作用下，体温调节中枢的调定点上移，产热增加、散热减少，引起体温升高超过正常范围。发热的原因很多，根据致热原的性质和来源不同，分为感染性发热和非感染性发热两大类，以感染性发热较多见。一般而言，当腋下温度超过37℃或口腔温度超过37.3℃，可称为发热。以口腔温度为标准，划分发热程度如表5-2所示：

表5-2 发热的程度

发热程度	口腔温度（℃）
低热	37.3~38.0
中等热	38.1~39.0
高热	39.1~41.0
超高热	＞41.0

3. **热型及临床意义** 有一定特征的体温曲线形态，称为热型。某些疾病具有其独特的热型，对协助疾病诊断和了解疾病转归有重要意义。常见热型如表5-3所示：

表5-3 热型及临床意义

热型	发热表现	临床意义
稽留热	体温维持在39℃以上，持续数天或数周，24小时内波动范围不超过1℃	多见于肺炎球菌肺炎、伤寒等
弛张热	体温在39℃以上，波动幅度大，24小时内温差可达到1℃以上，体温最低仍可高于正常	多见于败血症、风湿热、严重化脓性疾病等
间歇热	体温骤然升至39℃以上，持续数小时或更长，然后下降至正常或正常以下，经过一个间歇，体温再次升高，并反复发作，即高热期和无热期交替出现	多见于疟疾等
不规则热	发热无一定规律，持续时间不等	多见于流行性感冒、癌性发热等

4. 体温过低 体温过低是指体温降低在 35℃以下，主要见于产热不足的患者，如严重创伤、休克等。还可见于低温治疗患者。体温过低是一种危险信号，常提示疾病的严重程度和不良预后。体温过低时，患者可出现皮肤苍白、皮温下降、呼吸减慢、心律不齐、脉搏细速、血压降低、感觉和反应迟钝，严重者可出现昏迷。

二、心血管系统监测

案例导入

患者，男，74 岁，结肠癌术后在 ICU 治疗期间，在大量输液后，夜间突发烦躁不安，大汗淋漓，呼吸困难，咳粉红色泡沫样痰。查体：T 36℃，P 130 次 / 分钟，R 32 次 / 分钟，BP 80/60mmHg，双肺呼吸音粗，布满湿性啰音。

问题：该患者目前需重点监测的项目有哪些？正常值及监测方法是什么？

心血管系统功能监测主要包括心脏、血管、血液、组织氧的供应与消耗，以及心脏电生理等方面的功能指标，为临床危重症患者的病情观察、临床救治与护理提供重要依据。心血管系统功能监测一般可分为无创血流动力学监测和有创血流动力学监测两类，无创监测如心率、心电图、无创动脉压监测（NIBP）；有创监测如有创动脉压监测、中心静脉压、漂浮导管等。

（一）心率

1. 正常值 心率监测适用于各科危重患者，如创伤、休克、呼吸衰竭和心血管疾病，以及心胸、脑外科等较大而复杂手术患者。正常值 60~100 次 / 分钟，随着年龄的增长而变化，小儿心率较快，老年人心率较慢。

2. 心率监测临床意义

（1）判断心输出量（CO） CO = 每搏输出量（SV）× 心率（HR）。在一定范围内，心输出量随着心率的增加而增加，但当心率小于 50 次 / 分钟时，由于心室舒张期过长，心室舒张末期容量已达最大限度，充盈量和每搏输出量不再随心室充盈期的延长而增加，因此心输出量不会随心率的增加而增加；当心率大于 160 次 / 分钟时，由于心动周期短，心室舒张期短，心室充盈不足，即每搏输出量减少，而导致心输出量随心率增加而减少。

（2）求算休克指数 失血性休克时，心率的改变最敏感，故严格检测心率的动态变化对发现失血极为重要。休克指数 = HR/SBP。血容量正常时，指数为 0.5；当指数为 1 时，表示失血量占总血容量的 20%~30%；当指数大于 1 时，提示失血量占血容量的

$30\% \sim 50\%$。

（3）估计心肌耗氧（MVO_2） MVO_2 与 HR 呈正相关，心肌耗氧量（Rpp）＝ HR × SBP。正常值应小于 12000，大于 12000 表示心肌耗氧量增加。

（二）血压

血压是血管内血液对单位血管壁产生的侧压力，影响血压的因素包括心排血量、循环血容量、周围血管阻力、血管壁弹性、血液黏滞度 5 个方面。

1.正常值 成人安静时血压的正常值收缩压为 $90 \sim 139mmHg$，舒张压为 $60 \sim 89mmHg$，平均动脉压为 $60 \sim 100mmHg$，脉压 $30 \sim 40mmHg$。

2.血压的测量方法

（1）间接测压法 即无创性袖带测压法（NIBP），是临床应用最为广泛的一种动脉血压监测方法，包括手动测压和自动化无创测压法。其优点有：无创伤、可重复；操作简便、容易掌握；适应证广；自动化监测；袖带测平均动脉压与直接穿刺插管测压有良好的相关性，测平均动脉压尤为准确。缺点是不能连续监测，不能反映每一个心动周期的血压，不能显示动脉波形；低温、外周血管收缩、血容量不足，以及低血压时，均影响测量结果的准确性；测压间隔时间太短、测压时间过长时，有发生上肢神经缺血、麻木等并发症的可能。

（2）直接测压法 即动脉穿刺插管直接测压，是一种有创测量血压的方法，常用的有创血压监测，穿刺血管包括桡动脉（首选）、股动脉、腋动脉、肱动脉、足背动脉等。其优点有：监测动脉血压更准确、更灵敏；可反映每个心动周期血压的变化；通过动脉压波形能初步判断心脏功能，估计左心室的收缩功能。缺点是具有创伤性，可能造成局部血肿、血栓形成、空气栓塞、出血、感染等并发症，费用相对无创监测昂贵等。常应用于血容量不足、血流动力学不稳定等危重患者。为避免并发症，有创性血压监测法使用过程中应注意监测以下内容：

①严密观察：监测并记录各种压力变化，注意检查传感器位置是否在零点。

②伤口护理：注意穿刺部位伤口有无渗血，如有渗血及时消毒处理，并更换敷贴。如监测完毕，拔除导管，应加压按压 $5 \sim 10$ 分钟，以免形成皮下血肿。

③预防堵管：保持监测导管通畅，避免堵管，使用 $2 \sim 4U/mL$ 肝素生理盐水连续冲管，可向含肝素的塑料输液袋外加压 $300mmHg$，能有效抗衡动脉压力造成的血液回流，而由于输注速度缓慢，并不会影响血压测量值。

④妥善固定，预防脱管。

⑤预防感染：严格无菌操作，及时更换敷贴、套管及换能器。

（三）中心静脉压（CVP）

中心静脉压是指上下腔静脉或右心房的压力，是评估血容量、右心前负荷及右心功能的重要指标。主要适用于各种严重创伤、休克、急性循环衰竭等危重患者的监测。常用置管部位有锁骨下静脉（首选）、颈内静脉、颈外静脉、股静脉等。

1. 正常值及临床意义　中心静脉压正常值为 5～12cmH$_2$O，CVP 过低为血容量不足或静脉回流受阻；CVP 过高为右心功能不全或血容量超负荷。CVP 检测对了解循环血容量和右心功能具有十分重要的临床意义，常与血压、脉搏、尿量、临床体征结合进行综合分析，作为指导临床治疗的重要参考（表 5-4）。

表 5-4　BP 和 CVP 关系的临床意义

CVP	BP	临床意义	处理原则
低	低	血容量不足	充分补液
低	正常	血容量轻度不足	适当补液
高	低	心功能不全 / 血容量超负荷	强心舒血管
高	正常	容量血管收缩 / 肺血管阻力高	舒血管
正常	低	心排出量低或血容量不足	补液实验

补液试验：取等渗盐水 250ml，于 5～10 分钟内静脉注入。如血压升高而中心静脉压不变，提示血容量不足。如血压不变而中心静脉压增高则提示心功能不全。

2. 测压方法

（1）简易测量法　利用三通接头连接好测压装置，三通接头的前端与中心静脉导管相连，尾端连接测压管，并将测压管垂直固定在有刻度的标尺上；将测压管刻度上的"0"调整到与右心房相平行（第四肋间腋中线水平）处，转动三通，使输液管与测压管相通，液面在测压管内上升，使测压管内充满生理盐水，同时不能从上端管口流出；调节三通，关闭输液通道，使测压管与静脉导管相通，测压管内液面下降，当液面不再降时读数（图 5-1）。

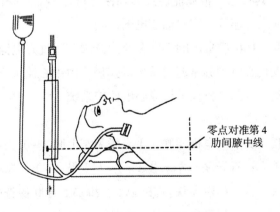

零点对准第 4
肋间腋中线

图 5-1　简易 CVP 测压方法

（2）压力换能器监测法　将一次性换能器套件连接生理盐水，排净管道内气体后，将压力传感器另一端连接中心静脉导管；压力换能器的零点应与右心房相平行，关闭换能器三通患者端，开放大气端，按监护仪上"校零"按钮，仪器自动调节零点，监护仪显示"0"，表示调零结束；关闭换能器大气端，开放患者端，检测仪屏幕连续显示中心静脉压曲线变化和中心静脉压值。

（四）心电图监测

心电图主要反映心脏激动的电活动，对各种类型的心律失常具有独特的诊断价值，是临床最常用的检查之一，应用广泛。特征性的心电图改变和演变是诊断心肌梗死最可靠和最实用的方法，冠状动脉供血不足、药物及电解质改变等均可导致心电图的特征性改变。因此，在许多情况下心电监测是其他任何方法都取代不了的手段。

1. 临床意义

（1）记录心脏的电活动。

（2）帮助诊断心律失常。

（3）帮助诊断心肌缺血、心肌梗死、判断心肌梗死的部位。

（4）诊断心脏扩大、肥厚。

（5）判断药物或电解质情况对心脏的影响。

（6）判断人工心脏起搏状况。

2. 心电图监测分类

（1）12导联或18导联心电图　利用心电图机进行描记而获得的心电图，12导联心电图有3个标准肢体导联是 I、II 及 III 导联；3个加压肢体导联是 aVR、aVL 和 aVF 导联；6个胸导联是 V_1、V_2、V_3、V_4、V_5、V_6 导联。18导联心电图是在12导联心电图基础上增加了6个胸导联，是 V_{3R}、V_{4R}、V_{5R}、V_7、V_8、V_9 导联。

（2）动态心电图　连续进行24~48小时动态心电图监测，常用于心肌缺血的诊断、评估和心律失常监测。其心电异常只能通过回顾性分析，不能反映出即时的心电图变化，临床上不能用于危重症患者连续、实时的心电图监测。

（3）心电示波监测　ICU 最常用的心电图监测方法，通过心电监护连续、动态监测心电图的变化，对及时发现心电图异常起着重要的作用。由中心监护仪与多台床旁心电监护仪、计算机、打印机及心电图分析仪等构成心电监护系统。

3. 标准心电导联电极置放位置

（1）标准肢体导联　属于双电极导联。I 导联为左上肢（+），右上肢（−）；II 导联为左下肢（+），右上肢（−）；III 导联为左下肢（+），左上肢（−）。

（2）加压肢体导联　属于单极导联。aVR、aVL、和 aVF 导联探查电极分别置于右腕部、左腕部及左足部。

（3）胸前导联　属于单极导联。导联 V_1 电极放置于胸骨右缘第四肋间，V_2 电极放于胸骨左缘第四肋间，V_4 电极放置于左侧锁骨中线与第五肋间相交处，V_3 电极放置于 V_2、V_4 电极的中点，V_5 电极位于左侧腋前线与 V_4 同一水平，V_6 导联位于左腋中线与 V_4、V_5 同一水平，V_7 位于左腋后线与第五肋间相交处，V_8 位于左肩胛线与第五肋间相交处，V_9 位于第五肋间同水平脊柱左缘，V_{4R} 位于右锁骨中线与第五肋间相交处，V_{3R} 在 V_1、V_{4R} 的中点，V_{5R} 位于右腋后线与第五肋间相交处（图 5-2）。

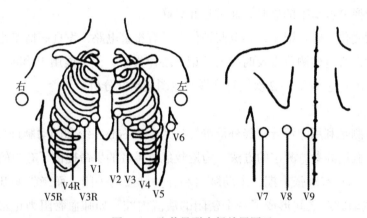

图 5-2　胸前导联电极放置图示

4. 心电导联连接及其选择

（1）心电监护导联连接方法　危重患者常应用心电监护仪，作为判断病情的重要依据。监测导联需要选择能进行长期监护而又不影响其他抢救措施进行和太多限制患者活动的导联体系，以胸导联较为适宜，常用的胸导联连接方法包括：

①综合 I 导联：正极放在左锁骨中点下缘，负极放在右锁骨中点下缘，无关电极置于剑突右侧，其心电图波形类似 I 导联。

②综合 II 导联：正极置于左腋前线第四肋间，负极置于右锁骨中点下缘，无关电极置于剑突下偏右，其优点是心电图振幅较大，心电图波形近似 V_5 导联。

③综合 III 导联：正极置于左锁骨中线肋弓上缘，负极置于左锁骨中线中点下部，心电图波形类似于标准 III 导联。

④CM 导联：CM 导联是临床监护中常选用的连接方法（表 5-5）：

表 5-5　CM 导联连接方法

标准肢体导联	正极	负极	无关电极
I	左上肢 (LA)	右上肢 (RA)	左下肢 (LF)
II	左下肢 (LF)	右上肢 (RA)	左下肢 (LA)
III	左下肢（LF）	左上肢 (LA)	右上肢 (RA)

（2）注意事项

①放置电极前，应清洁局部皮肤。

②操作过程注意患者保暖，定期观察患者粘贴电极片处皮肤，监护时间超过72小时要更换电极位置，以防皮肤过久受刺激而发生损伤。

③放置监护导联电极时，应避开电除颤及做常规胸前导联心电图的位置。

④应选择最佳的监护导联放置部位，QRS波的振幅应当足以触发心率计数，如有心房的电活动，要选择P波清晰的导联；通常是Ⅱ导联。

⑤密切监测变化，做好记录，心电监护仪上设有报警电路，发现病情变化及时处理。

⑥通过连续性心电监测可以及时发现并记录心律失常，但不能用于诊断。对冠心病及疑似有心律失常患者应每天1~2次进行常规心电图记录并分析。

（五）肺动脉压监测

肺动脉压监测是利用漂浮导管经外周静脉插入心脏右心系统和肺动脉进行心脏及肺血管压力以及心排血量等参数测定的方法，为抢救危重患者的生命提供了有力的保障。

1. 基本原理　心室舒张末期，主动脉瓣和肺动脉瓣均关闭，而二尖瓣开放，这样就在肺动脉瓣到主动脉瓣之间形成了一个密闭的液流内腔。如肺血管阻力正常，则心室舒张末压（LVDEP）、肺动脉舒张压（PADP）、肺小动脉楔压（PAWP）、肺毛细血管楔压（PCWP）近似相等。左心室舒张末压可代表左心室前负荷，但测量较困难，故临床上常用监测肺动脉楔压来间接反映左心功能。

2. 插管方法　临床大多选择右侧颈内静脉置入，术者左手食指与中指触摸到颈动脉表面，并将其推向内侧，使之离开胸锁乳突肌前缘。在其前缘的中点、食指与中指之间与额平面呈30°~45°角进针，待穿刺针进入皮肤抽到静脉血后证明穿刺成功，放入引导钢丝、拔出穿刺针。以钢丝引导方向，利用扩张器将外鞘管置入颈内静脉中，置入心导管，使导管以小距离快速进入心腔。

3. 临床意义　估计左右心室功能；指导治疗，为扩容补液，应用强心药物、血管收缩药物和血管扩张药物治疗提供依据；选择最佳PEEP；通过压力波形分析，可帮助确定漂浮导管位置。

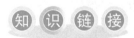

Swan-Ganz 导管

根据临床需要可选用不同规格的 Swan-Ganz 漂浮导管，常用四腔管，每根导管有三个空腔和一根金属导线。导管顶端为主腔开口，用于监测肺动脉压和采集血标本；距管端30cm处有一侧孔，用于监测右房压、CVP、CO和输液；第三个腔开口于靠近导管顶端的气囊内，充气后便于导管随血流向前推进；金属导线终止于导管顶端近侧 3.5~4.0cm 处，与热敏计相连，用于感知热阻抗的变化，尾端与计算机相连。

三、呼吸系统功能监测

案例导入

患者，女，78 岁，慢阻肺并发急性感染住院，咳痰无力，突发意识模糊，呼吸困难，口唇发绀，呼吸 34 次 / 分钟。

问题：该患者目前需重点监测的项目有哪些？血气分析的指标有哪些？

（一）呼吸运动监测

呼吸运动主要依靠胸腹部呼吸肌的活动，引起胸廓的扩大或缩小完成的。在中枢神经系统的调节下，有节律地进行呼气与吸气动作，病理情况下，呼吸运动的频率和节律均可发生改变。如：患者的呼吸频率、呼吸节律是否规整，双侧呼吸运动和幅度是否对称，有无呼气或吸气性呼吸困难，有无异常呼吸音。必要时可行胸部 X 线摄片观察。

1. 呼吸频率 正常成人呼吸为 10~18 次 / 分钟，如成人呼吸小于 6 次 / 分钟或大于 35 次 / 分钟，均提示呼吸功能障碍。每分钟肺泡通气量（MV）= ［潮气量（VT）－死腔量（VD）］× 呼吸频率 RR

2. 呼吸节律 正常呼吸节律自然而均匀，如伴有哮鸣音和呼气延长多由慢性阻塞性肺疾病导致，呼吸频率快，潮气量小，无气道狭窄和阻塞却有呼吸急促的表现，多见于肺、胸廓限制性的通气障碍，急性呼吸窘迫综合征，心脏疾病等。

3. 异常呼吸类型 了解患者有无哮喘性呼吸、紧促式呼吸、深浅不规则呼吸、叹息式呼吸、蝉鸣性呼吸、鼾音呼吸、点头式呼吸、潮式呼吸等，见《护理学基础》相关章节。

（二）通气功能监测

肺通气功能的监测，包括潮气量、肺活量、生理无效腔、分钟通气量等，潮气量和肺活量是临床上应用机械通气时常调整的参数；肺通气量的测定，是测定单位时间内进出肺的气体量，能反映肺通气功能的动态变化。

1. 潮气量（tidal volume，VT） 潮气量是指在平静呼吸时，一次吸入或呼出的气体量。正常值 8~12mL/kg，平均为 10mL/kg，男性略大于女性。潮气量监测必须做动态观察，最后依据血气分析结果确定潮气量是否适宜。尤其是应用机械通气时，测定潮气量和呼吸频率更具有实际指导意义。临床上潮气量增大多见于中枢神经性疾病或酸血症所致的过度通气。潮气量减少多见于间质性肺炎、肺纤维化、肺梗死、肺淤血等。

2. 肺活量（vital capacity, VC） 用呼气流量表、呼吸监测仪或肺活量计测定。正常值 30~70mL/kg。小于 15mL/kg 为气管插管或呼吸机指征，大于 15mL/kg 为撤掉呼吸机指标。临床上任何引起肺实质损害的疾病，以及使胸廓活动度减低、膈肌活动受限或肺扩张受限制的疾病均可使肺活量降低。

3. 生理无效容积（volume of physiological dead space, VD） 生理无效容积是指解剖无效腔与肺泡无效腔的容积之和。解剖无效腔指从口、鼻、气管到细支气管之间的呼吸道所占的空间，肺泡无效腔又称肺泡死腔，指肺泡中未参与气体交换的空间。健康人平卧时解剖无效腔与生理无效腔容积近似相等，疾病时生理无效腔容积可增大。VD/VT 比例反映通气的效率，主要用于评价无效腔对患者通气功能的影响，有助于寻找无效腔增加的原因。VD/VT 正常值为 0.2~0.35，VD/VT 增加，肺泡通气 / 血流（V/Q）比率失调，无效通气量增加。

4. 每分通气量（minute ventilation, MV 或 VE） 即在静止状态下，每分钟呼出或吸入的气体量，是潮气量与每分钟呼吸频率的乘积，正常值男性为 6.6L/min，女性为 4.2L/min，是肺通气功能最常用的测定项目之一，用肺活量计测定。

5. 肺泡通气量（alveolar ventilation, VA） 肺泡通气量指在静息状态下进入肺泡的气体量，或称有效通气量。VA =（VT — VD）× RR，呼吸越浅促，潮气量越小，肺泡通气量的减少越显著，在临床上极为重要。

6. 功能残气量（functional residual capacity, FRC） FRC 是平静呼气后肺内所残留的气量。FRC 减补呼气量即为残气量，可衡量肺泡是否过度通气，临床上应该将残气量占肺活量的百分比一并考虑。正常成人其比值为 20%~30%。肺活量降低是术后发生肺功能障碍的最常见原因，术后肺活量改变，主要是降低了功能残气量。在功能残气量严重降低的情况下呼吸，可导致小气道狭窄，甚至关闭，结果使 V/Q 比例失调，肺内分流量增加，导致低氧血症发生，如果不能及时纠正，可发生肺萎陷和肺不张。

（三）脉搏氧饱和度（SpO₂）

1. 正常值与临床意义 脉搏氧饱和度（SpO₂）是通过脉搏血氧监测仪（POM）利用红外线测定末梢组织中氧合血红蛋白含量间接测得，正常值是 95%~100%。临床上 SpO₂ 与动脉血氧饱和度（SaO₂）有显著的相关性，在临床重症监护方面应用广泛，常用于监测呼吸暂停、发绀和缺氧的严重程度。SpO₂ 小于 90% 时常提示有低氧血症。但一氧化碳中毒时由于碳氧血红蛋白与氧合血红蛋白的吸收光谱非常近似，可能会掩盖严重的低氧血症，因此一氧化碳中毒时不能以 SpO₂ 监测结果来判断是否存在低氧血症。

2. 监测方法 临床上 SpO₂ 通常是用脉搏血氧饱和度测定仪来监测获得的，脉搏血氧饱和度测定仪是一种对周围组织中动脉血的氧饱和度进行持续非创伤性监测的仪器。成人多用指夹法，如果患者指甲较厚或末梢循环较差时选用耳朵法；小儿监测时多采用耳朵法。

3. 注意事项

（1）根据年龄、体重选择合适的探头，不同探头应放在患者相应的位置，如成人探头放在手指、足趾、耳垂及鼻等处，小儿探头可放在手掌与手背或足背与足底。使用手指探头时指甲紧贴光源一侧，最常选择放置食指处，如患者皮肤状况较差，使用过程应及时更换手指监测，以免因局部压迫造成毛细血管 PaO_2 下降及皮肤压力伤。

（2）探头应固定良好，防止因接触不良影响监测效果。

（3）保持探头放置部位清洁干燥，涂有指甲油的患者应清除干净，以免影响监测结果。

（4）如因患者末梢循环不良，外周血管导致 SpO_2 不能显示，可用热水袋温暖手指，使用过程避免烫伤。

（5）如遇 SpO_2 监测结果与患者临床症状不符，应进一步检验动脉血氧饱和度（SaO_2）作为对照。

（四）呼气末二氧化碳监测（expiratory CO_2 monitoring，PETCO$_2$）

呼气末二氧化碳监测仪主要根据红外线原理、质谱原理、拉曼散射原理和图—声分光原理而设计，主要测定呼气末二氧化碳。呼出气体中二氧化碳浓度在呼气末最高，接近肺泡内气体水平（3.5% ~5%），其与 $PaCO_2$ 的相关性良好，可据此间接估计 $PaCO_2$。

（五）动脉血气分析

血气分析是危重患者监测中必不可少的项目，通过血气分析可以监测患者的氧合状况及酸碱平衡情况，为危重患者的诊断与治疗提供可靠依据。目前临床上常用的血气分析的标本可以来自动脉血、静脉血和混合静脉血等，其中以动脉血气分析的应用最为普遍。

1. 动脉血气分析常用监测项目及正常值

（1）酸碱度（pH） 参考值 7.35~7.45。小于 7.35 为酸血症，大于 7.45 为碱血症。但 pH 正常并不能完全排除无酸碱失衡，代偿了的酸碱紊乱，相互抵消，可能也会出现 pH 值在正常范围的情况。

（2）二氧化碳分压（$PaCO_2$） 参考值 4.7~6.0kPa（35~45mmHg）。超出或低于参考值称高、低碳酸血症，>50mmHg 有抑制呼吸中枢的危险，是判断各型酸碱中毒的主要指标。

（3）氧分压（PaO_2） 参考值 10.6~13.3kpa（80~100mmHg）。低于 60mmHg 即为呼吸衰竭，低于 30mmHg 可有生命危险。

（4）氧饱和度（SaO_2） 参考值 95%~100%。SaO_2 与 Hb 的多少无关，而与 PaO_2 高低、Hb 与氧的亲和力有关。PaO_2 越高，SaO_2 越高。

（5）实际碳酸氢根（AB） 参考值 25±3mmol/L。AB 是体内代谢性酸碱失衡的重要指标，受代谢和呼吸因素的双重影响。AB 下降为代谢性酸中毒或呼吸性碱中毒代偿；AB 增高为代谢性碱中毒或呼吸性酸中毒代偿；AB 正常，不一定为正常，如呼吸性酸中毒混合代谢性碱中毒，应具体分析。

（6）标准碳酸氢根（SB） 正常值 25±3mmol/L。正常情况下 SB=AB，AB>SB 为呼吸性酸中毒，AB<SB 为呼吸性碱中毒。

（7）剩余碱（BE） 参考值 –3~+3mmol/L。在标准状态下，将每升动脉血的 pH 滴定到 7.40 时所用的酸或者碱的摩尔数。BE 正值增大，代表代谢性碱中毒；BE 负值增大，代表代谢性酸中毒。

（8）阴离子隙（AG） 参考值 12±2mmol/L，AG 升高大多情况提示代谢性酸中毒，包括乳酸性、酮症性代谢性酸中毒和肾性代谢性酸中毒，是早期发现混合性酸碱中毒的重要指标。

2. 采血位置与采血量 动脉血采集的部位包括桡动脉、肱动脉、腋动脉、股动脉、足背动脉等。取血液量约 2mL，穿刺用的注射器应进行抗凝处理，如果不是特制的动脉血穿刺针，用注射器抽取少量肝素钠，转动针栓使整注射器内均匀附着肝素，针尖向上推出多余液体和注射器内残留气泡。

四、神经系统功能监测

案例导入

患者，男，28 岁，因车祸伤入院，无意识，无自主运动，呼叫无应答，按压眶上缘刺激出现痛苦表情，有回避防御反射。检测生命体征较平稳，颅内压为 22mmHg。

问题：该患者目前的意识状态如何？颅内压增高处于什么程度？

昏迷指数评估能客观反映颅脑损伤的严重程度，便于判断病情、分析预后，对脑功能的评定具有重要意义，但要参照其他参数全面分析。

（一）神经系统体征的监测

1. 意识状态监测

（1）意识障碍分级

①嗜睡：最轻度的意识障碍，表现为对周围事物淡漠，呈嗜睡状态，各种生理反射存在，对物理刺激有反应，唤醒后可以回答问题，但合作欠佳，反应迟钝，刺激去除后又很快入睡。

②意识模糊：其程度较嗜睡深，患者表现为思维和语言不连贯，对时间、地点、人物的定向力完全或部分发生障碍，可有错觉、幻觉、躁动不安、谵语或精神错乱。

③昏睡：患者处于熟睡状态，不易唤醒。经压迫眶上神经、摇动身体等强刺激可被唤醒，醒后答非所问，停止刺激后又马上进入熟睡状态。

④昏迷：是最严重的意识障碍，按程度分为浅昏迷、中度昏迷和深昏迷。浅昏迷患者意识大部分丧失，各种反射常存在，给予强烈疼痛刺激可出现瞳孔扩大及痛苦表情，出现防御反射，呼吸、心率、血压无明显改变；中度昏迷对周围事物及各种刺激无反应，各种反射减弱或迟钝；深昏迷患者意识完全丧失，对各种刺激均无反应，全身肌肉松弛，肢体呈迟缓状态，深浅反射均消失，可出现呼吸不规则，血压下降，大小便失禁或尿潴留。

（2）格拉斯哥昏迷评分量表（GCS） 按检查时患者睁眼反应、语言反应和运动反应3项情况进行记分，总分最高15分，最低3分，总分越低，表明意识障碍越重，总分在7分以下者为浅昏迷，低于3分者为深昏迷（表5-6）。

表5-6 格拉斯哥昏迷计分法

睁眼反应	得分	语言反应	得分	运动反应	得分
自动睁眼	4	回答正确	5	遵嘱运动	6
呼唤睁眼	3	回答错误	4	刺痛定位	5
疼痛睁眼	2	乱无伦次	3	刺痛躲避	4
不睁眼	1	只能发音	2	刺痛屈曲	3
		不能言语	1	刺痛过伸	2
				无运动反应	1

2.瞳孔观察 瞳孔正常直径2~5mm，单侧缩小见于同侧小脑幕裂孔疝早期；双侧缩小见于有机磷、吗啡、氯丙嗪等中毒。单侧瞳孔扩大固定常提示同侧颅内血肿或脑肿瘤等颅内病变所致的小脑幕裂孔疝；双侧散大，见于颅内压增高、颅脑损伤或濒死状态。对光反应消失见于危重或深昏迷患者。

3.眼球和角膜反射 观察眼球的运动，可提示神经系统疾病或损伤的情况。脑桥受损时，双眼球凝视瘫痪肢体一侧；浅昏迷时，双眼自发性缓慢水平活动；深昏迷时，双眼球固定于中央位；大脑半球额叶受损时，双眼球水平性同向凝视正常肢体一侧；脑干受损时，双眼上视或下视麻痹；眼球震颤提示脑干病变或小脑损害；双眼凝视瘫痪肢体一侧，常见于脑桥损害；双眼球分离，一侧眼球向上而另一侧眼球向下偏斜提示脑干受损；眼球向上或左右不停运动提示癔症可能。

浅昏迷时，角膜反射存在；中度昏迷时，角膜反射减弱；深昏迷时，角膜反射消失；一侧角膜反射消失提示对侧大脑半球病变或同侧脑桥病变。

4.运动系统 运动系统的评估包括肌力评估、肌张力评估、肌共济运动试验等。临床通常将肌无力程度分为0~5级6个等级，以利于判断肌无力情况的变化。肌力分级如下：0级：完全瘫痪、肌力完全丧失；1级：可见肌肉轻微收缩但无肢体活动；2级：肢体可移动位置但不能抬起；3级：肢体能抬起但不能对抗阻力；4级：能作对抗阻力的运动，但肌力减弱；5级：肌力正常。

5. 反射 神经系统早期损害可出现反射变化。反射分为深腱反射和皮肤反射或浅反射（腹壁反射、提睾反射）。深腱反射通常分为0~4级，其中第2级是正常反应。浅反射分为正常、病理性和缺如。临床常见的病理反射有霍夫曼征、巴宾斯基征、奥本海姆征、戈登征等。

6. 感觉系统 感觉包括浅感觉（痛觉、温度觉和触觉）和深感觉或本体感觉（位置觉、震动觉和皮质感觉）。检查应从感觉缺失或减退区开始，逐渐移向过敏区及正常区。

（二）颅内压（intracranial pressure，ICP）

颅内压是颅腔内容物对颅腔产生的压力，ICP的改变先于颅内疾病症状出现之前，对颅脑疾病的诊断、治疗和判断预后都有很重要的意义。

1. 正常值 颅内压正常值在10~15mmHg（1.33~2kPa），15~20mmHg为轻度增高，21~40mmHg为中度增高，大于40mmHg为重度增高。

2. 适应证 进行性颅内压升高患者：见于脑水肿、颅脑外伤、颅内感染、脑血管意外、颅内肿瘤、脑脊液循环通路受阻、脑脊液分泌增多或呼吸障碍、动脉压急剧增高等；颅脑手术后的患者：可根据颅内压变化，判断病情变化、治疗效果及预后；机械通气方式使用呼气末正压（PEEP）的患者，包括重症颅脑损伤或其他原因，可根据颅内压改变进行调整。

3. 影响因素 $PaCO_2$、PaO_2、气管插管、咳嗽、喷嚏、体温、血压、颈静脉受压等因素均可引起颅内压的变化，监测时应注意加以考虑。

（三）脑电图监测

脑电图是应用脑电图记录仪，将脑部产生的自发性生物电放大100万倍后，记录获得的图形，通过脑电活动的频率、振幅、波形变化，了解大脑功能状态。脑电图检查方法简单，经济方便，又便于在疾病过程中反复监测。其不但可以通过脑电活动变化反映脑部本身疾病，还可以根据异常脑电图呈弥散性或局限性，以及节律变化等估计病变的范围和性质，对某些颅外疾病也有一定的诊断价值。

（四）脑血流图监测

脑是机体代谢最旺盛的器官之一，脑的重量仅为体重的2%，脑血流量却占心输出量的15%，脑的耗氧量占全身耗氧量的20%~25%。脑功能需要依赖足够的血供才能维持，一旦脑血氧供给障碍或血流中断，脑功能就难以维持而发生一系列病理生理变化，甚至发生"脑死亡"。故通过脑血流监测，也可以反映脑功能状态。目前常用的血流测定装置主要有脑电阻、Doppler 血流测定仪等。

五、肾功能监测

📖 案例导入

患者，男，85 岁，肺癌术后于 ICU 监护治疗，护士发现该患者每小时尿量明显减少，24 小时尿量 350ml。

问题：该患者可能出现了什么情况？若要确诊需要进一步做哪些指标的检查与监测？

肾功能监测是危重患者系统功能监测的一项重要内容，动态观察肾功能的变化可作为了解病情程度、判断治疗效果及估计预后的依据。

（一）尿液监测

1. 尿量　尿量异常是肾功能改变最直接和最常见的指标，也是反映机体有效循环血容量和重要脏器血液灌注状态的敏感指标之一。正常成人 24 小时尿量在 1000~2000mL，平均在 1500mL 左右。24 小时尿量超过 2500mL 为多尿；24 小时尿量低于 400mL 为少尿；24 小时尿量低于 100mL 为无尿。血液流经肾脏时，血浆中的某些物质通过肾小球滤过和肾小管处理，被清除出体外，临床上就是通过测定各种物质的清除率分别测定肾小球滤过率、肾血流量、肾小管对各种物质的重吸收和分泌作用。

2. 尿比重　尿的浓缩和稀释主要在肾小管进行，危重患者肾功能不全时最常见于肾小管受损，观察尿比重的变化可作为判断肾功能的指标。尿比重的正常值为 1.015~1.025。尿比重大于 1.025 为高比重尿，提示尿液浓缩，肾脏本身功能尚好；尿比重小于 1.010 为低比重尿，提示尿液浓缩功能降低，见于肾功能不全恢复期、尿崩症、利尿剂应用后、慢性肾炎及肾小管浓缩功能障碍等情况。

3. 蛋白尿和糖尿　正常人每日尿蛋白量为 40~80mg，尿蛋白量小于 1.0g/d 为轻度蛋白尿，1.0~3.5g/d 为中度蛋白尿，大于 3.5g/d 为重度蛋白尿。正常人尿内存在微量葡萄糖，定性实验为阴性，如血糖过高，糖从肾脏滤出增加，超过肾小管重吸收能力则发生尿糖，定性检测阳性。

4. 尿常规检查　主要检查尿中是否出现红细胞、白细胞、管型及蛋白等，可用于评估患者泌尿系统感染或肾损害情况。

（二）血生化监测

1. 血尿素氮（blood urea nitrogen，BUN）　血尿素氮是体内蛋白质的代谢产物，正常情况经肾小球滤过而随尿液排出，正常值为 2.9~6.4mmol/L（8~20g/dL）。血尿素氮增加程度与肾功能损害程度成正比，通过血尿素氮监测有助于诊断肾功能不全，尤其对尿毒症诊断更有价值。

2. 血肌酐（serum creatinine，Scr） 肌酐是肌肉中肌酸的代谢产物，由肾小球滤过而排出体外，分为外源性和内源性两种。外源性肌酐是肉类食物在体内代谢后的产物，内源肌酐是体内肌肉组织代谢的产物，血肌酐的正常值是 $83 \sim 177 \mu mol/L$（$1 \sim 2mg/dL$），肌酐升高可以反映肾小球的滤过率降低，肾功能不全时血肌酐水平明显升高。

3. 内生肌酐清除率（creatinine clearance rate，Ccr） 内生肌酐血浓度稳定，绝大部分经肾小球滤过，但不被肾小管重吸收，故临床上常用内生肌酐清除率估计肾小球滤过功能。成人正常值为 $80 \sim 100mL/min$，当血肌酐清除率降低至正常值的 80% 以下时，提示肾小球功能减退，当血肌酐清除率降至 $51 \sim 70mL/min$、$31 \sim 50mL/min$、$\leq 30mL/min$ 分别表示肾小球滤过功能轻度、中度和重度障碍。多数急性和慢性肾小球肾炎患者均会表现为血肌酐清除率降低。

4. 尿／血渗透压比值 尿渗透压的意义同尿比重，主要用于评估患者的血容量及肾脏的浓缩功能。临床上血尿渗透压常同时检测，计算两者的比值，用以反映肾小管的浓缩功能。尿渗透压正常值为 $600 \sim 1000mOsm/L$，血渗透压的正常值为 $280 \sim 310mOsm/L$，尿／血渗透压比值为 2.5 ± 0.8。急性肾衰竭时尿渗透压接近于血浆渗透压，两者的比值降低，可小于 1。

六、消化系统功能监测

案例导入

患者，男，35 岁，因车祸伤，严重颅脑损伤入 ICU 治疗，患者昏迷状态，遵医嘱给予肠内营养支持。

问题：该患者肠内营养支持过程中应特别注意观察哪些内容？

重症患者大多会出现胃肠功能障碍，表现为消化吸收功能的损伤。如严重创伤、感染、休克等应激可引起急性的胃黏膜病变，同时为保证危重患者的营养及代谢需求，危重症患者常采取肠内或肠外营养支持，营养支持过程也应加强对消化系统功能的监测，评估肠内营养耐受性及胃潴留情况等。

（一）肝功能监测

肝脏是人体重要的代谢器官，具有代谢、排泄、解毒、合成等功能。包括病原学监测、血清酶学监测、三大营养物质代谢监测、黄疸监测、凝血功能监测、血氨监测、生化监测等。

1. 血清酶学监测　正常情况下血清丙氨酸氨基转移酶（ALT）小于 40U/L；门冬氨酸氨基转移酶（AST）小于 40U/L，如肝细胞受损，转氨酶升高。

2. 三大营养物质代谢监测　测定血清蛋白水平和分析其变化，可了解肝脏对蛋白的代谢功能。血清总蛋白是血清白蛋白和血清球蛋白的总称。正常值总蛋白、白蛋白、球蛋白分别为 60~80g/L、40~50g/L、20~30g/L；白球比值为（1.5~2.5）：1。白蛋白逐渐下降时预后多不佳，≤ 25g/L 时易出现腹水。

3. 黄疸监测　黄疸是肝功能障碍的主要表现之一，黄疸出现早、进展快。黄疸与血清总胆红素直接相关，血清总胆红素的正常值为 3.4~17.1μmol/L。肝功能受损、溶血、胆道阻塞等都会导致胆红素的增高，发生黄疸。

4. 凝血功能监测　肝功能障碍，凝血因子合成减少，凝血酶原时间延长，凝血酶原活动度降低。

5. 血氨监测　血氨正常值为 18~72μmol/L，蛋白质代谢产氨，在肝脏内氨可被合成尿素，经肾排泄；血氨如升高，提示肝功能受损，严重者可引发肝性脑病。

（二）胃肠功能监测

1. 胃液监测　严重创伤、感染、休克等应激状态下可以引起胃液分泌增加，出现以胃黏膜糜烂、溃疡和出血为特征的急性胃黏膜病变。而胃内酸性环境可促进胃内细菌的生长繁殖，引起细菌移位，成为内源性院内感染的重要因素之一，因此对重症患者进行胃液 pH 监测具有重要意义，正常值为 0.9~1.8。正常空腹胃液量为 30~50mL，在未进食情况下胃液量明显增多，提示胃分泌量过高及胃蠕动能力减低。

2. 肠内营养支持过程中的监测

（1）肠内营养支持耐受性评估　危重患者肠内营养支持期间，应密切观察患者有无腹胀、腹痛、腹泻及恶心呕吐的情况，了解患者对肠内营养支持的耐受情况，如果出现严重的胃肠道反应，应暂停营养支持。在停止营养支持的过程中应循序渐进，避免骤然停止，导致低血糖等症状。

（2）胃潴留监测　中国 2011 年的临床营养护理指南指出，常用肠内营养支持过程中应每 4~6 小时监测一次胃潴留的情况，若胃残余量超过 150mL，应延缓肠内营养支持的使用。

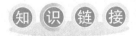

肠内营养支持患者胃潴留的研究新进展

重症医学是迅速发展的学科，国内外关于肠内营养支持患者胃潴留的评估有了新的研究进展：

美国肠外肠内营养学会 ASPEN 指南（2016），指出胃残余量小于 500ml 时，若没有胃肠道不耐受的其他表现，不应终止肠内营养支持（EN）。

加拿大重症营养支持指南（2015），指出尚无充分证据推荐特定的胃残余量阈值，250~500ml 胃残余量标准是可接受的标准，即建议对于仍能监测胃潴留（GRV）的患者，应当避免在 GRV 小于 500ml，且无其他不耐受表现时终止EN，以推进重症患者更理想的实现肠内营养。

中国由中国人民解放军重症医学委员会、中华医学会重症医学分会部分专家结合国际国内实践，由李维勤教授牵头的工作组，制订的《重症患者肠内营养喂养流程（草案）》也指出，可以采用 GRV 作为肠内营养支持喂养耐受性的评估方法，但不建议，一般采用 250ml/500ml 作为不能耐受的阈值。

以上新研究期待更多的临床实践循证支持，制订出中国的重症患者肠内营养支持指南。

3.腹腔内压监测　腹腔内压力（intra-abdominal pressure, IAP）是临床诊断和治疗危重症患者重要的生理学参数之一。任何因素引起的腹内压持续增高导致腹腔高压症，继而发展为腹腔间室综合征，可危及患者生命。

（1）腹腔内压正常值及分级　正常人腹腔内压力与大气压接近，一般小于 $10cmH_2O$，任何引起腹腔内容物体积增加的情况都可以增加 IAP。腹内压可分为 4 级：Ⅰ级 $10~14cmH_2O$、Ⅱ级 $15~24cmH_2O$、Ⅲ级 $25~34cmH_2O$、Ⅳ级大于 $34cmH2O$。其中Ⅰ级、Ⅱ级对机体危害较小，腹内压≥ $20cmH_2O$ 确定为腹内高压。

（2）监测腹内压的适应　腹腔内压力监测适用于引起腹腔高压症及腹腔间室综合征的危重患者，包括脓毒血症、全身炎症反应综合征、缺血再灌注损伤、内脏受压、外科手术、严重创伤等。

七、血液系统监测

ICU 内危重症患者常因病情危重、抵抗力低、自身疾病创伤、应激及侵入性操作多等原因导致局部或全身感染，严重的可发生菌血症、败血症、脓毒血症等；危重患者面临的感染、手术创伤、体外循环等，可能导致弥漫性血管内凝血（Disseminated Intravascular Coagulation, DIC）的发生，急性 DIC 在 ICU 发病率高，起病急、病情重、预后差，死亡率高，故对危重患者的血液系统监测在 ICU 内非常重要，包括血常规、血培养、凝血功能监测等。

（一）临床观察

重点了解病史，查找出血原因及诱因。查体时注意全身一般情况，如有无皮肤黏膜出血点，有无浅表淋巴结及肝脾肿大。注意手术切口有无出血，观察引流液性质和量。穿刺抽血时注意观察有无高凝或低凝状况。

（二）实验室检查

1. 出血时间（bleeding time，BT） 即皮肤被刺破后出血到出血自然停止的时间，是反映血管壁通透性、脆性和血小板数量、功能的实验。主要反映血小板能否黏附和聚集在受损的血管壁，形成微血栓的功能。正常值：① Duck 法：1~3 分钟；② Ivy 法：0.5~6 分钟。BT 延长，表明有血管壁的严重缺陷或血小板数量（或质量）存在缺陷。

2. 血小板计数（blood platelet count，BPC） 是反映血小板生成和消耗（破坏）之间动态平衡的实验。正常值（100~300）×10^9/L。若低于正常值表示血小板减少，常见于原发性和继发性血小板减少症；BPC ≤ 50×10^9/L，可能发生 DIC。

3. 毛细血管脆性实验（capillary fragility test，CFT） 又称束臂实验，用血压计袖带对上臂加压充气，使上臂毛细血管受到一定的压力并根据受压部位新出现出血点的数量判断毛细血管的脆性。正常值：男性 0~5 个，女性 0~10 个。

4. 凝血时间（clotting time，CT） 离体静脉血液发生凝固所需要的时间，是反映内源性凝血系统功能的实验。正常值：5~10 分钟。

5. 凝血酶原时间（prothrombin time，PT） 主要反映外源性凝血系统缺陷的筛选实验，正常值 14 秒。PT 延长表示先天性凝血因子缺乏或严重肝病、DIC、阻塞性黄疸、口服抗凝药过量等。

项目四　ICU 患者的心理干预

危重症患者由于躯体遭受伤害、生命面临威胁，而且重症监护室内因为隔离的要求不能允许家属陪伴等原因，都会导致患者处于高度应激状态，产生恐惧、焦虑等一系列心理反应，严重的甚至导致躁狂、谵妄等急性精神错乱的情况发生，增加患者的痛苦，加重原有疾病，影响治疗效果。因此，对危重症患者在实施有效救治的同时，需进行心理护理，使患者获得良好的心理支持，保持稳定的情绪，积极配合医护人员，促进患者早日康复。

1. 创设良好环境 营造整洁、舒适、安全的病室环境，光线要柔和，灯光不宜直射眼睛，夜间睡眠宜采用地灯。减少噪声，将呼吸机、监护仪等设备报警音量调至合适大小，工作人员做到走路轻、说话轻、操作轻。病情稳定患者与危重症患者尽量用屏风或窗帘隔开，避免抢救场面对患者心理带来消极影响。

2. 建立良好护患关系，增加沟通与交流 护士端庄的仪表、得体的言谈、和蔼可亲的态度、娴熟的技术、丰富的临床专业知识及良好的职业素质，都可以赢得患者的好感，取得患者的接纳和信任，建立起良好的护患关系。工作中护士应利用语言与非语言交流，增加对患者的情感心理支持。及时应用通俗易懂的语言向患者讲解所处的环境及疾病相关知识，帮助患者客观看待自己的病情；利用微笑、皮肤接触等给予患者抚慰，缓解患者紧张情绪；不失时机地向患者说些安慰性、鼓励性、积极暗示性的话，调动患者乐观情绪；对于患者的过激行为和情绪要多理解。

3. 促进患者舒适　做好患者基础护理，根据病情，尽量采取舒适的体位，必要时协助患者翻身按摩机肢体活动，促进患者生理舒适；尽量减少不良刺激，及时进行有效镇痛，减少患者的不适感。

复习思考

一、选择题

1. 下列关于 ICU 的描述错误的是（　　　）

A. 室温要求保持在（24±1.5）℃

B. 湿度 50%～60% 为宜

C. 噪声白天应控制在 45dB 以下

D. ICU 床位使用率以 75% 为宜

E. ICU 护士人数与病床数之比至少为（3~4）：1 以上

2. 测量 CVP 时，必须调节换能器位置，以防测量有误，一般水平于（　　　）

A. 第五肋间，腋中线水平　　　　　B. 胸壁水平

C. 第四肋间，腋中线水平　　　　　D. 第四肋间，腋前线水平

E. 第四肋间，腋后线水平

3. 某女士，45 岁，慢性支气管炎病史 20 余年，因心脏病发作出现心衰转入外科 ICU，做了如下处理，不必要进行的是（　　　）

A. 连续测血压　　　　　　　　　　B. 血氧饱和度监测

C. 肢体活动功能监测　　　　　　　D. 中心静脉压监测

E. 连续心电监护

4. 患者，男，45 岁。在休克治疗中，测得 CVP 为 5cmH$_2$O，血压为 85/46mmHg，每小时尿量为 15mL，则该患者最可能的原因与处理措施为（　　　）

A. 有效循环血容量不足，需快速、充分补液以纠正休克

B. 心肌收缩无力，应用强心药物

C. 心、肾功能不全，限制补液

D. 外周血管阻力低，使用收缩血管药物

E. 心功能不全进行强心治疗

5. 有创桡动脉压监测患者的护理措施，下列错误的是（　　　）

A. 严格无菌操作，防止感染　　　　B. 可经桡动脉穿刺管输入药物

C. 保持管腔通畅，定时冲管　　　　D. 观察动脉穿刺部位是否有出血、红肿

E. 定时用抗凝药物冲洗管腔，以免堵塞，影响监测结果准确性

6. 正常尿比重为（　　　　）

A. 1.010～1.020　　　　B. 1.015～1.025　　　　C. 1.020～1.030

D. 1.025～1.035　　　　E. 1.010～1.015

7. 正常人平卧时颅内压为（　　　　）

A. 5～10mmHg　　　　B. 10～15mmHg　　　　C. 15～20mmHg

D. 20～25mmHg　　　　E. 25～30mmHg

8. 休克指数等于 1 时提示（　　　　）

A. 血容量正常

B. 失血量占血容量的 10%～20%

C. 失血量占血容量的 20%～30%

D. 失血量占血容量的 30%～50%

E. 失血量占血容量的 50%～60%

9. 下列不属于无创血压监测优点的是（　　　　）

A. 无创伤，重复性好　　　　B. 易掌握，操作简单

C. 可定时测压　　　　D. 能反映每一心动周期的血压变化

E. 适应证广

10. ICU 感染的控制措施不包括（　　　　）

A. 严格更衣换鞋制度　　　　B. 勤洗手

C. 严格消毒隔离制度　　　　D. 预防性应用抗生素

E. 尽量减少侵入性操作

扫一扫，知答案

二、名词解释

1. CVP

2. 稽留热

三、案例思考题

患者，女，75 岁，因结肠癌术后入住 ICU，既往有高血压、冠心病病史，血液检查示贫血及低蛋白血症，遵医嘱进行输血、输液及肠外营养支持。

请回答：

1. 该患者在治疗期间应密切监测哪些指标？

2. 若患者突发淋漓大汗，呼吸困难，咳嗽咳痰，咳粉红色泡沫状痰，可能发生了什么情况，可以通过监测哪项指标进行辅助诊断？

扫一扫，看课件

心搏骤停与心肺脑复苏

【学习目标】

1. 掌握心搏骤停相关概念，心搏骤停患者的诊断、救治要点及护理措施。
2. 熟悉高级生命支持和复苏后生命支持中的护理救治要点。
3. 了解心搏骤停心电图变化的类型及发病机制。

项目一　心搏骤停

案例导入

2016 年 9 月 21 日晨，市人民医院住院部六楼走廊，一名中年男子忽觉不适，倒在电梯旁的角落里不省人事。得到消息的心内科护士小王和同事第一时间赶到男子身旁，检查发现该患者已经心跳呼吸停止，于是立即对其进行胸外心脏按压，并保持患者呼吸道畅通。其他医护人员则迅速推来可移动病床，转送急救室途中小王跪在病床上坚持不间断地进行心脏按压。最终，经过医护人员共同努力，成功从死神手中夺回患者的生命。

问题：何为心搏骤停？其发生的原因可能有哪些？你认为该患者抢救成功的关键是什么？

一、心搏骤停的定义、病因、临床表现

1. 定义　心搏骤停（sudden cardiac arrest, SCA）是在各类因素的作用下，心脏射血功能的突然丧失。心搏骤停后，有效泵血功能丧失，从而引发全身组织细胞严重缺血、缺氧和代谢障碍，若不能得到及时有效的救治，常常导致心源性猝死。心脏骤停发生后，患

者通常 4~6 分钟内开始发生不可逆脑损害，数分钟后过渡到生物学死亡。

心肺脑复苏（cardiopulmonary cerebral resuscitation，CPCR）是心搏骤停后挽救生命的抢救措施，目的是使患者恢复自主循环和呼吸，最重要的是恢复中枢神经系统功能，其包括基础生命支持、高级生命支持、复苏后生命支持三个阶段。一般将针对恢复呼吸和循环功能所采用的抢救措施称为"心肺复苏"（cardiopulmonary resuscitation，CPR）。

2. 病因

（1）心源性心搏骤停

①冠状动脉粥样硬化性心脏病：此为成人心搏骤停的主要原因，多是由于急性冠状动脉供血不足等因素导致心室纤维颤动引发心搏骤停。男性发病率高于女性。

②心肌病变：急性病毒性心肌炎、原发性心肌病、常引发室性心动过速等因素导致心搏骤停。

③主动脉疾病：夹层动脉瘤、主动脉瘤破裂、主动脉发育异常等疾病引发心搏骤停。

④其他：高血压性心脏病、肺动脉栓塞等疾病。

（2）非心源性心搏骤停

①严重的电解质与酸碱平衡失调：体内严重高钾血症或低钾血症均可以引起心搏骤停。其次，严重的高镁血症和高钙血症也可以引起心脏停搏。

②呼吸停止：溺水窒息、颅脑损伤、气管异物、气道损伤、药物性呼吸中枢抑制等均可以引起呼吸停止，最终导致心脏停搏。

③过敏与中毒：某些药物可引发严重过敏导致心搏骤停，洋地黄、奎尼丁等药物的毒性反应可引发严重心律失常从而导致心脏停搏，快速静脉注射氯化钾、利多卡因、苯妥英钠等药物可以直接导致心脏停搏。

④麻醉和手术意外：肌肉松弛剂和麻醉药物使用不当、术中呼吸管理不当、心脏手术不良刺激等可引发心搏骤停。

⑤其他：雷电击、溺水、创伤、低体温（< 30℃）、某些诊断性操作诱发，如心导管检查、血管造影等均可以引起心脏停搏。

3. 临床表现　心搏骤停的患者常常表现为意识突然丧失，可伴有局部或全身抽搐。呼吸呈叹息样或短促痉挛性呼吸，多在心脏骤停后 30 秒内呼吸停止。皮肤发绀或苍白，瞳孔逐渐散大，大小便失禁。非心源性病因所致的骤停还可能伴有病因相应的表现。

二、心搏骤停心电图变化的类型

心搏骤停最常见的心电图类型是心室颤动，其次为心室停顿和无脉性电活动（心电 - 机械分离）。

1. 心室颤动　又称为室颤。心室颤动的心电图中波形、振幅与频率均极不规则，无法分辨 QRS 波群、ST 段与 T 波。表现为大小不等、形态各异的颤动波，频率为 200~400 次 / 分钟（图 6-1），是最常见的心搏骤停心电图类型，电击除颤复苏效果较好。

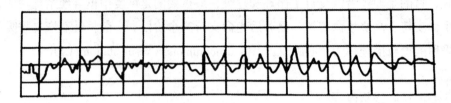

图 6-1　心室颤动心电图

2. **无脉性电活动**　其主要类型是心电 – 机械分离。此时心肌虽然有持续的电活动，但没有有效的机械收缩功能。常规的方法不能够检测到血压、脉搏等基础生命体征。心电图呈现缓慢（20~30 次 / 分钟）、矮小、宽大畸形的心室自主节律，但无心输出量，心脏起搏效果也较差，是死亡率较高的一种类型，也常见于慢性消耗性疾病的终末期（图 6-2）。

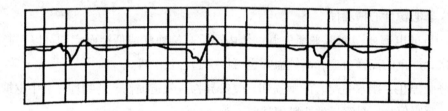

图 6-2　无脉性电活动心电图

3. **心室停顿**　又称为心室停搏。心肌完全丧失电活动能力，其心电图多呈现一条直线，或偶见 P 波，多在心搏骤停 3~5 分钟时出现，复苏成功率极低（图 6-3）。

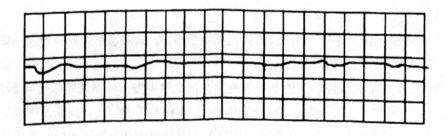

图 6-3　心室停顿心电图

三、心搏骤停的诊断

心搏骤停的诊断主要依据致病因素、临床表现、辅助检查。因心搏骤停后循环系统工作停止，导致全身各脏器的血液供应停顿，其中脑组织耐缺氧能力较差，临床上以神经系统和循环系统表现较为突出，早期心搏骤停的临床判断也主要依靠这两个方面的典型特征作为依据。

1. 快速判定 心搏骤停出现最早且最可靠的临床征象是：突然意识丧失；大动脉搏动消失。此两个征象存在，心搏骤停的诊断即可成立，应立即进行复苏抢救。

2. 辅助评估 心电图的检查可以帮助判明心搏骤停的心电类型，有助选择合理的除颤抢救方法。血压测量可以了解心搏情况和微循环灌注情况。此外，面色、瞳孔等也能帮助评估判定。但心搏骤停患者早期的判定必须迅速果断，抢救现场不可反复测血压、听心音、做 ECG 检查等延误抢救时机。辅助评估工作主要用在复苏过程中对患者抢救情况的判定。

项目二　心肺脑复苏

心搏骤停后导致全身血液供应丧失，大脑在血液供应停止后 4 分钟开始出现不可逆性损害或脑死亡，相关资料显示心搏骤停后 1 分钟内开始复苏患者抢救成功率约为 80%，4 分钟内开始复苏的成功率约为 50%，而 10 分钟以上开始复苏的患者存活率几乎为零。因此，心肺脑复苏成功的关键是时间。完整的心肺脑复苏应该包括基础生命支持、进一步生命支持和复苏后生命支持三个部分。

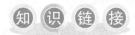

心肺复苏发展历程

古代的中国就有类似的心肺复苏术记载，即便是从东汉张仲景（公元 145 — 208）《金匮要略》一书中有关心肺复苏方法的记载算起，也已有 2000 年的历史了，足以反映当时中国医学在急救领域探索的卓越成就。随着医学科学不断发展，古老的心肺复苏术亦为西方医学的标准和规范所替代。1956 年 Zoll 成功应用体外电击除颤。1958 年 Peter Safar 使用了口对口人工呼吸法。1960 年 Kouwenhoven 创立"胸外心脏按压"方法。1992 年国际心肺复苏指南筹备委员会成立。2000 年第一次国际心肺复苏指南制订，此后心肺脑复苏的一些新研究成果和技术标准不断变化。

一、基础生命支持

基础生命支持（basic life support，BLS）是心搏骤停患者现场实施抢救的相关技术。其目的是通过某些技术方法或手段，尽可能地为脑、心等重要脏器提供血液供应，延长机体耐受缺氧时间，为后期的抢救创造条件。其主要步骤包括：立即识别心搏骤停并启动应急反应系统、快速除颤终止室颤、早期心肺复苏。

（一）快速评判并启动急疹医疗服务体系（EMSS）

抢救者应首先确定现场有无危险因素存在，解除不安全因素或使患者脱离危险环境，做好自身防护。随即轻拍患者肩部并靠近耳边大声呼叫以确定患者意识状态。专业人员要求 10 秒内完成颈动脉搏动判别，方法：抢救者一手的食指和中指找到气管，两指指腹下滑到气管与颈侧肌肉之间的沟内触及颈动脉（图 6-4）。儿童可检查股动脉，婴儿可检查肱动脉或股动脉。如果意识丧失，同时颈动脉搏动消失或呼吸停止，即判定为心搏骤停。应立即通过急救电话启动 EMSS，置患者为复苏体位。

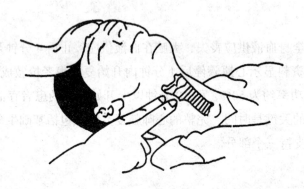

图 6-4　触摸颈动脉搏动

（二）建立有效循环（C: circulation）

现场建立有效循环的方法通常使用胸外心脏按压（特殊条件下可以进行胸内心脏按压）。胸外心脏按压指持续而有节律地按压胸骨中下段，通过挤压心脏和引发胸腔压力发生变化而建立暂时的人工循环的方法，提供给全身主要脏器血流供应，以维持重要脏器的生理功能。

1. 操作步骤

（1）体位　复苏体位是令患者平卧于硬质平面上（地面或床板），头不可高于胸部，搬动时注意保护颈部，避免躯干扭曲，解开衣领和腰带。抢救者根据患者平卧位置高度采用立或跪的方式在其一侧，为保证按压力垂直作用于患者胸骨，可采用站立地面或脚凳上，或采取跪式等体位。

（2）按压部位　为胸骨中、下 1/3 交界处（图 6-5）。抢救者可以用靠近患者足侧一手的食指和中指进行定位，确定近侧肋弓下缘，然后沿肋弓下缘上移至胸骨下切迹，将中指紧靠胸骨下切迹处，食指紧靠中指。将另一手的掌根（长轴与患者胸骨长轴一致）紧靠前一手的食指置于胸骨上，然后将前一手置于该手背上，两手掌平行重叠，手指分开或互握均可，但不得接触胸壁，而只以掌根部位接触患者胸骨。成年男性患者可以以两乳头连线与胸骨中线交叉点作为快速定位点使用。

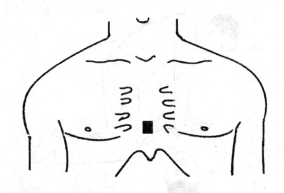

图 6-5　胸外心脏按压部位

（3）按压方法　抢救者一手的掌根部紧贴男性患者两乳头连线中点胸骨处（胸骨中、下 1/3 交界处），另一只手掌根叠放在上，两手手指交叉相扣，手指尽量上翘，避免触及胸壁，按压者身体稍前倾，双肘伸直，双肩在患者胸骨正上方，按压时以髋关节为支点，利用上身重量和上臂的力量，垂直向脊柱方向按压，应使成人胸廓下陷 5~6cm，儿童及婴儿患者按压深度至少达到胸廓前后径的 1/3，儿童大约为 5cm，婴儿大约 4cm。而后迅即放松，解除压力，让胸廓自行复位，使心脏舒张，如此有节奏地反复进行。按压与放松的时间大致相等，放松时掌根部不得离开按压部位，以防位置移动，但应充分放松，以利血液回流。按压频率为至少 100 次 / 分钟，不超过 120 次 / 分钟。有效的按压应在按压时可以触及患者颈动脉或股动脉的搏动。

2. 注意事项

（1）按压部位要准确　如部位太低，可能损伤腹部脏器或引起胃内容物反流；部位过高，可伤及大血管；若部位不在中线，则可能引起肋骨骨折等并发症。

（2）按压姿势要正确　注意肘关节伸直，双肩位于患者胸骨的正上方，垂直向下用力按压，按压时以髋关节为支点，利用上身重量向下按压。以掌根部位接触患者胸骨，手指不应加压于患者胸部，放松时掌根不离开胸壁（图 6-6）。施救者须避免在按压间隙倚靠在患者胸上。

（3）按压力量要均匀适度　防止拍击式按压和冲击式按压的存在，过轻达不到效果，过重易造成损伤。

（4）患者头部应适当放低　以避免按压时呕吐物反流至气管，同时有利于头部的血液回流。

（5）按压同时配合人工呼吸　按压与通气比例为30∶2。操作过程中，为保证按压效果，有条件情况下每2~3分钟可替换按压抢救人员，但不得使复苏抢救中断时间超过5秒。

（6）密切观察病情　按压期间，通常5个循环后进行效果评价。

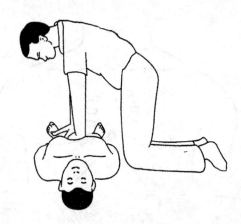

图6-6　胸外心脏按压的姿势

（三）保持呼吸道通畅（A：airway）

呼吸道通畅是进行人工呼吸的先决条件。要保持呼吸道通畅首先要清理呼吸道，将患者头偏向一侧，清除其口鼻内的污泥、血块、呕吐物、痰液等口腔阻塞物，有义齿的一并取出。患者呼吸心跳停止后，全身肌张力下降，舌肌松弛后坠而阻塞呼吸道。采用开放气道的方法，可使阻塞呼吸道的舌根上提，使呼吸道畅通。常用开放气道的方法有仰头举颏法和托颌法。

1.仰头举颏法　适于没有头和颈部创伤的患者。抢救者一手置于患者额部，手掌向后向下用力，使其头后仰，另一手手指放在下颌骨下方，同时用力将颏部向前向上举起。注意：勿压迫颏下软组织，以免造成气道梗阻；避免用拇指抬下颌；头部后仰的程度为下颌角、耳郭的连线与地面垂直（图6-7）。

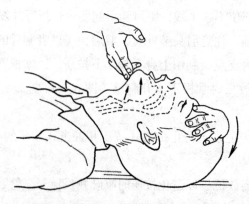

图6-7　仰头举颏法

2. 托颌法　适用于怀疑有颈部损伤的患者。抢救者双手在患者面部两侧、手指固定双侧下颌角，双肘支撑在患者平躺平面，用力向上托下颌，同时拇指分开口唇（图6-8）。

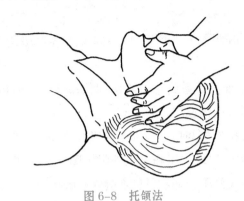

图6-8　托颌法

（四）实施人工呼吸（B：breathing）

人工呼吸是用人工方法借外力来推动肺、膈肌或胸廓的活动，使气体被动进入或排出肺内，以保证机体氧的供给和二氧化碳的排出。人工呼吸方法较多，如口对口人工呼吸、口对鼻人工呼吸、口对面罩人工呼吸、球囊–面罩人工呼吸等。

1. 口对口人工呼吸　是现场复苏过程中最简单、常用和有效的人工呼吸方法。

操作方法：保持患者呼吸道通畅，抢救者用置于前额处手的拇指和食指捏紧患者的鼻孔（防止吹气时气体从鼻孔逸出），深吸一口气后，将嘴张大，以双唇包紧患者口部，用力将气体吹入气道，吹气后，松开捏鼻孔的手，同时吸气并转头向患者胸部，观察患者胸廓的自动回缩。按以上步骤反复进行。

2. 口对鼻人工呼吸　适用于不能经口进行通气的患者，对于鼻出血或鼻阻塞时禁用口对鼻吹气。

操作方法：保持患者呼吸道通畅，抢救者一手将患者前额向后推，另一手托起下颌，使口完全闭合，深吸一口气后用双唇包住患者鼻部，使之呈密闭状态，再向鼻孔内吹气；吹气后放开患者口鼻使其呼气。

3. 注意事项

（1）操作前必须先清理患者的呼吸道并充分开放气道。吹气时，口对口接触应严密，不能漏气。

（2）避免过度通气，理想的潮气量为400~600mL/次。对于无脉搏成人患者，建立高级气道前按压—通气比30：2，每次呼吸时间应持续1秒以上；建立高级气道后应进行持续胸外按压且每6秒进行1次人工呼吸；对于有脉搏无呼吸或仅喘息患者每5~6秒进行1次人工呼吸（每分钟10~12次）。

（3）避免急速、太大潮气量的人工呼吸，吹气过猛过大可造成咽部压超过食管开放压，而使气体吹入胃内发生胃胀气。

（4）注意防止交叉感染，可在患者的口鼻部盖纱布；有条件时用面罩或通气管更为理想。

（5）若患者尚有微弱呼吸，人工呼吸应与患者的自主呼吸同步进行。对婴幼儿，则对口鼻同时吹气更易施行。

（6）人工呼吸有效指征：①看到患者胸廓起伏；②吹气时可感到气道阻力规律性升高；③呼气时听到或感到有气体逸出。

复苏过程中胸外心脏按压应与口对口人工呼吸配合使用，单人急救时，抢救者位于患者一侧颈胸水平，交替完成胸外按压和人工呼吸（图6-9）。两个急救者时，一人位于头部水平负责人工通气；一人位于胸部水平负责胸外心脏按压。

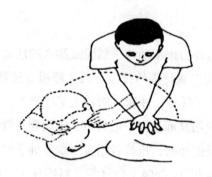

图6-9 胸外心脏按压与人工呼吸

（五）应用电击除颤（D：defibrillation）

电击除颤的原理是通过释放一定能量的电能使全部心肌瞬间除极化，消除所有可能存在的折返通路，使自律性最高的窦房结重新获得主导地位，恢复窦性心律。对于心室颤动和无脉搏的室性心动过速应迅速进行电复律。电复律成功的可能性随时间延长而减少，每后延1分钟，复苏成功率下降7%～10%。其操作步骤如下：

1. 患者取仰卧位于硬板床上，去除身上的金属物品，做好心电监护，明确除颤指征。

2. 将电极板涂好导电膏或包上浇有生理盐水的纱布，安放在正确位置。一般采用标准位，即一个电极放于胸骨右缘锁骨下方，另一个电极放于左乳头外侧，电极中心在腋中线上。另一种电极放置的方法是前后位，即将心尖电极放于心前区左侧，另一个电极放于背部右肩胛下角区。

3. 开启除颤器，按下胸外除颤按钮和非同步按钮，选择能量。单相波除颤首次电击能量选择360J，双相波除颤首次电击能量选择150～200J。按下充电按钮。

4. 确认周围无人直接或间接接触患者后，同时按下两个放电按钮进行电击除颤。

5. 除颤后立即做5轮CPR（约2分钟），然后再检查脉搏。

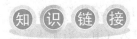

知识链接

自动体外除颤器

自动体外除颤器（AED）设备的不断普及，使心搏骤停患者早期应用电击除颤成为可能，并逐步成为 BLS 的一项重要内容。电击除颤对于心室纤颤类型的心搏骤停患者有较高的治疗成功率，但随使用时间推移迅速下降，故早期电除颤成为该类型心搏骤停的关键性治疗，应力争在心搏骤停后 2 分钟内实施。AED 的使用非常简单，按照其标示和语音提示操作即可，它可以自动分析和选定电击除颤类型。

（六）CPR 有效的指标和终止 CPR 的指标

1.CPR 有效的指标　①皮肤黏膜颜色由苍白、发绀转为红润。②能扪及颈动脉、股动脉搏动，上肢收缩压高于 60mmHg。③自主呼吸恢复。④肌张力恢复。⑤瞳孔缩小，对光反射出现。

2.终止 CPR 的指标　①复苏后恢复自主循环、呼吸和意识者。②已确定脑死亡者。③常温下，经标准复苏 30 分钟后仍表现为顽固性心电静止、无自主呼吸者。④终末疾病，按照患者和家属要求放弃抢救。

二、高级生命支持

高级生命支持（advanced cardiac life support，ACLS），又称为进一步生命支持，是借助急救设备、急救药物、特殊技术等进行的复苏过程。只要条件具备，ACLS 可以和 BLS 同时开始。一般高级生命支持在医疗单位中进行，其内容包括：继续初期复苏工作，建立和维持有效的呼吸和循环功能；进行必要的生理功能监测、识别和治疗心律失常；维持静脉输液纠正紊乱；使用急救药品等。

（一）维持有效的通气和循环

早期可以使用口咽通气导管置入，有条件者宜施行气管内插管，必要时可行气管切开术，采用呼吸机能较持久地维持呼吸。机械人工循环也可以更加有效地维持全身及重要脏器较为高效的血液循环供应。

1.气道处理　心搏骤停的患者，在高级生命支持时，急救人员可采用口咽通气道及其他可选择的人工气道进行呼吸支持。

（1）口咽气道　主要用于意识丧失、无咳嗽和咽反射的患者。是一种由弹性橡胶或塑料制成的硬质扁管形人工气道，呈"S"形，横截面呈管状或"工"形，可以通气。

（2）气管插管　有条件时，应尽早做气管插管。能为气道通畅、机械通气治疗、呼吸道吸引和防止误吸等提供条件。

（3）喉罩导气管　由一根通气导管和与其末端融合的一个圆形勺状罩组成。当置入正确时，它把会厌推向上方，罩住声门，使气道通气导管末端的开口进入气道。当无法暴露声门而致气管内插管困难时，可考虑使用喉罩。

（4）气管切开术　对于不适宜气管内插管或需要长期机械通气者，可施行气管切开术以保持呼吸道的通畅。

2.呼吸处理　利用器械或呼吸器进行人工呼吸，其效果较徒手人工呼吸更有效，常用的方法有：

（1）简易呼吸器　由呼吸囊—活瓣—面罩装置组成的最简单且有效的人工呼吸器，便于携带，已广泛应用于临床一线。简易呼吸器也适用于有气管插管者和转运中的患者，以10~15L/min流量接入氧气后，可使吸入的氧气浓度增至75%以上。

（2）机械通气　经气管插管呼吸机加压给氧呼吸可减少呼吸道无效腔，保证足够氧供，还可根据呼吸参数的变化，随时纠正患者某些病理状态，是有效的人工呼吸支持。其可按要求调节氧气浓度、呼吸频率、通气量、通气压力并有监测和报警系统。使用这种呼吸器不仅能进行有效的机械通气，而且能纠正患者的某些病理生理状态，是进行长时间人工呼吸的理想设备。

3.机械人工循环

（1）胸外机械按压器　是近几年才逐渐被临床应用的一种为了减少急救者的体力消耗，解决人力不足的问题，提供更适当的挤压频率、深度和时间而使用的仪器，有利于较长时间的胸外心脏按压。

（2）开胸心脏按压　适用于胸部外伤、胸廓畸形、心脏移位等不能行胸外心脏按压者。手术常在左前外侧第四肋间切口，右手进胸。进胸后，右手大鱼际肌和拇指置于心脏前面，另4个手指和手掌放在心脏后面，以80次/分钟的速度挤压心脏。也可以用双手按压法，右手放在心脏后面，左手放在心脏前面，两手有节奏地按压和放松。胸内直接心脏按压对中心静脉和颅内压影响较小，可增加心肌和脑组织的灌注压和血流量，有利于自主循环的恢复和脑保护。

（二）监测

复苏期间应重视循环、神志、呼吸、肾功能等重要功能的监测。在复苏过程中可能出现其他心律失常，心电图监测可以明确其性质，为治疗提供依据，同时密切监测血压并维持其稳定。在进行人工呼吸或机械通气时应维持PaO_2在正常范围，至少不低于60mmHg；$PaCO_2$在36~40mmHg之间。检测尿量、尿比重有助于判断肾灌注和肾功能的变化，对难以维持循环稳定的患者监测中心静脉压（CVP）。

（三）除颤

电除颤是目前治疗心室纤颤最有效的方法，早期心室纤颤多为粗颤，此类型电击除颤易于成功，随时间推移心肌长时间缺氧，粗颤转为细颤类型，则电除颤不易成功，故如有条件，应尽早实施电除颤。如早期无电击除颤条件者，该阶段患者心电图类型一旦确定为室颤，可以使用除颤器进行非同步电除颤术。

（四）复苏药物的应用

1. 用药目的　①增强心肌收缩力和脑血流量。②防治心律失常，抑制异位心律。③减轻酸血症，维持水、电解质、酸碱平衡。④防治脑水肿。

2. 用药途径　首选给药途径是静脉给药。

（1）静脉给药　中心静脉置管或静脉穿刺给药是复苏药物主要的给药途径，故应尽早建立静脉通路，以便于从静脉中输入复苏药物。

（2）骨髓内给药　骨髓腔内静脉网因其特殊的骨质结构能够与体循环保持直接而完整的连接，能够使药物被快速吸收利用。

（3）气管内给药　适用于气管内插管的患者。将肾上腺素、利多卡因、阿托品等，以注射用水适当稀释，用细导管经气管直接注入气管下端，能很快被吸收，给药剂量应为静脉给药剂量的 2~2.5 倍。

3. 常用复苏药物

（1）肾上腺素　是抢救心搏骤停的首选药物，可以增速心率、增强心肌收缩力、增加周围血管阻力。能兴奋心脏起搏点及心传导系统，激发心肌自主收缩，并可使心室纤颤由细颤转为粗颤，使电除颤易于生效。每次静脉用量为 1mg 或 0.1% 肾上腺素 1~2mL 稀释至 5~10mL，静脉或骨髓内给药，必要时每 3~5 分钟可重复给药，无法静脉或骨髓内给药，可经气管内给药，剂量为 2~2.5mg。

（2）利多卡因　是治疗室性心律失常的有效药物。能抑制室性心律失常，消除室颤。首量 1~1.5mg/kg 静脉注射，必要时以 2~4mg/min 的速度静脉滴注，但 1 小时剂量不超过 200mg。用药过程加强监护，用量过大可以导致中毒。其常为胺碘酮的替代药物。

（3）胺碘酮　是用药后无反应的室颤或无脉性室速患者的首选，胺碘酮静脉注射用量为 5mg/kg，无效可以在 3~5 分钟后重复追加胺碘酮 2.5mg/kg，但每日最大剂量不超过 2g。

（4）阿托品　能解除迷走神经对心脏的抑制作用，加快心率，解除小血管痉挛，提高窦房结的兴奋性，促进房室传导，对心动过缓有较好疗效。适用于心室停顿和无脉性电活动类型的心搏骤停患者，但这两者类型的主要原因是严重的心肌缺血，最有效的治疗方法是通过胸外心脏按压和肾上腺素作用改善冠脉灌注和心肌供氧，不推荐在心室停止和无脉性电活动所致心搏骤停中常规使用阿托品。

（5）多巴酚丁胺　是一种合成的儿茶酚胺类药物，具有很强的正性肌力作用。在增加心肌收缩力的同时伴有左室充盈压的下降，并具有剂量依赖性。该药在增加每搏心输出量的同时，可导致反射性周围血管扩张，用药后动脉压一般保持不变，常用剂量范围为

$2\sim20\mu g/$（kg·min）。当给药剂量达 $40\mu g/$（kg·min）时，副作用明显增加，尤其是心动过速和低血压。

（6）碳酸氢钠　当 pH 低于 7.20 时易发生顽固性室颤，故对已经存在的严重代谢性酸中毒、高钾血症等可以考虑使用碳酸氢钠溶液。该药物是复苏后纠正代谢性酸中毒的首选药物，但在复苏期间不主张常规使用。

（7）纳洛酮　主要针对疑似阿片类中毒的无反应、无正常呼吸，但可能存在微弱脉搏，又难以区分是否为心搏骤停患者时使用，2015 国际心肺复苏指南中建议使用该药物。

三、复苏后生命支持

复苏后生命支持（prolong life support，PLS）是 ACLS 的进一步延续，是在前期复苏工作的基础上，积极地进行脑复苏治疗。PLS 包括脑保护、脑复苏及复苏后疾病的防治，脑复苏是复苏的最终目的。

（一）脑保护与脑复苏

1. 降温与冬眠　降温具有降低脑代谢，保护血脑屏障，抑制内源性毒性产物对脑细胞的损害，减少兴奋性神经介质的释放和减轻自由基造成的损伤，减少脑细胞结构蛋白质破坏，促进脑细胞结构和功能恢复，减轻脑水肿、降低颅内压等作用，是脑复苏治疗的重要组成部分。冬眠主要是为了消除低温引起的寒战，解除低温时的血管痉挛，改善微循环灌注和辅助物理降温。常选用冬眠Ⅰ号（哌替啶 100mg、异丙嗪 50mg、氯丙嗪 50mg）分次肌内注射或静脉滴注。脑损伤者常出现躁动，可增加耗氧量，影响呼吸功能及降温效果。常用地西泮（安定）10~30mg 或苯妥英钠 0.25g，肌内注射或静脉注射。

体温每降低 1℃可使代谢率下降 5%~6%，降温开始时间越早越好，降温前先用辅助药物（冬眠药物）防止寒战反应，然后戴冰帽重点对脑部降温，并在颈侧、腋窝、腹股沟等处放置冰袋。降温幅度可因患者而异，但以降温达到足以使肌张力松弛，呼吸血压平衡为准。2015 年 CPR 指南中提出，自主循环恢复但仍然昏迷的成年患者，建议目标为使体温降至 32~36℃，并维持至少 24 小时。降温需维持到患者神志开始恢复或好转时为止，通常以听觉恢复为指标，常需要 3~5 天，严重者可达 1 周以上。复温时只需先自下而上逐步减少冰袋使体温缓慢回升即可，一般 24 小时体温提升 1~2℃为宜。待体温恢复 1~2 天后再停用辅助降温药。

2. 利尿与脱水　应用利尿剂配合降温处理，减轻脑水肿和降低颅内压，利于脑功能恢复。脱水治疗一般以渗透性利尿为主，快速利尿药（如速尿）为辅助措施。常用 20% 甘露醇 250mL 快速静脉滴注，每日 4~6 次；严重者可用速尿 20~40mg 以保持利尿有效。也可以使用 20% 甘露醇与 50% 葡萄糖液交替输入。血浆白蛋白作用缓慢但能持久，并且有利于维持血浆胶体渗透压和血容量，以缓解因脱水而导致血容量减少的不利影响。

3. 激素治疗　激素应用在脑复苏中有很多优点，可以稳定溶酶体膜，消除自由基，减少毛细血管通透性和脑脊液形成，增强利尿作用等功能，因而能减轻脑水肿，降低颅内压。激素的应用宜尽早开始，地塞米松常为首选药物。

4. 改善脑细胞代谢　葡萄糖是脑组织获得能量的主要来源；ATP 可供应脑细胞能量，恢复钠泵功能，减轻脑水肿；辅酶 A、细胞色素 C 可加强脑代谢、维护脑细胞功能。促进脑细胞代谢药物还可选用脑活素、多种维生素等药物。

5. 高压氧治疗　高压氧能提高氧含量，增加血氧张力，对脑水肿时脑细胞的供氧十分有利；同时，高浓度氧对血管的直接刺激，可引起血管收缩，血流量减少，使颅内压降低，改善脑循环，对受损脑组织的局部供血有利。通常将患者置于 2~3 个标准大气压的高压氧舱内，以提升血氧弥散能力，促进脑细胞的功能恢复。

6. 保证有效循环功能　维持血压的稳定是脑复苏措施能否奏效的重要条件，维持血压在正常或稍高于正常水平有利于脑内微循环血流的重建。该阶段可能仍需要药物支持，但应该尽早脱离药物支持，因为循环功能在无任何药物和技术支持下的稳定才是真正意义上的循环功能稳定。

（二）复苏后疾病的防治

1. 治疗原发病　心搏骤停患者病因多种多样，复苏后应抓紧时间处理其原发疾病，积极进行病因治疗，避免心搏骤停的再次发生。同时预防心搏骤停后可能导致的并发症，如肾功能衰竭、继发感染等，也是全面康复的保障。

2. 防治并发症　观察有无因心脏按压而引起的肋骨骨折、血气胸等情况，一旦发现及时给予必要的治疗与护理。监测肾功能的各项指标，包括每小时尿量、血肌酐、血尿素氮等，以便及时发现肾功能改变和进行治疗。复苏后长时间机械通气的患者，应特别注意预防肺部的感染，严格执行吸痰导管的消毒和无菌操作。对长时间留置导尿管的患者，要预防泌尿系统感染，定时更换导尿管。每天用消毒液棉球擦洗尿道外口及会阴部，并更换引流瓶。

3. 加强护理监测　复苏成功后，必须在 ICU 对呼吸、循环、肾功能、电解质及酸碱平衡等继续进行监护，维持各器官功能稳定，确保脑和其他重要器官的灌注。

复习思考

一、选择题

1. 在触电事故现场，快速判断患者是否心跳停止，最有效的方法是（　　　）

 A. 听心音　　　　　　　　B. 检查心电图　　　　　　　　C. 测血压

 D. 摸颈动脉搏动　　　　　E. 观察心尖搏动情况

2.心搏骤停最常见的心电类型是（　　　　）

    A.心室纤颤　　　　　　　　B.心房纤颤　　　　　　　　C.心室停搏

    D.心电分离　　　　　　　　E.室性早搏

3.心肺复苏抢救药物首选的用药途径是（　　　　）

    A.心内注射　　　　　　　　B.骨髓给药　　　　　　　　C.肌肉注射

    D.静脉给药　　　　　　　　E.气管内给药

4.脑复苏过程中，防治脑水肿首选的药物是（　　　　）

    A.50%葡萄糖溶液　　　　　　B.25%葡萄糖溶液

    C.25%山梨醇溶液　　　　　　D.20%甘露醇溶液

    E.20%尿素溶液判

5.抢救现场成人胸外心脏按压与口对口人工呼吸配合比率是（　　　　）

    A.15∶1　　　　　　　　　　B.15∶2　　　　　　　　　　C.30∶1

    D.30∶2　　　　　　　　　　E.3∶1

6.复苏后期脑复苏低温治疗时，需将体温降至（　　　　）

    A.28～30℃　　　　　　　　B.30～33℃　　　　　　　　C.32～36℃

    D.34～36℃　　　　　　　　E.36～37℃

7.复苏过程中开放气道最常用的方法是（　　　　）

    A.仰面抬颈法　　　　　　　B.仰面举颏法　　　　　　　C.托颌法

    D.气管切开法　　　　　　　E.仰卧头侧法

8.成人胸外心脏按压时最佳频率为（　　　　）

    A.60～70次/分钟　　　　　　B.70～80次/分钟　　　　　　C.80～90次/分钟

    D.90～100次/分钟　　　　　E.100～120次/分钟

二、名词解释

1. CPCR

2. 心搏骤停

三、案例思考题

患者，男性，60岁。因冠心病入院，在住院第三天的早晨，患者在病床上突然呼之不应，检查发现其颈动脉无搏动，呼吸停止，心电监护显示心室纤颤。

请回答：

1.如果在现场你该如何进行急救处理？

2.患者抢救过程中应该如何进行脑复苏？

扫一扫，知答案

扫一扫，看课件

模 块 七

临床常见急症

【学习目标】

1. 掌握呼吸困难、高热惊厥、癫痫、急性胸痛、急性腹痛及急性消化道出血的救护原则和护理措施。

2. 熟悉呼吸困难、高热惊厥、癫痫、急性胸痛、急性腹痛及急性消化道出血的临床表现。

3. 了解呼吸困难、高热惊厥、癫痫、急性胸痛、急性腹痛及急性消化道出血的病因及发病机制。

项目一　呼吸困难

📚 案例导入

患者，女，70岁，因"发热1周，加重2日伴呼吸困难"至急诊就诊。查体：T 39.7℃，R 36次/分钟，P 110次/分钟，BP 160/90mmHg，口唇发绀，喘息状。双肺呼吸音减弱，可闻及散在中小水泡音，余查体无特殊。实验室检查：WBC 13.3×10^9/L，N 85%，Hb 110g/L，PLT 80×10^9/L。血气分析：PaO_2 50mmHg，$PaCO_2$ 33mmHg，SpO_2 88%，HCO_3^- 24mmol/L，SBE −4.0mmol/L，面罩吸氧。影像学：胸片提示双肺浸润性斑片影。经医生诊断为"急性呼吸窘迫综合征（ARDS）"。

问题：该患者目前主要护理问题是什么？急诊护士接诊后，针对患者病情应配合医生采取哪些急救护理措施。

呼吸困难（dyspnea）是指患者主观上感觉"空气不足"或"呼气费力"，客观上表现为呼吸频率、节律、深浅的异常，严重时出现鼻翼扇动、发绀、端坐呼吸等。呼吸困难是急诊科常见急症之一，一般是由于心血管系统和呼吸系统疾病所致，神经系统、运动系统、内分泌系统和造血系统出现异常亦可能出现呼吸困难。如不进行紧急救治，可危及患者生命。呼吸困难类型见表7-1：

表7-1 呼吸困难类型

类型	常见疾病
吸气性呼吸困难	多见于气管狭窄（炎症、水肿、异物或肿物堵塞），表现为喘鸣，吸气时出现"三凹征"（即胸骨上窝、锁骨上窝和肋间隙凹陷）
呼气性呼吸困难	多见于支气管哮喘、慢性阻塞性肺疾病等，表现为呼气延长伴喘鸣音
混合性呼吸困难	多见于重症肺炎、大量胸腔积液和气胸等

【病因与发病机制】

1.**肺源性呼吸困难** 常见病因包括：①上呼吸道疾病：如咽后壁脓肿、扁桃体肿大、喉及气管内异物、肿物等。②支气管疾病：如急性支气管炎、支气管哮喘等所致的呼吸道的狭窄与梗阻。③肺部疾病：如慢性阻塞性肺疾病、急性呼吸窘迫综合征（ARDS）、急性肺水肿等。④胸膜疾病：如自发性气胸、大量胸腔积液等。⑤胸壁疾病：如胸壁外伤、肋骨骨折等。⑥纵隔疾病：如纵隔炎症、肿瘤等。

2.**心源性呼吸困难** 急性左心衰、心脏瓣膜病、缩窄性心包炎、高血压性心脏病、冠心病、心肌炎、严重心律失常、先天性心脏病等。

3.**中毒性呼吸困难** 一氧化碳、亚硝酸盐、有机磷杀虫剂等中毒及毒蛇咬伤等。

4.**血源性呼吸困难** 如重度贫血、严重输血反应、白血病等。

5.**神经精神性呼吸困难** 如脑炎、脑出血、脑水肿、脑肿瘤、颅脑损伤、脊髓灰质炎、睡眠呼吸暂停综合征、吉兰-巴雷综合征、癔症等。

【护理评估】

1.**健康史** 询问既往咳、痰、喘等类似发作史与既往疾病，如上述症状与季节有关，可能为肺源性呼吸困难。既往有心脏病史，呼吸困难发作与活动有关，可能是心源性呼吸困难。询问呼吸困难发生诱因，包括有无深静脉血栓的高危因素；有无食物性或吸入性过敏原接触史；有无用力屏气或过度用力呼吸后突然出现的呼吸困难等；是否在感染、胸部创伤、休克、误吸等直接或间接肺损伤后发生。询问起病缓急和时间等。

2.**症状与体征** 主要是呼吸频率、深度、节律的改变。若每分钟少于10次为呼吸频率减慢，是呼吸中枢抑制的表现；每分钟超过24次为呼吸频率加快，见于发热、贫血等。呼吸加深，出现深而慢的呼吸，常见于糖尿病酮症酸中毒；呼吸节律异常是中枢兴奋性降低的表现，反映病情严重。观察呼吸困难与活动、体位的关系，活动时呼吸困难的情况有无加重。同时观察有无发热、咳痰、咯血、胸痛等伴随症状。

3.辅助检查

（1）血氧饱和度监测　了解患者缺氧情况，判断病情。

（2）动脉血气分析　呼吸困难最常用的检查。通过动脉血氧分压（PaO_2）、二氧化碳分压（$PaCO_2$）、酸碱指标来判断病情。

（3）胸部 X 线或 CT 检查　了解肺部病变情况，明确有无感染、占位性病变、血气胸等情况。

（4）心电图　了解有无心源性因素。

（5）血常规、血生化检查　对于提示炎症、尿毒症和糖尿病等有一定的价值。

4.心理社会状况　评估患者有无紧张、疲乏、注意力不集中、失眠、抑郁等不良情绪，有无家庭角色或地位的改变，以及对疾病治疗有无信心。评估家属对疾病知识的了解程度、经济状况和社区卫生保健状况。

【病情判断】

通过患者的心率、血压、氧饱和度、意识以及呼吸状态、异常呼吸音、体位、皮肤颜色等判断呼吸困难的严重程度。

【常见护理问题】

1.低效性呼吸型态　与上呼吸道梗阻、心肺功能不全有关。

2.气体交换受损　与支气管痉挛、呼吸面积减少、换气功能障碍有关。

3.语言沟通障碍　与严重喘息、辅助呼吸有关。

4.焦虑或恐惧　与疾病知识缺乏有关。

5.活动无耐力　与呼吸困难有关。

【救治与护理】

1.救治原则　保持呼吸道通畅，纠正缺氧和（或）二氧化碳潴留，纠正酸碱平衡失调，保证重要脏器的供氧，同时避免并发症的发生。

2.护理措施

（1）急救护理　任何原因引起的呼吸困难均应以抢救生命为首要原则。①保持呼吸道畅通；②给氧，根据血气分析结果和疾病病因，采取不同的给氧方法和氧气浓度；③床旁备气切包，做好随时建立人工气道（气管插管或气管切开）的准备。必要时，给予呼吸兴奋剂或呼吸机辅助呼吸。

（2）体位与活动　将患者处于半卧位或端坐位，减少疲劳和耗氧，尽量减少活动和不必要的谈话。

（3）病情观察　①监测血压、心率变化，观察有无血流动力学的改变；②监测呼吸的变化，注意血氧饱和度和动脉血气分析的结果；③观察氧疗的效果，根据血气分析的结果和患者的临床表现，及时合理的调整氧流量或呼吸机参数设置，避免发生二氧化碳潴留，保证氧疗效果。

（4）用药护理　①呼吸困难伴有呼吸道感染，遵医嘱给予广谱抗生素；②呼吸道痉挛导致的呼吸困难，给予解痉、平喘药物；③ CO_2 潴留并呼吸中枢抑制，给予呼吸兴奋剂，必要时机械通气；④出现血流动力学改变，遵医嘱及时给予多巴胺等血管活性药物；⑤剧烈胸痛影响呼吸功能时，遵医嘱应用止痛药物；⑥严重缺氧可引起酸碱紊乱，及时纠正。

（5）心理护理　呼吸困难的患者因发病紧急，主观上感觉呼吸费力和憋气，普遍存在恐惧心理，应观察患者的心理变化，给予恰当的心理支持。

项目二　高热惊厥

案例导入

患儿，男，4岁，因"发热2天，抽搐1次"至急诊就诊。查体：T 39.2℃（肛温），R 30次/分钟，P 120次/分钟，BP 95/60mmHg，发育正常，营养中等，神志清楚，急性病容，精神欠佳。咽红，双扁桃体Ⅱ度肿大，充血，无脓点，颈软，双肺呼吸音粗，无啰音，余无特殊。实验室及影像学检查：无特殊。经医生诊断为：急性咽炎并高热惊厥。

问题：该患儿目前主要护理问题是什么？急诊护士接诊后，针对患儿病情应配合医生采取哪些急救护理措施？

【病因与发病机制】

高热惊厥是小儿最常见的惊厥性疾病，是指小儿在呼吸道感染或其他感染性疾病早期，由于体温突然升高引起脑细胞的过量放电而引起惊厥发作，出现全身抽动，并排除颅内感染及其他导致惊厥的器质性或代谢性疾病时发生的惊厥。儿童期患病率3%~4%，男孩稍多于女孩。特点是：首次发作年龄多于生后6个月至3岁间，平均18~22个月，绝大多数5岁后不再发作；多在病初突然高热时发生；发作呈全身性、次数少、时间短；神志恢复快，预后好，无阳性神经体征。高热惊厥可有明显家族史。

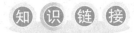

惊厥

惊厥（convulsion）是痫性发作的常见形式，以强直或阵挛等骨骼肌运动性发作为主要表现，常伴意识障碍。惊厥及其他形式的痫性发作也可在小儿许多急性疾病过程中出现，它们因急性原发病而出现，又随原发病结束而消失，因而此类惊厥不能诊断为癫痫。只有慢性的反复痫性发作才能诊断为癫痫。引起惊厥的病因有很多，如①颅内感染：细菌、病毒、寄生虫、真菌引起的脑膜炎或脑炎；②颅外感染：热性惊厥和感染中毒性脑病；③颅脑损伤与出血：颅脑外伤和脑血管畸形等各种原因引起的颅内出血；④先天发育畸形：颅脑发育异常、脑积水；⑤颅内占位性病变：大脑半球的肿瘤、囊肿或血肿等；⑥颅外（全身性）疾病：缺氧缺血性脑病及代谢性疾病。由于有明显的诱发原因，国际抗癫痫联盟新近不主张把高热惊厥诊断为癫痫。

【护理评估】

1.健康史　询问体温增高诱因，了解有无呼吸道感染或其他感染性疾病等。既往有无类似症状发作，家族中有无类似情况等。

2.症状与体征　高热惊厥分为单纯性高热惊厥和复杂性高热惊厥两种类型（表7-2）。

（1）单纯性高热惊厥（又称典型热性惊厥）　多数呈全身性强直—阵挛性发作，少数也可有其他发作形式，如肌阵挛、失神等，持续数秒至10分钟，可伴有发作后短暂嗜睡。发作后患儿除原发疾病表现外，一切恢复如常，无任何中枢神经系统异常。在一次发热疾病过程中，大多只有一次，个别有两次发作。

（2）复杂性高热惊厥　指少数高热惊厥呈不典型经过，其主要特征包括：①一次惊厥发作持续15分钟以上；②24小时内反复发作≥2次；③发作形式可以是部分发作或全身性发作；④反复频繁的发作，累计发作总数5次以上。

表7-2　单纯性与复杂性高热惊厥的鉴别要点

	单纯性	复杂性
发病率	在高热惊厥中约占80%	在高热惊厥中约占20%
发作形式	全身性发作	局限性或不对称
持续时间	短暂发作，大多数在5~10分钟内	长时间发作，≥15分钟
发作次数	一次热程仅有1~2次发作	24小时内反复多次发作
高热惊厥复发总次数	≤4次	≥5次

3. 辅助检查

（1）血常规　了解感染情况。

（2）胸部 X 线　了解呼吸道感染情况。

（3）头部 CT 检查　了解颅内情况。

（4）脑电图（EEG）　了解大脑有无异常放电情况。

4. 心理社会状况　评估患儿有无紧张、疲乏、恐惧、不安全感等不良情绪。评估家属对疾病知识的了解程度、家庭经济状况以及家属的焦虑、恐惧等心理状况。

【病情判断】

通过患儿的生命体征、意识状态、惊厥发作情况等判断患儿病情轻重，动态监测患儿体温和意识变化。

【常见护理问题】

1. 急性意识障碍　与咽喉肌持续痉挛、气道阻塞造成脑缺氧有关。

2. 有窒息的危险　与喉痉挛有关。

3. 有受伤的危险　与意识丧失、抽搐有关。

4. 体温过高　与感染有关。

5. 低效性呼吸型态　与惊厥发作时抽搐持续状态、喉痉挛等有关。

6. 组织灌注量的改变（脑）　与惊厥抽搐时脑缺氧、脑水肿有关。

7. 焦虑或恐惧　与疾病知识缺乏有关。

8. 潜在并发症　脑水肿、骨折等。

【救治与护理】

1. 救治原则　保持呼吸道通畅，控制惊厥，治疗病因，预防惊厥复发，同时避免并发症的发生。

2. 护理措施

（1）急救护理　惊厥发作时即刻松开衣领，患儿取侧卧位或平卧，头偏向一侧，以防呕吐物误吸造成窒息。必要时定时吸痰，动作轻柔，以防损伤呼吸道黏膜及减少惊厥的发生。

（2）吸氧　因惊厥时氧的需要量增加，及时吸氧可提高患儿的血氧浓度，对改善脑细胞的缺氧状况十分重要。

（3）降温　及时松解患儿衣被，降低环境温度，但避免直接吹对流风。立即使用退热剂，同时给予物理降温，如额部冷湿敷、头枕冰袋、温水擦浴等，使高热尽快降至正常，保护脑细胞，使缺氧缺血得以改善。

（4）病情观察　详细记录抽搐的持续时间、间隔时间、发作类型、程度、伴随症状及停止后的精神状况。注意生命体征的变化，降温后 30 分钟测体温并记录。

（5）用药护理　迅速控制惊厥，首选安定静注，控制惊厥后予苯巴比妥或其他药物巩固和维持疗效。若给予 10% 水合氯醛灌肠，尽量保留 1 小时以上，以便药物充分被吸收。对持续而频繁的抽搐，给予 20% 甘露醇及速尿等降低颅内压。

（6）安全护理　加强防护，抽搐发作时，要注意防止碰伤及坠床，四肢适当约束；抽搐牙关紧闭时，用纱布包裹压舌板或开口器，放于上、下白齿之间，防止舌及口唇咬伤。病室保持安静，室内光线不宜过强，避免一切不必要的刺激，治疗、护理操作尽量集中进行，动作轻柔敏捷。

（7）心理护理　做好家属心理护理，及时向家长讲解疾病的有关知识，使其树立信心，配合抢救与治疗。

项目三　癫　痫

案例导入

患者，男，68 岁，因"反复发作性流涎、四肢强直抽动 10 天，加重 1 天"至急诊就诊。查体：T 36.2℃，R 10 次 / 分钟，P 80 次 / 分钟，BP 125/80mmHg，SpO_2 92%。神志清楚，查体合作。胸腹部查体无特殊。实验室检查：C 反应蛋白升高，甘油三酯升高，脑脊液未见明显异常。影像学检查：头颅 MRI 提示多发腔隙性脑梗。脑电图未见异常。经医生诊断为：癫痫。

问题：该患者目前主要护理问题是什么？急诊护士接诊后，针对患者病情应配合医生采取哪些急救护理措施。

癫痫（epilepsy）是多种原因导致的脑部神经元高度同步异常放电所致的短暂性脑功能障碍，是一种反复发作的慢性临床综合征，临床表现具有突然性、短暂性、重复性和刻板性的特点。一次突然异常放电所致的神经功能障碍称为痫性发作。以儿童及青春期发病居多，20 岁以后发病率降低，老年人又有上升趋势。

在癫痫中，由特定症状和体征组成的特定癫痫现象称为癫痫综合征。癫痫持续状态（status epilepticus，SE）又称癫痫状态，是癫痫连续发作之间意识尚未完全恢复又频繁发生，或一次癫痫发作持续 30 分钟以上未自行停止。癫痫持续状态是常见神经系统急症之一，致残率和死亡率均很高。任何类型的癫痫均可出现癫痫持续状态，其中全面强直—阵挛发作最常见。

【病因与发病机制】

引起癫痫的病因非常复杂，根据病因分为特发性和继发性癫痫两类。特发性癫痫病因不明，与遗传因素密切相关，药物治疗效果较好；继发性癫痫由各种明确的中枢神经系统结构损伤或功能异常引起。癫痫持续状态最常见原因是不恰当的停药或因急性脑部疾病和药物中毒等引起，其他诱因包括治疗不规范、感染、精神因素、过度疲劳、孕产和饮酒等。

癫痫的发病机制复杂，迄今为止尚未完全阐明。但不论是何种原因引起的癫痫，其电生理改变是一致的，即发作时大脑神经元出现异常、过度的同步性放电。

【护理评估】

1. 健康史　询问既往有无类似症状发作，每次发作持续时间、发作前有无诱因、发作后意识障碍等情况，家族成员中有无同样症状。

2. 症状与体征　癫痫分类非常复杂，目前应用最广泛的是国际抗癫痫联盟（ILAE）1981 年癫痫发作分类和 1989 年癫痫综合征分类。2001 年国际抗癫痫联盟又提出了新的癫痫发作和癫痫综合征的分类。

（1）强直—阵挛性发作（大发作）　突然意识丧失，尖叫并跌倒，全身肌肉强直性收缩，同时呼吸暂停，面色青紫，两眼上翻，瞳孔扩大。随后很快出现全身肌肉节律性强力收缩（即阵挛），持续数分钟或更长时间后抽搐突然停止。发作过程中常伴有牙关紧闭、大小便失禁、口鼻喷出白沫。一次发作达数分钟，事后无记忆。

（2）失神发作（小发作）　见于儿童，表现为突然意识短暂中断、停止原来的活动，呼之不应，双目凝视。持续 30 秒左右意识迅速恢复，对发作无记忆。

（3）单纯部分性发作　①部分运动性发作表现为一侧口角、手指或足趾、足部肌肉的发作性抽搐，也可扩至邻近部位；②部分感觉性发作常表现为口角、舌部、手指或足趾的麻木感和针刺感。也可表现为简单的幻觉精神性发作，表现为恐惧、忧郁、各种错觉及复杂幻觉。两者皆无意识障碍。

（4）复杂部分性发作（精神运动性发作）　发作起始有错觉、幻觉等精神症状，以及特殊感觉症状，发作时患者与外界环境失去接触，做一些无意识的动作（称自动症），如吸吮、舔唇、抚摸衣扣或机械地重复发作前的动作，甚至突然外出、大吵大闹、脱衣、跳楼等。

任何一类发作若连续或反复发作期间意识不完全恢复者称为癫痫持续状态。发作连续30 分钟以上不能自行停止，可引起不可逆性脑损伤，致残和致死率高。大发作的持续状态最严重，是临床常见急症。

3. 辅助检查

（1）脑电图　诊断癫痫最常用的一种检查方法，也可为治疗效果的评价提供客观指标。

（2）神经影像学检查　CT、MRI、DSA 可发现脑部的结构性损害。

4. 心理社会状况评估　评估患者有无因长期受疾病困扰而出现悲观厌世、抑郁等不良情绪。评估家属对疾病知识的了解程度、对患者健康的关注度，以及家属的焦虑、嫌弃等心理状况。

【病情判断】

通过患者发病状态、持续时间、发病后的意识状态等判断癫痫的严重程度。

【常见护理问题】

1. 有窒息的危险　与癫痫发作时意识丧失、喉头痉挛、口腔和支气管分泌物增多有关。

2. 低效性呼吸型态　与呼吸道分泌物增加有关。

3. 有受伤的危险　与癫痫发作时突然意识丧失或精神失常有关。

4. 知识缺乏　缺乏癫痫发作及正确服药的相关知识。

5. 焦虑或恐惧　与担心疾病再发作与预后有关。

【救治与护理】

1. 救治原则　以药物治疗为主，控制发作或最大限度地减少发作次数；迅速终止呈持续状态的癫痫发作；进行心肺功能支持，维持生命体征稳定；防治舌咬伤、脱臼等并发症。

2. 护理措施

（1）急救护理　①立即令患者平卧于安全处，松开领口，头转向一侧，防止误吸；②有义齿者及时取出，牙关紧闭者放置牙垫，用缠有纱布的压舌板或毛巾塞入患者上下臼齿之间，防止舌咬伤；③高流量吸氧，保持呼吸道通畅，必要时做气管插管或气管切开；④建立静脉通路，按医嘱给予药物；⑤根据医嘱做血气分析；⑥连接心电监护仪监测生命体征。

（2）病情观察　详细记录癫痫发作的持续时间、间隔时间、发作类型、程度、伴随症状及停止后的精神状况。注意生命体征的变化。

（3）癫痫持续状态用药护理　癫痫持续状态时，首选地西泮注射液 10mg 缓慢静脉注射，用药过程中注意观察有无呼吸抑制，及时通知医生决定是否停止用药；若发作无法控制，可选用苯妥英钠或苯巴比妥静脉滴注；若发作还未控制，可在脑电图和呼吸支持的条件下使用麻醉药物控制发作。用药过程密切观察生命体征、意识及瞳孔的变化。

（4）并发症的护理　遵医嘱及时处理并发症。若合并脑水肿，给予 20% 甘露醇静脉滴注、吸氧；若合并感染引起高热，则给予物理降温、预防性应用抗生素，控制感染等；若合并水电解质失衡及酸碱平衡紊乱，给予纠正酸中毒及补液；若合并如低血糖、低血钠、低血钙、高渗状态及肝性脑病等，给予相应药物纠正代谢性紊乱。

（5）心理护理　做好家属及患者心理护理，及时向患者讲解疾病的有关知识，使其树立信心，配合抢救与治疗。

项目四　急性胸痛

案例导入

患者，女，65岁，因"胸痛2小时"至急诊就诊。患者2小时前于家中无明显诱因出现心前区压榨样疼痛，持续不缓解，并向左上臂和下颌放射，伴胸闷、喘憋。既往有"高血压"病史10年，"心绞痛"病史3年。查体：T 36.6℃，R 30次/分钟，P 114次/分钟，BP 142/96mmHg，SpO_2 88%。神志清楚，查体合作。胸腹部查体无特殊。

问题：若确诊为急性胸痛，护士应协助医生完成哪些辅助检查？急诊护士接诊后，应配合医生采取哪些急救护理措施。

急性胸痛（acute chest pain）是指某种疾病引起的突发性胸部疼痛，是急诊常见的症状，约占急诊患者总数的5%。严重的突发性胸痛会威胁到患者生命安全。其中，急性非创伤性胸痛和急性冠状动脉综合征（acute coronary syndromes，ACS）的发病率和死亡率在中国逐年增加且呈年轻化趋势，成为中国居民致死、致残和导致劳动力丧失的重要原因。因此，急性胸痛的关键问题就是能快速、准确地进行病情评估和紧急救治。急性胸痛的分类和常见病因可见表7-3：

表7-3　胸痛的分类与常见病因

分类		病因
致命性胸痛	心源性胸痛	急性冠脉综合征、主动脉夹层、心脏压塞、心脏挤压伤
	非心源性胸痛	急性肺栓塞、张力性气胸、食管破裂
非致命性胸痛	心源性胸痛	稳定型心绞痛、急性心包炎、心肌炎、主动脉瓣疾病、二尖瓣脱垂等
	胸壁疾病	肋软骨炎、肋间神经炎、带状疱疹、肋骨骨折、急性白血病等
	呼吸系统	肺动脉高压、胸膜炎、自发性气胸、肺炎、肺癌等
	纵隔疾病	纵隔脓肿、纵隔肿瘤等
	心理精神	抑郁症、焦虑症、惊恐障碍等

【病因与发病机制】

1. **胸腔内组织病变** ①心源性胸痛：最常见的是缺血性心脏病引起的心绞痛，尤其是不稳定型心绞痛、急性心肌梗死；②非心脏结构引起的胸痛：胸腔内除心脏外的其他器官结构在某些病理状态下可以引起胸痛。

2. **胸壁组织病变** 构成胸廓的皮肤、肌肉、肋骨、肋软骨，以及分布在胸廓的肋间神经在出现病理性改变，如炎症、损伤或感染时，可以引起胸痛。

3. **功能性胸痛** 常见于年轻人和更年期女性，常见的有神经官能症、过度通气综合征等导致的胸痛。

【护理评估】

1. **健康史** 急性胸痛发作时，首要任务是迅速评估患者的生命体征，简要收集临床病史，观察是否有危及生命的表现，如生命体征异常、面色苍白、出汗、发绀、呼吸困难等，以此判断是否需要立即抢救；然后详细询问疼痛部位与放射部位、疼痛性质、疼痛时限、诱发因素、缓解因素和伴随症状等，配合相关检查，收集全面资料。

2. **症状与体征**

（1）部位 ①位于胸骨后的胸痛常提示：心绞痛、急性心肌梗死、胸膜炎、食管疾病，以及纵隔疾病等；②以心前区为主要疼痛部位的胸痛常提示：急性心包炎、心绞痛及心肌梗死；③胸部侧面的疼痛则提示：急性胸膜炎、急性肺栓塞、肋间肌炎等；④胸背部的疼痛提示：夹层动脉瘤；⑤肝脏或膈下病变也可以表现为右侧胸痛；⑥局限于心尖区或左乳头下方的胸痛多为神经官能症等引起的功能性胸痛等。

（2）放射部位 ①放射到颈部、下颌、左臂尺侧的胸痛往往是心脏缺血性胸痛的典型症状；②放射到背部的胸痛可见于主动脉夹层、急性心肌梗死；③放射到右肩的右侧胸痛常提示为肝胆或膈下的病变。

（3）疼痛性质 心脏缺血性胸痛常表现为胸部压迫性、压榨性、重物压迫感。而烧灼样痛常出现在患有食管炎、肋间神经炎等患者。主动脉夹层、自发性气胸发生时多表现为突发的撕裂样剧痛。

3. **辅助检查**

（1）实验室检查 肌钙蛋白是心肌损伤最敏感的指标。肌酸激酶同工酶的测定对早期（小于 4 小时）的急性心肌梗死有重要意义。

（2）心电图检查 大多数胸痛患者的心电图会有 ST 段压低或抬高，T 波低平、倒置或高尖，少数可无心电图异常表现。

（3）CT、主动脉造影 是目前最常用的主动脉夹层与肺栓塞的确诊手段。

4. **心理社会状况** 评估患者有无焦虑、恐惧、濒死感。急性冠脉综合征常表现为胸部压榨性疼痛，伴有窒息感，多有恐惧情绪。

【病情判断】

通过患者疼痛部位与放射部位、疼痛性质、疼痛时限、诱发因素、缓解因素和伴随症状等，评估患者病情，优先排查致命性胸痛。

【常见护理问题】

1.疼痛（胸痛） 与心肌缺血缺氧有关。

2.焦虑 与担心疾病预后有关。

3.潜在并发症（猝死） 与心律失常、心源性休克、心脏停搏有关。

4.知识缺乏 缺乏急性心绞痛或心肌梗死的相关知识。

【救治与护理】

1.救治原则 急性胸痛的处理原则是首先迅速识别致命性胸痛，给予积极救治，然后针对病因进行治疗：①对于 ACS 的患者，减少急性心肌梗死后心肌的坏死程度和范围，防止左心衰竭的发生，并积极配合溶栓治疗。②对主动脉夹层的患者，应积极采取镇静与镇痛治疗，控制血压，给予负性心肌收缩力的药物，必要时介入或外科手术治疗。③对急性肺栓塞的患者，在呼吸循环支持治疗的基础上，以抗凝治疗为主；对于伴有明显呼吸困难、胸痛、低氧血症的大面积肺栓塞患者，采取溶栓、外科手术取栓或介入导管碎栓治疗。

2.护理措施

（1）急救护理 急性胸痛在没有明确病因前应给予：①安静卧床休息，减少活动；②监测患者生命体征，注意电极位置应避开除颤区域和心电图胸导联位置；③当有低氧血症时，给予鼻导管或面罩吸氧，保持血氧饱和度≥94%；④动态关注心电图变化；⑤建立静脉通路，保持给药途径畅通；⑥采集动、静脉血液标本，监测血常规、血气分析、心肌酶谱、肝肾功能、电解质等；⑦准备好急救药物和抢救设备；⑧做好紧急手术或介入治疗准备；⑨若病情允许，协助患者按医嘱接受相关影像学检查。

（2）减轻疼痛 观察胸痛的部位、性质、严重程度、持续时间和缓解因素。若患者出现胸痛伴有大汗淋漓、面色苍白、痛苦表情，甚至引起血流动力学障碍，可根据医嘱给予镇痛药物。

（3）饮食护理 宜食清淡、易消化饮食，少食多餐，减少盐分的摄入。禁烟酒。

（4）密切观察病情 连接心电监护仪，加强对生命体征、胸痛变化的观察，一旦生命体征发生变化，出现呼吸困难、循环衰竭等并发症，需立即采取抢救措施，以挽救患者生命。

（5）心理护理　注意关心体贴患者，抢救过程中适时安慰和鼓励患者，有针对性地告知相关抢救措施，减轻患者的恐惧感，取得家属的配合，积极配合救治，增强对治疗的信心。

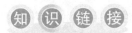

胸痛中心

全球第一家"胸痛中心"于1981年在美国巴尔的摩 St.ANGLE 医院建立，至今全球多个国家的医院都设立了"胸痛中心"。该中心可显著减少胸痛确诊时间，降低 ST 段抬高型心肌梗死再灌注治疗时间，缩短住院时间，降低再就诊和再住院次数，减少不必要的检查费用，改善生存质量。

中国"胸痛中心"于2010年开始建设。2011年3月，广州军区广州总医院宣布中国首个区域军民协同远程胸痛急救网正式投入运营。2012年8月，上海胸科医院和广州军区广州总医院的"胸痛中心"首批通过美国胸痛中心协会国际认证。2013年9月，《中国胸痛中心认证标准》发布，成为继美国、德国之后第三个有"胸痛中心"建设标准的国家。截至2017年4月，中国已有181家"胸痛中心"，其中有13家是县级医院。

项目五　急性腹痛

案例导入

患者，男，20岁，因"腹痛10小时"至急诊就诊。患者10小时前，在路边餐馆进餐后出现上腹部疼痛，呈阵发性并伴有恶心、呕吐，呕吐物为胃内容物，数小时后疼痛转移至右下腹。查体：T 38.6℃，R 25次／分钟，P 104次／分钟，BP 100/70mmHg。神志清楚，查体合作。全腹压痛以右下腹麦氏点周围为著，无明显肌紧张，肠鸣音 10~15 次／分钟。心肺查体无特殊。实验室检查：Hb 162g/L，WBC 24.6×10^9/L，N 86%。经医生诊断为"急性阑尾炎"，准备急诊手术。

问题：该患者目前存在的护理问题有哪些？急诊护士接诊后，应配合医生采取哪些急救护理措施。

急性腹痛（acute abdomen pain）简称急腹症，是指发生在1周内，由于各种原因引起的腹腔内外脏器急性病变而表现为腹部不适的症状，是临床常见的急症之一。具有发病急、变化多、进展快的特点，若处理不及时，极易发生严重后果，甚至危及患者生命。

【病因与发病机制】

引起腹痛的病因很多，可分为器质性和功能失调性两类。器质性包括急性炎症、梗阻、扩张、扭转、破裂、损伤、出血、坏死等；功能失调性因素有麻痹、痉挛、神经功能紊乱、功能暂时性失调等。内容可涉及内、外、妇、神经、精神等多个学科疾病。

1.腹腔脏器病变引起的腹痛

（1）腹腔内脏器的炎症病变　腹腔脏器的细菌感染，如胆囊炎、急性阑尾炎、急性肾盂肾炎、自发性腹膜炎、急性盆腔炎、急性细菌性或阿米巴性痢疾等疾病。

（2）腹腔空腔脏器的梗阻　包括膈疝，贲门、胃与十二指肠、小肠、结肠、胆管、胰管等部位的梗阻，可因炎症、溃疡、蛔虫、结石、肿瘤等引起。

（3）腹腔脏器供血障碍　①栓塞与血栓形成，包括肾梗死、脾梗死、肠系膜静脉血栓形成等；②扭转或压迫性阻塞，包括绞窄性疝、肠扭转、卵巢囊肿蒂扭转等。

（4）腹腔空腔脏器的破裂穿孔　包括消化性溃疡急性穿孔、肠炎症性疾病急性穿孔、胆囊穿孔、子宫穿孔等导致的腹痛，以及内脏破裂出血等引起的腹痛。

（5）腹腔器官组织的紧张与牵拉　如肝包膜张力的剧增、肠系膜或大网膜的牵拉等。

（6）其他　如痛经、肠易激综合征等。

2.腹腔外脏器引起的腹痛或全身性疾病引起的腹痛　以胸部所致的放射性腹痛和中毒、代谢疾病所致的痉挛性腹痛为多见，常伴有腹外其他脏器病症，但无急性腹膜炎征象。

（1）胸部疾病　如下肺肺炎常有上腹部的牵涉痛；不典型心绞痛、急性心肌梗死等常有剑突下疼痛并放射至左臂。

（2）代谢及中毒疾病　如尿毒症、糖尿病酮症酸中毒、低钙血症、重金属及酒精中毒等。

（3）变态反应性疾病　如腹型过敏性紫癜。

（4）神经源性疾病　如带状疱疹、末梢神经炎、腹型癫痫、神经功能性腹痛等。

【护理评估】

1.健康史

（1）一般情况

①年龄：幼年时期以先天性畸形、肠道寄生虫、肠套叠为多见；青壮年以急性阑尾炎、急性胰腺炎、肠梗阻、腹部外伤所致脏器破裂出血等多见；中老年以消化系统肿瘤、胆囊炎及胆道结石等多见。

②性别：女性多见胆囊炎、胰腺炎等；而男性多见急性胃穿孔、肠梗阻、泌尿系结石等。

③既往史：了解既往有无引起急性腹痛的病史，如消化性溃疡穿孔常有胃十二指肠溃疡病病史；粘连性肠梗阻多有腹部手术或外伤史；宫外孕破裂多有停经史；卵巢滤泡或黄体破裂常在两次月经中期发病。

（2）腹痛病史

①腹痛诱因：如胆囊炎或胆石症常于进食油腻食物后发作；急性胰腺炎发作前常有暴饮暴食及酗酒；溃疡病穿孔多在饱餐后多见；饱餐后剧烈运动突然腹痛应考虑肠扭转可能；腹部受暴力作用引起剧痛伴休克者，考虑肝、脾破裂等。

②腹痛部位：一般来说，腹痛最先出现的部位或最显著的部位多为病变部位，可以此推断可能的原因（表7-4）。

表7-4　腹痛部位与病变脏器

腹痛部位	病变脏器
右上腹部	肝脏、胆囊、十二指肠、结肠肝曲、右膈下
上腹部	胃、十二指肠
左上腹部	胃、胰腺、脾脏、结肠脾曲、左膈下
右侧腹部	右肾、升结肠
中腹部（脐周）	小肠、大网膜、肠系膜
左侧腹部	左肾、降结肠
右下腹部	阑尾、回肠末端、回盲部、盲肠、右卵巢、右输尿管
下腹部	膀胱、子宫、盆腔
左下腹部	乙状结肠、左卵巢、左输尿管
弥漫性或部位不定	急性弥漫性腹膜炎、急性出血坏死性肠炎、铅中毒、腹型过敏性紫癜等

③发生的缓急：炎症病变引起的腹痛开始较轻，以后逐渐加重；腹痛突然发生、迅速恶化，但腹膜刺激征较轻，有急性失血症状，多见于实质脏器破裂；腹痛突然发生、腹膜刺激征范围较大，多见于空腔脏器穿孔；腹痛突然发生，呈阵发性剧烈绞痛或持续性腹痛，多见于空腔脏器急性梗阻、绞窄或脏器扭转等。

④性质：根据腹痛性质大致可分为：阵发性腹痛，多表示空腔脏器发生痉挛或阻塞性病变，如机械性肠梗阻、输尿管结石、胆囊结石等，胆道蛔虫病常表现间歇性剑突下"钻顶样"剧痛；持续性钝痛或隐痛，多表示炎症性病变和出血性病变的持续性刺激所致，如阑尾炎、胰腺炎、肝破裂出血、宫外孕等，但麻痹性肠梗阻以持续性胀痛为特征；持续性

腹痛伴阵发性加重，多表示炎症和梗阻并存，如肠梗阻发生绞窄、胆结石合并胆道感染。

⑤程度：可反映腹腔内病变的严重程度，但由于个体对疼痛的敏感程度不同，有一定的个体差异，影响其评价。

2. 症状与体征

（1）消化道症状

①恶心、呕吐：常发生于腹痛后。早期为反射性呕吐，如急性胃炎、胰腺炎、急性胆囊炎等；急性阑尾炎患者呕吐常在腹痛后 3~4 小时出现；梗阻性呕吐，根据呕吐物性质及量可判断梗阻的部位。

②排便情况：机械性肠梗阻常表现为腹痛后停止排便、排气。腹腔内有急性炎症病灶常抑制肠蠕动，也可引起便秘。腹痛伴腹泻提示急性胃肠炎、痢疾、肠结核等。伴果酱样便是小儿肠套叠的特征。伴血便，多见于绞窄性肠梗阻、溃疡性结肠炎等。

（2）消化道体征

①视诊：暴露全腹部，包括两侧腹股沟和会阴部。观察腹部轮廓是否对称，全腹膨胀考虑肠梗阻；不对称性腹胀可见于肠扭转；腹式呼吸运动减弱或消失考虑腹膜炎等。

②触诊：是最重要的腹部检查手段。触诊时，手法应轻柔，让患者采取屈膝仰卧位，放松腹部肌肉，腹部压痛最显著的部位往往是病变部位。着重检查腹膜刺激征，即腹部压痛、肌紧张、反跳痛的部位、范围和程度。如炎症早期或腹腔内出血表现为轻度腹肌紧张；感染较重表现为明显肌紧张。消化道穿孔腹壁可呈"舟状腹"等。

③叩诊：腹部叩诊可用于对腹内肿块或脏器的性质的判断。肝浊音界消失提示由消化道穿孔致膈下存在游离气体；移动性浊音阳性提示腹腔内有积液或出血。

④听诊：主要听诊肠鸣音变化，有无亢进、减弱或者消失，一般选择脐周听诊。肠鸣音活跃、音调高、音响较强、气过水声伴腹痛，提示有机械性肠梗阻；肠鸣音减弱或消失多见于急性腹膜炎、血运性肠梗阻和麻痹性肠梗阻；上腹部有振水音提示幽门梗阻或胃扩张。

（3）全身情况 包括患者神志、呼吸、心率、体温、面部表情、体位、疼痛或不适的程度等。心率快且伴低血压，提示存在低血容量；胆道疾病可有巩膜及皮肤黄染；外科急腹症发病时体温多正常；如高热则应考虑感染性疾病。

3. 辅助检查

（1）实验室检查 白细胞总数和中性粒细胞计数增多提示感染；血红蛋白、红细胞及血细胞比容进行性减少提示腹腔内活动性出血；尿胆红素阳性提示存在梗阻性黄疸；尿中大量红细胞提示肾绞痛、泌尿系肿瘤和损伤；尿中白细胞增多表示泌尿系感染；疑有急性胰腺炎时，血、尿或腹腔穿刺液淀粉酶明显增高；人绒毛膜促性腺激素有助于异位妊娠诊断。

（2）X线检查　消化道穿孔或破裂可出现膈下游离气体。钡剂灌肠时，乙状结肠扭转梗阻部位可出现"鸟嘴形"征象；肠套叠空气灌肠后显示结肠"杯口"征；肠梗阻腹部平片提示气液平面。

（3）超声检查　可用于肝、胆、胰、脾、肾、输尿管、阑尾、子宫及附件、膀胱病变的检查，是急性腹痛的首选检查。对腹腔内出血和积液，可在B超引导下做腹腔穿刺抽液。

（4）内镜检查　包括胃镜、十二指肠镜、胆道、小肠镜和结肠镜等，可明确消化道急性出血的原因，并行内镜下止血或病灶切除。

（5）CT检查　对病变定位定性有很大价值，是评估急性腹痛的一个安全、无创而快速有效的方法，特别是对肝、胆、胰、脾、肾等脏器病变更具优势。

（6）诊断性腹腔穿刺　包括腹腔穿刺和阴道后穹隆穿刺。对于闭合性腹部损伤采用此法协助诊断。当疑有盆腔内积脓、积血等病变，女性患者可经阴道后穹隆穿刺检查。

4.心理社会状况　腹痛患者伴随的情绪反应与腹痛程度及患者对疼痛的感受有关，而反复发作的腹痛患者常因担心疾病而焦虑不安。

【病情判断】

急性腹痛的病情严重程度可分为三类：①一般患者：可存在潜在危险，通常患者生命体征平稳，但仍需细致观察，及时发现危及生命的潜在病因。②重症患者：配合医生诊断与治疗，尽快完成各项相关检查，纠正患者一般情况，准备急诊手术和相关治疗。③危重患者：先救命后治病，一旦出现呼吸、循环衰竭，应立即实施抢救。

【常见护理问题】

1.疼痛　与腹膜刺激有关。

2.焦虑　与发病突然、腹痛、惧怕手术等有关。

3.知识缺乏　缺乏疾病的相关知识。

4.潜在并发症　出血、感染、粘连性肠梗阻、腹膜炎、门静脉炎等。

【救治与护理】

1.救治原则

急性腹痛的病因虽然不同，但是救治原则基本相似，即挽救生命、减轻痛苦、积极治疗和预防并发症。治疗分为非手术治疗和手术治疗两种。

（1）非手术治疗　指征：①病因不明且病情不重、全身情况较好，腹腔渗出不多、腹胀不明显者。②急性腹痛早期尚未并发急性弥漫性腹膜炎者，或炎症已有局限趋势、临床症状有好转者。③年老体弱、合并其他严重疾病不能耐受手术者，或者发病已超过3天，腹腔内炎症已局限者。④病因已明确而不需手术治疗、疼痛较剧烈的患者。

（2）手术治疗　手术是急性腹痛的重要治疗手段，当患者出现以下情况之一时，需立即采用剖腹探查：①腹腔内病变严重者，如腹腔内脏器破裂、穿孔，绞窄性肠梗阻，胆道系统严重感染等引起腹膜炎。②有进行性内出血征象，经过输血、补液、止血剂等治疗措施，病情不见好转，或一度好转迅即恶化者。③腹腔内空腔脏器穿孔，腹膜刺激征严重或有扩大趋势者。④肠梗阻疑有血运供应障碍，有绞窄性坏死者。⑤突发性剧烈腹痛，病因不明，但有明显腹膜刺激征，经短期治疗后不见缓解或反而加重者。

2. 护理措施

（1）急救护理　首先处理威胁生命的紧急问题。如腹痛伴有休克，应及时配合抢救，迅速建立静脉通路，及时补液纠正休克。如伴有呕吐，头应偏向一侧，避免呕吐物的误吸。对于病因明确者，遵医嘱积极做好术前准备；病因未明确者，遵医嘱实施非手术治疗措施。

（2）控制饮食与胃肠减压　对病情较轻且无禁忌证者，可给流质饮食或半流质饮食，但需严格控制进食量。对病情严重者，禁食、禁水，以备手术所需。疑有空腔脏器穿孔、破裂，腹胀明显者放置胃肠减压，观察记录引流的量、颜色、性状。对于病情严重且长时间不能进食者，尽早予以肠外营养。

（3）补液护理　根据急性腹痛患者的全身情况，对病情严重者，应多输胶体液，以纠正腹腔大量渗液所致的低蛋白血症。

（4）合理应用抗生素　急性腹痛若为腹腔内炎症和脏器的穿孔所引起，多有感染，是抗生素治疗的确定指征。在尚未获得细菌培养和药敏试验结果的情况下宜采用经验用药，给予广谱抗生素。等明确病原菌及其对抗生素的敏感情况，尽早实行针对性用药。对合并严重感染者，可加用肾上腺皮质激素。

（5）密切观察病情　对未明确诊断的急性腹痛患者，进行严密观察，除观察生命体征外，还应包括神态、面色、脱水程度、有无反应迟钝、皮肤苍白、出冷汗、烦躁不安等休克前兆症状的观察。观察患者有无出凝血时间延长、血压下降、出血、少尿、呼吸困难、发绀等，判断是否有并发弥散性血管内凝血（DIC）的前兆。

（6）卧床休息　患者应卧床休息，无休克的急腹症患者可选择半坐卧位，使炎症局限，同时松弛腹肌、减轻疼痛及改善呼吸。有休克者采用休克体位，促进血液回心。

（7）做好术前准备　根据病情完成各种标本的送检，包括血常规、出凝血时间、尿糖、血清电解质、肝肾功能等，以及皮肤准备、各种药物过敏试验、交叉配血试验和常规术前检查、术前用药等。

（8）未确诊的急性腹痛患者遵循"五禁四抗"原则　"五禁"即禁食、禁饮；禁用止痛剂，如吗啡、杜冷丁等；禁用热敷；禁灌肠及使用泻剂；禁止活动。"四抗"即抗休克；抗感染；抗水、电解质和酸碱失衡；抗腹胀。

（9）心理护理 急性腹痛往往给患者造成较大的恐惧，因此，应注意稳定患者情绪，解除疼痛带来的恐惧、焦虑。尤其是剧烈疼痛的患者常有濒死感，护士在接诊时，应关怀、安慰患者，及时向患者及其家属做好解释工作，降低患者的不适感。

项目六　急性消化道出血

案例导入

张先生，因"反复上腹痛20天，加重伴黑便、头晕6天"急诊入院。20天前，患者于受凉后出现上腹部不适，呈胀痛或隐痛，无放射，无恶心、呕吐，无腹泻、黑便。6天前，上述症状加重，伴黑便，次数及量不详，伴头晕、全身乏力、纳差等不适。患者于社区医院住院治疗，诊断"消化道出血"。经予"奥美拉唑""止血敏""替硝唑"等药物治疗后无明显缓解，今日急诊入院。查体：T 36.6℃，R 20次/分钟，P 94次/分钟，BP 100/50mmHg。神志清楚，急性病容，重度贫血貌。全腹剑突下压痛，无反跳痛及肌紧张。心肺查体无特殊。实验室检查：Hb 46g/L，WBC 4.6×10⁹/L，HCT 15.4%。经医生诊断为"消化道出血"。

问题：该患者目前存在的护理问题有哪些？急诊护士接诊后，应配合医生采取哪些急救护理措施。

急性消化道出血（acute gastrointestinal hemorrhage），是指从食管到肛管的消化道，以及胰、胆病变引起的急性出血，是临床常见急症。上消化道出血是指屈氏韧带以上包括食管、胃、十二指肠、胰腺、胆道和吻合口的出血，主要表现为呕血和（或）黑便。下消化道出血是指屈氏韧带以下的消化道出血，多来自肛管、直肠或乙状结肠，表现为便血。若出血量达到1000mL和（或）占总循环血量的20%以上，并伴急性周围循环衰竭，称为急性消化道出血，可危及生命，为胃肠道常见急症之一，应及时抢救和治疗。

【病因与发病机制】

临床上最常见的病因是消化性溃疡、食管胃底静脉曲张破裂、急性糜烂出血性胃炎和胃癌。

1.上消化道疾病 包括食管疾病，如食管癌等；胃十二指肠疾病，如消化性溃疡、急性糜烂出血性胃炎、胃癌、胃手术后病变等。

2.门静脉高压 引起的食管胃底静脉曲张破裂。

3. 上消化道邻近器官或组织的疾病 如胆道出血、胰腺疾病累及十二指肠、主动脉瘤破入食管、胃或十二指肠、纵隔肿瘤或脓肿破入食管等。

4. 下消化道出血 80%~90% 发生在结肠，50% 左右由肠道出血引起。如痔疮、肛裂、肠炎性疾病等。

5. 其他疾病 如过敏性紫癜、血友病、血小板减少性紫癜、白血病、弥散性血管内凝血及其他凝血机制障碍等，以及应激相关的胃黏膜损伤。

【护理评估】

1. 健康史 询问发病原因或诱因，出血量、颜色、性状及次数，既往有无相关出血病史。

2. 症状与体征 临床表现主要取决于出血病变性质、部位、出血量、出血速度、患者出血前的全身状况、有无贫血及心、肺、肾等疾病。

（1）生命体征 患者主诉腹痛，其程度因人、因病而异，有时伴有头晕、乏力、心慌或恶心等症状。

（2）呕血和便血 ①急性上消化道大出血多数表现为呕血，呈咖啡样胃内容物，若出血量大，出血速度快，则为暗红色，甚至鲜红色。上消化道出血后均有黑便，即柏油样便，若出血量大，在肠道滞留时间短，则为暗红色。②下消化道出血以血便为主，其颜色、性状取决于出血部位、出血量、出血速度，以及在肠道停留时间。高位下消化道出血可呈柏油样黑便。左半结肠及直肠出血为鲜红色。

（3）周围循环衰竭 患者大量失血可表现为周围循环衰竭，其严重程度随出血量大小、快慢程度而不同。一般表现为头昏、心慌、乏力、晕厥、肢体冷、面色苍白、心率加快、血压偏低等，严重者可表现出典型休克症状。

（4）发热 上消化道大量出血后，多数患者在 24 小时内出现低热，一般不超过38.5℃，持续 3~5 天后可能恢复正常。

（5）氮质血症 由于大量血液进入消化道，导致数小时后血内尿素氮显著升高，24~48 小时达高峰，一般在纠正低血压、休克后，可恢复正常。如血尿素氮持续升高超过3~4 天者，应考虑有无活动性出血，严重休克者可导致肾衰竭。

（6）贫血 消化道出血后，可有不同程度的贫血。早期血红蛋白、红细胞计数等可表现正常或略高，一般于出血 3~4 小时后才逐渐出现正细胞、正色素性贫血。

3. 辅助检查

（1）实验室检查 ①大便或呕吐物隐血试验强阳性是诊断消化道出血的重要依据；②血常规多提示血红蛋白下降，血细胞比容降低；③根据原发病及并发症不同，可伴有血常规、凝血功能、肝肾功能的变化。

（2）内镜检查　急诊内镜检查可提高出血病因诊断的准确性，一般在生命体征平稳后进行。结肠镜是诊断大肠及回肠末端病变的首选方法，可发现活动性出血，并可取活检。

（3）X线检查　X线钡剂检查仅适用于慢性出血或出血已停止、病情稳定的检查。

4. 心理社会状况　多为急性起病，患者常表现出烦躁不安，应注意是否存在紧张、恐惧、焦虑等情绪。

【病情判断】

1. 消化道出血的诊断　呕吐物或大便隐血试验呈阳性，可做出消化道出血的诊断。一般情况下，呕血、黑便大多来自上消化道出血；沾有红色血迹的粪便大多来自下消化道出血。但是，上消化道短时间内大量出血亦可表现为暗红色甚至鲜红色血便，注意与下消化道出血相鉴别。

2. 出血严重程度的估计　成人每日消化道出血量在 5~10mL，大便隐血试验呈阳性；出血量在 50~100mL，可出现黑便；胃内积血达 250~300mL，可引起呕血；出血量达 1000mL 可出现暗红色血便。临床上常根据血容量减少导致周围循环的改变，如头昏、心慌、乏力等，结合相关检查判断出血量。

3. 出血是否停止的判断　临床上出现下列情况应考虑出血或再出血：①通过胃管或者三腔二囊管吸引出新鲜血液；②周围循环衰竭的表现经充分补液输血而未见明显改善，或暂时好转而又恶化；③血红蛋白浓度、红细胞计数和血细胞比容继续下降；④反复呕血或黑便次数增多，伴有肠鸣音亢进；⑤内镜检查见病灶有喷血、渗血或出血征象。

【常见护理问题】

1. 体液不足　与消化道出血有关。

2. 活动无耐力　与低于机体需要量及消化道出血有关。

3. 恐惧　与环境陌生、担心疾病预后有关。

4. 知识缺乏　缺乏本病相关知识。

5. 潜在并发症　失血性休克。

【救治与护理】

1. 救治原则　充分补液以保证重要脏器的血流灌注；明确出血原因与部位，控制活动性出血；若经非手术治疗后仍有活动性出血，应尽早采取手术治疗。

2. 护理措施

（1）急救护理　①患者应卧位休息，头偏向一侧，保持呼吸道通畅，避免血液进入支气管引起窒息。②低氧血症者给予吸氧。③快速建立两条以上静脉通道，保证药物及时使用。

（2）积极补充血容量　对于急性大出血者，立即查血型和交叉配血，尽早输入平衡液或右旋糖酐等，补足血容量，改善周围循环衰竭。有条件者应监测中心静脉压指导输液计划，并注意监测患者心肺功能。

（3）非手术治疗措施　①药物止血：常用药物有垂体后叶素、生长抑素等控制食管胃底静脉曲张出血，常规予 H_2 受体拮抗剂或质子泵抑制剂抑制胃酸分泌，保护胃黏膜和预防应激性出血。②内镜治疗：在内镜直视下对暴露的溃疡出血进行电灼治疗或注射硬化剂至曲张静脉，或用皮圈套扎曲张静脉有效防止出血。③三腔二囊管压迫止血：适用于食管胃底静脉曲张破裂出血。

（4）严密观察病情　①出血量的观察：观察呕血和黑便的情况，记录量和次数。②生命体征的观察：监测患者生命体征及神志等变化。③动态观察血红蛋白浓度、红细胞计数等，注意有无活动性出血。

（5）做好抢救和手术准备　对危重患者应做好急救抢救的各项准备，止血效果不良考虑手术治疗者，应进行手术前准备。

（6）心理护理　安慰患者，减少患者的恐惧感。做好患者的口腔护理，保持床单的干净整洁。

复习思考

一、选择题

1. 以呼气性呼吸困难为主要表现的是（　　）

A. 急性喉炎　　　　　B. 肺炎　　　　　C. 慢性支气管炎
D. 支气管哮喘和肺气肿　　　　　E. 胸腔积液

2. 吸气性呼吸困难多见于（　　）

A. 支气管哮喘　　　　　B. 慢性阻塞性肺疾病
C. 气胸　　　　　D. 气管异物
E. 重症肺炎

3. 开放性气胸患者呼吸困难最主要的急救措施是（　　）

A. 吸氧　　　　　B. 输血补液
C. 气管插管行辅助呼吸　　　　　D. 立即剖胸探查
E. 迅速封闭胸部伤口

4. 患者，女性。在商场突然倒地，随后出现四肢痉挛性抽搐，牙关紧闭，疑为癫痫发作急诊，以下检查对帮助诊断有意义的是（　　）

A. 头部 CT   B. 脑血管造影   C. 脑电图

D. 脑磁共振   E. 脑多普勒彩色超声

5. 患儿，男，2岁。"咳嗽、发热一天"来诊，查体：T 39℃，既往癫痫病史。门诊就诊过程中突然出现惊厥，立即给予输液、镇静。此刻首选药物是（　　　）

A. 苯巴比妥肌注   B. 地西泮静注   C. 水合氯醛灌肠

D. 氯丙嗪肌注   E. 肾上腺皮质激素静注

6. 某患者因上消化道大出血伴休克紧急入院抢救，护士采取的措施中不妥的是（　　　）

A. 头低足高位   B. 暂禁食   C. 建立静脉通路

D. 迅速交叉配血   E. 氧气吸入

7. 急性腹痛最突出的表现是（　　　）

A. 腹痛   B. 腹泻   C. 休克

D. 恶心、呕吐   E. 败血症

8. 对诊断不明的急性腹痛患者禁用泻药的主要原因是（　　　）

A. 易致感染扩散   B. 减少肠蠕动   C. 易致血压下降

D. 影响肠道消化吸收   E. 易致水电解质失衡

9. 患者，男性，38岁，因"反复上腹痛1年伴加重3天"入院。护士夜间巡视时，患者诉上腹痛加剧，大汗淋漓。此时，最有意义的护理措施是（　　　）

A. 嘱患者取半坐位   B. 遵医嘱使用止痛药

C. 检查腹肌紧张度，是否有压痛及反跳痛

D. 针灸或热敷   E. 多饮水

10. 关于心绞痛疼痛特点的叙述，错误的是（　　　）

A. 阵发性前胸、胸骨后部疼痛   B. 劳累或情绪激动时发作

C. 可放射至心前区与左上肢   D. 持续时间长，像针刺刀扎样痛

E. 持续数分钟，为压榨性疼痛

（11~12 共用题干）患儿，女，15个月。因"发热、流涕2天"就诊。T 39.7℃，P 135次/分钟；神志清，咽部充血，心肺检查无异常，查体时患儿突然双眼上翻，四肢强直性、阵挛性抽搐。

11. 引起患儿病情变化的原因，最可能是（　　　）

A. 化脓性脑膜炎   B. 癫痫   C. 低血糖症

D. 高热惊厥   E. 病毒性脑炎

12. 为防止患儿外伤，错误的做法是（　　　）

A. 压舌板裹纱布置于上下磨牙间

B. 输血补液床边设置防护栏   C. 用约束带束缚四肢

D. 移开床上一切硬物　　　　E. 将纱布放在患儿的手中

二、名词解释

1. 呼吸困难

2. 癫痫

3. 急性消化道出血

三、案例思考题

1. 患者，女，60岁，因"突发呼吸困难1天伴胸痛"急诊入院。查体：T 37.6℃，P 130次/分钟，R 33次/分钟，BP 80/50mmHg，神志模糊，口唇发绀，皮肤湿冷。咳嗽、咳痰。1个月前有股骨骨折史。经CTPA（肺动脉造影）确诊为"肺血栓栓塞症"。

请回答：作为急诊护士，此时应立即协助医生采取哪些救护措施？

2. 患者，男性，70岁。于1小时前在家中搬重物时突然感胸骨后压榨性疼痛，伴大汗、恶心、呕吐，立即呼叫"120"急救。

请回答：患者入院后，作为接诊护士应立刻开展哪些救护措施？

3. 患者，男性，35岁。餐后突发上腹剧烈疼痛并扩散至全腹4小时入院，就诊过程中呕吐2次，均为胃内容物。3年前曾诊断消化性溃疡病。查体：T 38.2℃，P 110次/分钟，R 28次/分钟，BP 100/60mmHg，急性面容，被动体位。腹式呼吸消失，全腹板状，明显压痛、反跳痛，肝浊音界消失，移动性浊音阳性。血常规提示 WBC 16×10^9/L；腹平片提示膈下游离气体。

请回答：

（1）患者入院后，若考虑手术治疗，请对该患者进行术前护理评估？

（2）该患者术前需要给予哪些护理措施？

扫一扫，知答案

扫一扫，看课件

模 块 八

急性中毒

【学习目标】

1. 掌握急性中毒的概述和常见的各种急性中毒患者的救治原则及护理措施。

2. 熟悉急性有机磷杀虫药中毒、镇静催眠药中毒及一氧化碳中毒患者的护理评估。

3. 了解急性有机磷杀虫药中毒、镇静催眠药中毒及一氧化碳中毒患者中毒机制。

急性中毒（acute poisoning）是指大量有毒的化学物质短时间内进入人体而造成组织、器官器质性或功能性损害。急性中毒起病急，症状重，病情变化迅速，如不及时救治常危及生命。

引起中毒的外来物质称之为毒物（toxicant），根据来源和用途将毒物分为：①化学性：如有机磷、一氧化碳、铅、苯、氯气等。②植物性：如毒蕈、苦杏仁、曼陀罗类、含亚硝酸盐的植物等。③动物性：如毒蛇、蜈蚣咬伤，蜂、蝎蜇伤，误食河豚等。④某些药物：如酒精、吗啡及安定类等。

项目一 急性中毒总论

【中毒概述】

1. 病因

（1）职业性中毒 在生产过程中不注意劳动保护或违反安全防护制度，在有毒物品保管和使用过程中，密切接触有毒原料、中间产物或成品而发生的中毒。

（2）生活性中毒 由于误食或意外接触有毒物质、用药过量、自杀或故意投毒谋害等原因使过量毒物进入人体内而引起的中毒。

2. 毒物的体内过程

（1）毒物进入体内途径　毒物主要经过消化道、呼吸道、皮肤黏膜、血管等途径进入人体。

①经消化道吸收：如有机磷杀虫药、安眠药、乙醇、毒蕈、河豚等。消化和吸收的主要部位在小肠。

②经呼吸道吸收：如一氧化碳、砷化氢、硫化氢等。这是毒物进入人体最方便、最迅速的途径，很容易被迅速吸收直接进入血液循环，作用于组织器官。同时也是毒性作用发挥最快的一种途径。

③经皮肤黏膜吸收：如有机磷、苯类等脂溶性毒物就可以穿透皮肤的脂质层吸收。在局部皮肤有损伤，高温、高湿环境或皮肤多汗时，部分非脂溶性毒物也可经皮肤吸收。

④经静脉直接进入人体：如部分毒品可经静脉注射或皮下注射吸收入静脉而进入人体。

（2）毒物的代谢

①分布：毒物进入人体后，分布于体液和组织中，达到一定的浓度后呈现毒性作用。而毒物与血浆蛋白的结合力、毒物与组织的亲和力，以及毒物通过某些屏障如血脑屏障的能力则影响毒物在人体内的分布。

②转化场所：主要在肝脏，通过氧化、还原、水解和结合等几种方式来完成。大多数毒物经代谢后毒性降低，但也有少数毒物如对硫磷（1605）氧化成对氧磷，其毒性可增加300倍。

③排泄：毒物经代谢后大部分由肾脏排出，一部分以原形由呼吸道排出，某些重金属如铅、汞、锰等可由消化道排出，还有少数毒物可经皮肤、汗腺、唾液腺、乳腺等排出。

（3）中毒机制

①局部腐蚀、刺激作用：强酸、强碱可吸收组织中的水分，并可以和蛋白质或脂肪结合，使细胞变性、坏死。

②缺氧：一氧化碳、硫化氢、氰化物等窒息性的气体可以阻碍氧的吸收、转运或利用，从而继发组织脏器的损害。

③麻醉作用：有机溶剂和吸入性麻醉剂具有强亲脂性，而脑组织和细胞膜脂类含量高，故此类毒素能通过血脑屏障，从而抑制脑功能。

④抑制酶的活力：很多的毒物或者其代谢产物通过抑制酶的活力而产生毒性反应，如氰化物可以抑制细胞色素氧化酶、有机磷杀虫药可以抑制胆碱酯酶，重金属抑制含巯基的酶等。

⑤干扰细胞膜或细胞器的生理功能：四氯化碳在体内经过代谢可产生三氯甲烷自由基，其作用于肝细胞膜中的不饱和脂肪酸，产生脂质过氧化，从而使线粒体及内质网变

性，肝细胞坏死。

⑥竞争受体：阿托品通过竞争阻断毒蕈碱受体，从而产生毒性作用等。

⑦干扰 DNA 和 RNA 合成：烷化剂芥子气可与 DNA 和 RNA 相结合，造成染色体损伤，参与机体肿瘤形成。

【护理评估】

1. 健康史　中毒临床表现复杂，多数缺乏特异性，因此毒物接触史对于确诊具有重要意义。①神志清楚者询问本人，神志不清者或企图自杀者应该向患者的家属或现场目击者了解情况。②怀疑为职业性中毒者，应详细询问包括工种、工龄、接触毒物的种类、时间、环境条件、防护措施以及在相同的条件下其他人员有无发病等情况。③怀疑为生活性中毒者，应详细了解患者的生活情况、居住环境、精神状态、长期服用药物的种类以及发病时身边有无药瓶、药袋，家中的药物有无缺少，警惕服毒可能，并且估计服药的时间和剂量。④怀疑为食物中毒者，应详细询问进餐情况、时间、其他同时进餐者有无同样的症状，同时搜集剩余食物、胃内容物和呕吐物送检，了解其气味、性状、是否有药物残渣等。⑤怀疑为一氧化碳中毒者，应注意观察室内的火炉、烟囱等的通风状况，有无煤气泄漏，当时室内的其他人员是否也有中毒的情况等。

2. 症状与体征

（1）皮肤黏膜　①皮肤烧灼伤：主要见于强酸、强碱等引起的腐蚀性损伤，如硫酸灼伤呈黑色、盐酸灼伤呈棕色、硝酸灼伤呈黄色、过氧乙酸灼伤呈无色等。②发绀：引起血液氧合血红蛋白不足的毒物中毒时出现，如亚硝酸盐、非那西丁、苯胺、麻醉药等。③樱桃红色：如一氧化碳和氰化物中毒。④黄疸：毒物中毒引起肝脏损害时出现，如四氯化碳、毒蕈、鱼胆等。⑤大汗、潮湿：见于有机磷杀虫药等中毒。⑥皮肤无汗：见于阿托品、三环类抗抑郁药等。⑦皮炎：见于沥青、灰菜等中毒。

（2）眼部　①瞳孔缩小：见于有机磷杀虫药、毒蕈、吗啡、毒扁豆碱等中毒。②瞳孔扩大：见于阿托品、曼陀罗等中毒。③视力障碍：见于甲醇、有机磷杀虫药、苯丙胺等中毒。

（3）呼吸系统　①刺激症状：刺激性及腐蚀性气体可以直接引起呼吸道黏膜严重的刺激症状，表现为咳嗽、胸痛、呼吸困难，重者可出现喉痉挛、喉头水肿、急性呼吸窘迫，甚至呼吸衰竭，如强酸雾、甲醛溶液等。②呼吸气味：有机溶剂的挥发性强常有特殊气味，如酒味、大蒜味、苦杏仁味。③呼吸加快：部分化学物质引起酸中毒，如水杨酸、甲醇等可兴奋呼吸中枢使呼吸加快。④呼吸减慢：如安定药、镇静催眠药、吗啡等中毒，可导致呼吸中枢抑制，使呼吸减慢。

（4）循环系统　①心律失常：拟肾上腺素类、三环类抗抑郁药等中毒可兴奋交感神经；洋地黄、夹竹桃等中毒可兴奋迷走神经；氨茶碱等中毒可引起心律失常。②休克：某些化学毒物，如强酸、强碱引起严重灼伤后致血浆渗出，导致低血容量性休克；奎尼丁、亚硝酸盐类、各种降压药等可抑制血管中枢，引起外周血管扩张，发生休克；青霉素等可引起过敏性休克。③心搏骤停、中毒性心肌病变：见于洋地黄、奎尼丁、锑剂等中毒。④血压升高：拟肾上腺素类、烟碱等。

（5）消化系统　①口腔炎：见于有机汞化合物、汞蒸汽的中毒，引起口腔黏膜糜烂、齿龈肿胀和出血。②大多数毒物均可引起呕吐、腹泻、腹痛等症状，甚至可引起胃肠穿孔和出血坏死性小肠炎。③呕吐物或洗胃液的颜色、气味：高锰酸钾中毒呈现红或紫色；有机磷中毒呈大蒜味。④肝脏损害：见于四氯化碳及某些抗癌药物中毒，可引起黄疸、腹水、转氨酶升高等。⑤口干：见于抗胆碱类药物、麻黄碱等。

（6）神经系统　①中毒性脑病：表现为意识障碍、抽搐、精神症状和颅内压增高症候群，如有机磷杀虫药、一氧化碳等。②中毒性周围神经病：脑神经麻痹及多发性神经炎等表现，如铅、砷中毒等。

（7）泌尿系统　①肾小管坏死：见于四氯化碳、毒蕈、氨基糖苷类抗生素等中毒。②肾小管堵塞：见于砷化氢及磺胺类药物等中毒。③肾缺血：引起休克的毒物可致肾缺血。

（8）血液系统　①溶血性贫血：见于砷化氢及硝基苯等中毒。②白细胞减少或再生障碍性贫血：见于氯霉素及抗肿瘤药等中毒。③出血：见于阿司匹林、抗肿瘤药物、肝素及水杨酸钠中毒。④高铁血红蛋白血症：见于苯的氨基或硝基化合物、亚甲蓝等。

（9）发热　见于抗胆碱药、二硝基酚等中毒。

3. 辅助检查

（1）毒物检测　理论上是诊断中毒最为客观的方法，应及早采集剩余毒物或可能含毒的标本，如剩余食物、呕吐物、胃内容物、血、尿、粪等，检验标本一般不放防腐剂。虽然其特异性强，但敏感性较低，加之技术条件的限制和毒物理化性质的差异，很多中毒患者体内并不能检测到毒物。因此，诊断中毒时不能过分依赖毒物检测。

（2）血液检查　①外观：粉红色多见于溶血性毒物中毒；褐色多见于高铁血红蛋白生成性毒物中毒。②生化检查：肝功能异常可见于四氯化碳、重金属等中毒；肾功能异常可见于氨基糖苷类抗生素、蛇毒、生鱼胆、重金属等中毒；低钾血症可见于氨茶碱、排钾利尿药等中毒。③凝血功能：其异常多见于抗凝血类灭鼠药、蛇毒、毒蕈等。④动脉血气分析：低氧血症见于刺激性机体、窒息性毒物等中毒；酸中毒多见于甲醇、水杨酸类等中毒。⑤异常血红蛋白检测：高铁血红蛋白症见于亚硝酸盐类、苯胺、硝基苯等中毒；碳氧血红蛋白浓度增高提示一氧化碳中毒。⑥酶学检查：全血胆碱酯酶活力下降见于有机磷杀虫药、氨基甲酸酯类杀虫药等中毒。

（3）尿液检查　①肉眼血尿：见于影响凝血功能的毒物中毒。②镜下血尿或蛋白尿：

见于生鱼胆、升汞等肾损害性药物中毒。③蓝色尿：见于含亚甲蓝的药物中毒。④绿色尿：见于麝香草酚中毒。⑤橘黄色尿：见于氨基比林等中毒。⑥灰色尿：见于酚或甲酚中毒。⑦结晶尿：见于扑痫酮、磺胺等中毒。

4. 心理社会状况 患者因担心疾病和预后，有恐惧、焦虑、抑郁情绪；自杀患者有消极悲观的情绪。评估患者家属对患者的心理支持，家庭的经济承受能力等。

【病情判断】

在进行诊断的同时，应对患者中毒的严重程度作出判断，以便于指导治疗和评价预后。具体如下：

1. 一般情况 判断生命体征、意识、瞳孔、皮肤色泽、血氧饱和度和尿量等的变化，其变化与病情严重程度基本吻合。

2. 中毒情况 判断毒物的种类、剂量、中毒时间、院前处置等情况。

3. 危重患者的判断标准 ①深度昏迷；②呼吸功能衰竭；③严重心律失常；④血压过高或休克；⑤肺水肿或吸入性肺炎；⑥高热或体温过低；⑦肝功能衰竭；⑧肾功能衰竭。出现上述任一临床表现即可确诊。

【救治与护理】

急性中毒的特点是发病急骤、进展迅速、病情多变。因此，医护人员必须争分夺秒地进行有效救治。

1. 立即终止接触毒物

（1）迅速脱离有毒环境 在评估环境安全的情况下，对吸入性中毒者，应迅速将患者搬离有毒环境，移送至空气清新的地方，并解开衣服；对接触性中毒者，立即将患者撤离中毒现场，除去污染衣物，用敷料除去肉眼可见毒物。

（2）维持基本生命体征 若患者出现心搏骤停，立即行心肺复苏，建立静脉通道，尽快采取相应的救治措施。

2. 清除尚未吸收的毒物

（1）吸入性中毒的急救 将患者搬离有毒环境后，搬至上风和侧风方向，使其呼吸新鲜空气；及时清除呼吸道分泌物，保持呼吸道通畅；防止舌后坠；及早吸氧，必要时可使用呼吸机或采用高压氧治疗；防寒保暖。

（2）接触性中毒的急救 用大量清水（特殊毒物可选用酒精、肥皂水、碳酸氢钠、醋酸等）冲洗体表，包括毛发、指甲、皮肤皱褶处。清洗时切忌用热水或用少量水擦洗，以防止促进局部血液循环，加速毒物的吸收。若眼部接触到毒物时，应采用大量清水或等渗盐水反复冲洗，冲洗时间不少于5分钟，直至石蕊试纸显示中性为止，切记不要试图用药物中和，以免发生化学反应造成角膜、结膜损伤。皮肤接触腐蚀性毒物时，冲洗时间应达到 15~30 分钟，并可选择相应的中和剂或解毒剂冲洗。

（3）食入性中毒的急救　常用催吐（emesis）、洗胃（gastric lavage）、导泻（catharsis）、灌肠（enema）和使用吸附剂等方法以清除胃肠道尚未吸收的毒物和减少毒素吸收，应尽早进行。

①催吐：对于神志清楚，能合作的口服中毒患者只要胃内尚有毒物存留且没有禁忌证者，就应催吐。可尽早将胃内大部分毒物排出，以达到减少毒素吸收的目的。催吐方法：压舌板或指甲不长的手指刺激咽后壁或舌根诱发呕吐，注意动作轻柔，避免损伤咽部。呕吐前可令其先喝适量温水（不可用热水），如此反复进行，直至胃内容物完全呕出为止。呕吐时患者采取左侧卧位，头部放低，臀部略抬高；幼儿则应俯卧位，头向下，防止呕吐物被吸入气管发生窒息或吸入性肺炎。但要注意以下患者不宜使用催吐：误服强酸、强碱及其他腐蚀性毒物中毒；昏迷、惊厥状态；食管胃底静脉曲张、主动脉瘤、消化性溃疡；年老体弱、孕妇；原有高血压、冠心病、休克等疾病。

②洗胃：一般在服毒后 4~6 小时内洗胃效果最好。但当服毒量大、毒物为固体颗粒或脂溶性不易吸收、有肠衣的药片，或毒物吸收后部分仍由胃排出等情况时，即使超过 6 小时，仍要进行洗胃。以下情况属洗胃禁忌证：服用强腐蚀性毒物、食管静脉曲张者、近期有上消化道出血或胃肠穿孔者、惊厥未控制者，以及患有严重的心脏疾病或主动脉瘤者。常用的洗胃液为 1:5000 高锰酸钾和 2%~4% 碳酸氢钠，紧急情况下或毒物不明时，通常应用清水或生理盐水；腐蚀性毒物中毒早期通常用蛋清、牛奶或植物油灌入后吸出 1~2 次；已知毒物种类可直接选择适宜的洗胃液，如脂溶性毒物（汽油、煤油等）可先予液体石蜡注入胃内，再进行洗胃。

③导泻：洗胃完毕后可向胃管内注入导泻药，如 50% 硫酸钠 30~60mL 或 50% 硫酸镁 40~50mL，可将毒物迅速从肠道排出体外。但硫酸镁易致高镁血症而引起中枢神经和心肌的抑制作用，因此对于昏迷患者或心、肺、肾功能不全时不宜用硫酸镁进行导泻。严重脱水及口服强腐蚀性毒物的患者禁止导泻。脂溶性毒物中毒忌用油脂类泻药（如橄榄油等），以免促进毒物吸收。

④灌肠：除腐蚀性毒物中毒外，适用于口服中毒超过 6 小时、导泻无效者及抑制肠蠕动的毒物（如巴比妥类、阿片类、颠茄类等）中毒患者。予温盐水、清水或 1% 肥皂水连续多次灌肠，达到清除肠道内毒物的目的。

3. 促进已吸收毒物的排出

（1）利尿　主要用于经由肾脏排泄的毒物，加强利尿可促进毒物排出。①补液：大剂量快速输入生理盐水或 5% 葡萄糖溶液，速度为 200~400mL/h；②利尿剂：静脉注射或滴注呋塞米等强利尿剂或 20% 甘露醇等渗透性利尿药；③碱化尿液：碳酸氢钠可碱化尿液，促使酸性毒物（巴比妥类、水杨酸类等）的离子化，从而减少其在肾小管的重吸收。④酸化尿液：碱性毒物（苯丙胺等）中毒时，输注维生素 C 或氯化铵可使体液酸化，促进毒物排出。

（2）吸氧　高压氧治疗是一氧化碳中毒的特效方法。一氧化碳中毒时，吸氧可促进碳氧血红蛋白解离，加速一氧化碳排出。

（3）血液净化

①血液透析：适用于血液中分子量较小、水溶性强、与蛋白质结合率低的毒物中毒，以及中毒量大、血中毒物浓度高、常规治疗无效，且伴有肾功能不全及呼吸抑制者，如水杨酸类、氨茶碱类、醇类、苯巴比妥等中毒。血液透析一般应在中毒 12 小时内进行，若中毒时间过长，毒物与血浆蛋白结合后则不易透出。

②血液灌流：能吸附脂溶性或与蛋白质结合的化合物，清除毒物，如镇静催眠药、止痛药、有机磷杀虫药、百草枯、毒鼠强、心脏病药等中毒，是目前常用的中毒抢救措施。血液灌流过程中注意监测和补充白细胞、血小板、凝血因子、钙离子等。

③血液置换：是将患者的血液引入特制的血浆交换装置，清除患者血浆中的有害物质，减轻脏器的损害。主要用于如蛇毒、毒蕈等生物毒及砷化氢等溶血性毒物中毒等。

4.特效解毒剂的应用　对于部分毒物中毒，在清除毒物的同时，应尽早使用特异性的解毒药进行解毒。常用的特效解毒剂有：依地酸钙钠（适用于铅中毒）、二巯丙醇或二巯丙磺钠（适用于砷、汞、金、锑中毒）、亚甲蓝（适用于亚硝酸盐、苯胺、硝基苯等中毒）、亚硝酸盐 - 硫代硫酸钠（适用于氰化物中毒）、碘解磷定或氯解磷定（适用于有机磷杀虫药中毒）、纳洛酮（阿片类麻醉药中毒）、氟马西尼（苯二氮䓬类药物中毒）。

5.对症治疗　很多急性中毒迄今为止并无特效解毒剂或解毒方法。因此，急性中毒时，积极对症支持治疗非常重要，其目的在于保护人体脏器，使其恢复功能。严重中毒出现昏迷、肺炎、肺水肿以及循环、呼吸、肾衰竭时应积极地采取相应的有效措施，如心跳、呼吸骤停者应立即给予心肺复苏，保持呼吸道通畅，注意保暖，维持水、电解质和酸碱平衡，必要时给予营养支持，积极防治感染和各种并发症等。

6.护理要点

（1）急诊护理措施　保持呼吸道通畅，及时清除呼吸道分泌物，给氧，必要时气管插管。

（2）洗胃　①洗胃与方法：患者左侧卧位，头稍低位。神志清醒者说明目的，争取合作。对于早期严重中毒者，可行切开洗胃术。②胃管的选择：需要选择口径大而且较粗的胃管，并在头端剪开几个侧孔，以免堵塞及引流不畅。③置入胃管注意点：插入长度大约为鼻尖或耳垂至剑突的距离，为 45~55cm。并要确认在胃内后，先抽取胃内容物，再将灌洗液注入。④严格掌握洗胃的原则：先出后入、快进快出、出入基本平衡。每次灌洗量为 300~500mL，一般总量不超过 10000~20000mL。⑤严密观察病情：首次抽吸物留取标本做毒物鉴定。洗胃过程中防止误吸，有出血、窒息、抽搐等情况应停止洗胃，并查找原因。

（3）病情观察　①及时发现是否出现新的烦躁、惊厥和昏迷等神志改变，以及昏迷程度是否发生变化。②密切观察生命体征和瞳孔的变化，及时发现呼吸、循环异常。③维持水及电解质平衡：护士要密切观察患者的尿量、每日进食量、口渴及皮肤色泽、弹性、出汗情况，呕吐、腹泻情况，并及时给予适量补液。严重呕吐、腹泻者应详细记录呕吐物的颜色和量。注意尿量以及血压与尿量的关系，血压正常而尿量减少提示失水；血压下降且尿量减少提示缺水或缺乏胶体物质或两者都缺乏。④主要追查血电解质、血糖、肝肾功能、血气分析等结果，以便及时对症处理。

（4）一般护理　①急性中毒者应卧床休息、保暖；病情许可时，尽量鼓励患者进食。急性中毒患者饮食应为高蛋白、高碳水化合物、高维生素的无渣饮食，腐蚀性中毒者应早期给乳类等流质饮食。②口腔护理：吞服腐蚀性毒物者应特别注意其口腔护理，密切观察患者口腔黏膜的变化。③对症护理：昏迷者注意保持呼吸道通畅，维持其呼吸循环功能，并做好皮肤护理，防止压疮发生。如有皮肤溃疡及破损应及时处理，预防感染。经常为患者做肢体的被动运动，防止肌肉僵直及静脉血栓形成。惊厥时避免患者受伤，应用抗惊厥药物。高热者给予降温。尿潴留者给予导尿。

（5）心理护理　仔细评估患者的心理状况，尤其对服毒自杀者，要做好患者的心理护理，避免再次自杀。

【健康指导】

1. 加强防毒宣传　结合实际情况向群众介绍有关中毒的预防和急救的相关知识。如冬天农村或部分城镇居民多用煤火炉取暖，应该宣传如何预防一氧化碳中毒。

2. 预防日常生活中毒　不食有毒或变质的动植物、死因不明的家禽。

3. 加强环境保护和药品、毒物管理　防止大气和水资源的污染，严格遵守有关毒物的防护和管理制度，加强毒物保管。厂矿中有毒物质的生产设备应密闭化，防止化学物质跑、冒、滴、漏。生产车间和岗位应加强通风，防止毒物聚集导致中毒。医院和家庭用药要严格管理，尤其是麻醉药品、精神药品等，以免误服或过量使用中毒。有机磷中杀虫剂和杀鼠剂毒性很大，要加强保管，标记清楚，防止误食。

项目二　常见急性中毒救护

一、有机磷农药中毒

案例导入

　　患者，女，52岁，于7月8下午自服有机磷农药"毒死蜱"1小时余，在当地医院洗胃、应用解毒剂后，于19:30分入住我科，入科时神志呈深昏迷状态，瞳孔等大等圆约6mm大小，对光反射消失，面色灰暗，口唇发绀，全身湿冷，无恶心、呕吐、流涕，双肺呼吸音低，心率快，频发早搏，血氧饱和度低，大便失禁。入科后即予心电监护，经口气管插管，呼吸机辅助呼吸，建立外周静脉通路，保留导尿管、胃管，予400mL温水洗胃4次，体温不升，给予保暖。查体：T 35℃，P 135次/分钟，R 14次/分钟，BP 95/60mmHg，SpO_2 65%。实验室检查提示电解质紊乱。

　　问题：该患者目前存在哪些护理问题？该患者入院时作为急诊护士应怎样配合医生进行抢救？若患者出现阿托品中毒，作为急诊护士怎样配合医生进行处理？

　　有机磷杀虫药（organophosphorous insecticides）属有机磷酸酯或硫代磷酸酯类化合物，是当今生产和使用最多的农药，大多属于剧毒或高毒类，是中国急诊常见的危重症。有机磷杀虫药多呈油状或结晶状，色泽由淡黄色至棕色，稍有挥发性且有蒜味，一般难溶于水，不易溶于多种有机溶剂，在碱性条件下易分解失效。根据有机磷杀虫药毒性大小分为四类：①剧毒类：如甲拌磷（3911）、内吸磷（1059）、对硫磷（1605）、丙氟磷（DFP）等；②高毒类：敌敌畏、甲基对硫磷、甲胺磷、稻瘟净（EBP）、氧乐果、马拉氧磷等；③中度毒类：乐果、乙硫磷、敌百虫、除草磷、杀螟松、稻丰散、倍硫磷等；④低毒类：马拉硫磷（4049）、辛硫磷和氧硫磷等。

【病因与中毒机制】

　1.病因

　（1）生产性中毒　在生产过程或运输中，操作者手套破损，衣服和口罩污染，或生产设备密闭不严，化学物质泄漏，杀虫药经皮肤或呼吸道进入人体引起中毒。

　（2）使用性中毒　在喷洒或配杀虫药时，防护措施不当致药液污染皮肤或吸入空气中杀虫药而引起中毒。

（3）生活性中毒 主要由于误服或误食被有机磷杀虫药污染的粮食、水、瓜果、蔬菜及毒杀的家禽、家畜等，还有少数服毒自杀者，毒物经胃肠道吸收进入体内。

2. 毒物的吸收、代谢和排泄 有机磷杀虫药主要经过胃肠道、呼吸道、皮肤和黏膜吸收。吸收后迅速分布全身各器官，其中以肝脏内浓度最高。主要在肝内代谢进行生物转化，经氧化后一般毒性增强，而后经水解毒性降低。其代谢产物24小时内通过肾由尿排泄，48小时后完全排出体外。

3. 中毒机制 有机磷杀虫药的中毒机制主要是抑制体内胆碱酯酶的活性。有机磷杀虫药进入人体后与体内胆碱酯酶迅速结合形成磷酰化胆碱酯酶，后者化学性质比较稳定，且无分解乙酰胆碱能力，从而导致体内乙酰胆碱大量蓄积，引起胆碱能神经先兴奋后抑制的一系列毒蕈样、烟碱样和中枢神经系统症状，严重者可昏迷甚至因呼吸衰竭而死亡。现在认为有机磷杀虫药还可直接损害组织细胞而引起中毒性心肌炎、肝炎和肾病等。

【护理评估】

1. 健康史 有口服、喷洒或其他方式有机磷杀虫药接触史，应了解毒物的种类、剂量、中毒途径、中毒时间和中毒经过。患者污染部位或呼出气、呕吐物中闻及有机磷杀虫药所特有的大蒜臭味更有利于诊断。

2. 症状与体征 急性中毒发病时间与毒物种类、剂量和侵入途径密切相关。口服中毒后10分钟至2小时内出现症状；经皮肤吸收中毒，常在接触后2~6小时发病；吸入中毒者可在30分钟内发病。一旦中毒症状出现后，病情发展迅速。

（1）急性胆碱能危象

①毒蕈碱样症状：又称M样症状，最早出现，主要是副交感神经末梢兴奋所致，表现为平滑肌痉挛和腺体分泌增加。临床表现有恶心、呕吐、腹痛、腹泻、全身湿冷、流泪、流汗、流涕、流涎、尿频、大小便失禁、心跳减慢、支气管痉挛和分泌物增加、咳嗽、气促、瞳孔缩小等，严重患者出现肺水肿，此类症状可用阿托品对抗。

②烟碱样症状：又称N样症状，主要是乙酰胆碱在横纹肌神经肌肉接头处过度蓄积，持续刺激突触后膜上烟碱受体所致，使面、眼睑、舌、四肢和全身横纹肌发生肌纤维颤动，甚至强直性痉挛。患者临床表现为肌束颤动、牙关紧闭、抽搐、全身紧束压迫感，而后发生肌力减退和瘫痪，呼吸肌麻痹引起周围性呼吸衰竭。除此以外，乙酰胆碱还能刺激交感神经，引起儿茶酚胺释放，引起血压增高、心跳加快和心律失常。此类症状不能用阿托品对抗。

③中枢神经系统症状：中枢神经系统受乙酰胆碱刺激后有疲乏、头晕、头痛、共济失调、烦躁不安、抽搐、谵妄和昏迷等表现。

（2）中毒后"反跳"　是指急性有机磷杀虫药中毒，特别是乐果和马拉硫磷口服中毒者，经急救后临床症状好转，达稳定期数天至1周后突然急剧恶化，再次出现有机磷急性中毒的症状，甚至发生肺水肿或突然死亡，此为中毒后"反跳"现象。此现象与残留在皮肤、毛发和胃肠道内的有机磷杀虫药重新吸收或解毒药停用过早等因素所致。

（3）迟发型多发性神经病　个别急性中毒患者在中毒症状消失后2~3周后可发生肢体末端的感觉、运动型多发性神经病变表现，主要表现为肢体末端烧灼、疼痛、麻木，以及下肢瘫痪、四肢肌肉萎缩等，称为迟发性多发性神经病。目前认为可能是由于有机磷杀虫药抑制神经靶酯酶并使其老化所致。

（4）中间型综合征　少数病例在急性症状缓解后和迟发性神经病变发生前，在急性中毒后1~4天突然发生死亡，称"中间型综合征"。其发病机制与胆碱酯酶长期受到抑制，影响神经肌肉接头处突触后功能有关。死亡前可先有颈、上肢和呼吸麻痹；累及脑神经者，出现眼睑下垂、眼外展障碍和面瘫。

3. 辅助检查

（1）全血脂胆碱酯酶（cholinesterase，CHE）测定　是诊断有机磷杀虫药中毒的特异性试验指标，还能用来对中毒严重程度、疗效判断和预后估计均极为重要。正常人血胆碱酯酶活力值为100%，当CHE降至70%以下即有意义。

（2）尿中有机磷杀虫药分解产物测定　检测尿中某些有机磷杀虫药代谢产物，如敌百虫中毒时尿中出现三氯乙醇；对硫磷和甲基对硫磷在体内氧化分解生成对硝基酚由尿排出等，此类分解产物的测定有助于中毒的诊断。

4. 心理社会状况　患者因对预后的无知及治疗的经济压力，常出现恐惧、焦虑等不良情绪。对患者进行心理评估的同时，注意评估患者是否有良好的社会支持系统。

【病情判断】

1. 轻度中毒　以毒蕈碱样症状为主，CHE活力为50%~70%。

2. 中度中毒　出现典型毒蕈碱样症状和烟碱样症状，CHE活力为30%~50%。

3. 重度中毒　除毒蕈碱样症状和烟碱样症状外，出现中枢神经系统受累和呼吸衰竭表现，少数患者有脑水肿，CHE活力为<30%。

【常见护理问题】

1. 气体交换障碍　与中毒所致肺水肿有关。

2. 急性意识障碍　与有机磷杀虫药中毒有关。

3. 低效性呼吸型态　与有机磷杀虫药所致呼吸肌麻痹、呼吸中枢受抑制有关。

4. 有感染的危险　肺部感染、尿路感染、静脉炎等。

5. 有皮肤完整性受损的危险　与腹泻、大便失禁有关。

6. 有误吸的危险　与昏迷、保留胃管有关。

7. 恐惧、焦虑　与担心预后有关。

8. 知识缺乏　缺乏相关中毒知识。

【救治与护理】

1. 救治原则

（1）迅速清除毒物

①立即使患者脱离中毒现场，运送到空气新鲜处，脱去污染衣服。

②清洗：用温的生理盐水或肥皂水彻底清洗污染的皮肤、毛发、外耳道、手部，切忌不能用热水洗。眼部污染时，除敌百虫污染必须用清水冲洗外，其他均可先用 2% 碳酸氢钠液冲洗，再用生理盐水彻底冲洗，至少持续 10 分钟，洗后滴入 1% 阿托品 1~2 滴。

③洗胃：口服中毒者用清水、2% 碳酸氢钠溶液或 1∶5000 高锰酸钾溶液（对硫磷忌用）反复洗胃并保留胃管 24 小时以上，直至洗清为止。

④导泻：从胃管注入硫酸钠 20~40g（溶于 20mL 水）或注入 20% 甘露醇 250mL 进行导泻治疗，以抑制毒物吸收，促进毒物排出。

⑤血液净化治疗：危重症患者可应用血液净化技术。

（2）紧急复苏　急性有机磷杀虫药中毒常因肺水肿、呼吸肌麻痹、呼吸衰竭而死亡。一旦发生上述情况，应紧急采取复苏措施；及时清除呼吸道分泌物、气管插管和气管切开以保持呼吸道通畅，必要时辅以机械呼吸。心搏骤停者立即行心肺复苏。

（3）解毒剂的应用　原则是早期、足量、联合、重复用药。

①阿托品：能与乙酰胆碱争夺竞争受体，起到阻断乙酰胆碱作用，清除或减轻毒蕈碱样和中枢神经系统症状，改善呼吸中枢抑制。其对烟碱样症状和呼吸机麻痹所致的周围性呼吸衰竭无效，对恢复胆碱酯酶活力无作用。抢救过程中，阿托品应早期、足量、反复给药，用量可根据病情轻重或用药后的效果而定，一般每 10~30 分钟或 1~2 小时给药一次，直到毒蕈碱样症状消失或患者出现"阿托品化"表观，再逐渐减量或延长给药间隔时间，甚至停止使用阿托品。"阿托品化"表现具体为：瞳孔由小扩大后不再缩小、颜面潮红、口干、皮肤干燥、腺体分泌物减少、无汗、肺部啰音消失，心率增快，约 100 次 / 分钟，体温略高。

②盐酸戊乙奎醚：新型长效抗胆碱药，主要选择性作用于脑、腺体、平滑肌（M_1、M_3 型受体）等部位，半衰期长，无须频繁给药；用药剂量小，中毒发生率低，而对心脏、神经元突触前膜（M_2 受体）无作用，因此对心率影响很小。一般可肌内注射。因此目前推荐用盐酸戊乙奎醚替代阿托品作为有机磷杀虫药中毒的首选抗胆碱药物。

③胆碱酯酶复能剂：使磷酰化胆碱酯酶在"老化"之前重新恢复活性。常用药物：碘

解磷定、氯解磷定、双复磷和双解磷等。胆碱酯酶复能剂对解除烟碱样症状作用明显，但对毒蕈碱样症状作用差，也不能对抗呼吸中枢的抑制，所以选择一种复能剂与阿托品合用，可取得协同效果。中毒后如果不能及时应用复能剂治疗，被抑制的胆碱酯酶将在数小时至2~3天内变为不可逆性，最后被破坏。复能剂对"老化的胆碱酯酶"无效，故需要早期、足量使用。

④复方解毒剂：解磷定是一种含有抗胆碱剂和复能剂的复合剂，它用药方便、起效快、作用时间长，肌肉和静脉注射均可。

（4）对症治疗　有机磷杀虫剂中毒主要的致死原因是肺水肿、休克、心脏损害、消化道出血、DIC、MODS 等，特别是中枢性呼吸衰竭和急性肺水肿，因此要加强对重要脏器的保护，保持呼吸道通畅、吸氧、使用机械辅助呼吸，发现病情变化及时对症处理。

2. 护理措施

（1）急救护理　迅速将患者脱离有毒环境。保持有效的通气功能，如及时清除呼吸道分泌物、吸氧、必要时气管插管、使用机械通气等。建立液体通道，采取措施维持循环功能。脱去污染的衣物，彻底清洗污染的皮肤、毛发、指甲等。

（2）洗胃护理　①洗胃要及早、彻底、反复进行，直到洗出的胃液澄清无农药味为止。②对于不能确定杀虫药种类的则用清水或生理盐水洗胃。③敌百虫中毒用清水洗胃，忌用碳酸氢钠溶液和肥皂水洗胃。④洗胃过程中密切观察生命体征的变化，若发现异常立即停止洗胃并进行急救。

（3）药物的观察及护理

①应用阿托品的观察与护理：阿托品不能作为预防用药；阿托品兴奋心脏作用很强，中毒时可导致心室颤动，故应充分吸氧，使血氧饱和度保持在正常水平；大量使用低浓度阿托品输液时，可发生血液低渗，致红细胞破坏，发生溶血性黄疸；及时纠正酸中毒，因胆碱酯酶在酸性环境中作用减弱；"阿托品化"和阿托品中毒的剂量接近，后者可引起抽搐、昏迷等，因此用药过程中应严密观察病情变化，注意区别"阿托品化"与阿托品中毒（表8-1）。

表8-1　阿托品化与阿托品中毒的主要区别

	阿托品化	阿托品中毒
神经系统	意识清楚或模糊	谵妄、躁动、幻觉、双手抓空、抽搐、昏迷
瞳孔	由小扩大后不再缩小	极度散大
体温	正常或轻度升高	高热，＞40℃
心率	≤120 次/分钟，脉搏快而有力	心动过速，甚至有室颤发生
皮肤	颜面潮红、干燥	紫红、干燥

②应用胆碱酯酶复能剂的观察和护理：早期遵医嘱用药，边洗胃边应用特殊解毒剂，首次应足量给药；轻度中毒可用复能剂，中度以上中毒必须合用复能剂和阿托品，此时，应减少阿托品用量，以免发生阿托品中毒；复能剂在碱性溶液中不稳定，易水解成有剧毒的氰化物，所以禁与碱性药物配伍使用；复能剂如应用过量、注射太快或未经稀释，可抑制胆碱酯酶，发生呼吸抑制，用药时应稀释后缓慢静推或静滴为宜；碘解磷定药液刺激性强，漏于皮肤下可引起剧痛及麻木感，确定针头在血管内方可注射给药，不宜肌内注射用药。

（4）病情观察

①生命体征：有机磷杀虫药中毒所致呼吸困难较常见，在抢救过程中应严密观察患者的生命体征，即使在"阿托品化"后亦不应忽视。

②严密观察神志、瞳孔的变化，有助于准确判断病情：多数患者中毒后即出现意识障碍，有些患者入院时神志清楚，但随着毒物的吸收很快陷入昏迷。瞳孔缩小为有机磷中毒患者的特点之一。

③密切观察防止"反跳"与"猝死"的发生："反跳"与"猝死"一般多发生在中毒后 2~7 天，其死亡率占急性有机磷中毒者的 7%~8%。因此，应严密观察反跳的先兆症状，如胸闷、流涎、出汗、言语不清、吞咽困难等，若出现上述症状，应迅速通知医生进行处理，立即再次洗胃并静脉补充阿托品，再次迅速达到"阿托品化"。

3. 心理护理　护士应了解患者服毒或染毒的原因，根据不同的心理特点予以心理疏导，以诚恳的态度为患者提供情感上的支持，并认真做好家属的思想工作。

【健康指导】

1. 加强防毒宣传，普及预防有机磷农药中毒的相关知识，如喷洒时戴好帽子、口罩和手套，加强个人防护；农药器具要专用，严禁装食品、牲口饲料；低毒农药如乐果喷洒后的瓜果蔬菜，至少隔一周后才可食用。

2. 患者出院后在家休息 2~3 周，需要按时服药。

3. 对服毒自杀者，教给患者应对压力的方法，并获得家庭和社会的支持。

二、镇静催眠药物中毒

案例导入

　　患者，女，26 岁，因"意识障碍 5 小时"急诊入院。患者于今日下午 15 时左右因与人争执后服用"安眠药"约 50 片，之后出现神志淡漠、不言语，送至社区医院后予洗胃、补液等治疗，患者意识状态改善不明显，遂转诊我院。查体：T 37℃，R 17 次/分钟，P 80 次/分钟，BP 108/60mmHg，神志模糊，呼之可睁眼，双侧瞳孔等大等圆，直径约 2mm，对光反射存在。余查体无异常。诊断为：安眠药中毒。

问题：患者目前存在的主要护理问题有哪些？请针对患者护理问题提出相应的救护措施。

镇静催眠药物是指具有镇静、催眠作用的中枢神经系统抑制药。小剂量时可使人处于安静或嗜睡状态，大剂量可麻醉全身，包括延髓中枢。一次性大量服用可引起急性中毒。可分为四类：①苯二氮䓬类：如地西泮、阿普唑仑等；②巴比妥类：如苯巴比妥、戊巴比妥等；③非巴比妥非苯二氮䓬类：如水合氯醛、格鲁米特等；④吩噻嗪类（抗精神病药）：如氯丙嗪、奋乃静等。

【病因与中毒机制】

1. 病因　过量服用镇静催眠药是中毒的主要原因。

2. 中毒机制

（1）苯二氮䓬类　苯二氮䓬类与苯二氮䓬受体结合后，可以加强 γ–氨基丁酸（GABA）与 GABA 受体的亲和力，使与 GABA 受体偶联的氯离子通道开放，增强 GABA 对突触后的抑制能力。

（2）巴比妥类　巴比妥类对中枢神经系统（主要是网状结构上行激活系统）有广泛的抑制作用。它对中枢神经系统的抑制与剂量有关，随着剂量的增加，由镇静、催眠到麻醉，以及延髓中枢麻醉，抑制呼吸而死亡。

（3）非巴比妥、非苯二氮䓬类　对中枢神经系统的毒性作用与巴比妥类相似。

（4）吩噻嗪类　吩噻嗪类主要作用于网状结构，抑制中枢神经系统多巴胺受体、脑干血管运动和呕吐中枢，抗组胺和抗胆碱作用。

【护理评估】

1. 健康史　有可靠的应用镇静催眠药史，了解用药种类、剂量、服用时间、是否经常服用该药、服药前后是否有饮酒史，以及病前有无情绪激动。

2. 症状与体征

（1）苯二氮䓬类中毒　中枢神经系统抑制较轻，主要临床症状是嗜睡、头晕、言语含糊不清、意识模糊、共济失调。很少出现严重的症状，如长时间深度昏迷、呼吸抑制、休克等，若出现，应考虑同时服用了其他镇静催眠药或饮酒等。

（2）巴比妥类中毒

①轻度中毒：表现为嗜睡或意识障碍，可唤醒，有判断力和定向力障碍、步态不稳、言语不清、记忆力减退、眼球震颤。各种反射存在，生命体征正常。

②中度中毒：表现为昏睡或进入浅昏迷状态，强烈刺激虽能唤醒，但不能言语，旋即

又沉睡。腱反射消失、呼吸浅而慢，血压仍正常，角膜反射、咽反射仍存在。

③重度中毒：表现为进行性中枢神经系统抑制，由嗜睡到深昏迷。呼吸浅而慢甚至呼吸停止。出现低血压、休克、体温不升、肌张力下降、腱反射消失、胃肠蠕动减慢、皮肤可起大疱。长期昏迷患者可并发肺部感染、肺水肿、脑水肿、肾衰竭而威胁生命。

（3）非巴比妥、非苯二氮䓬类中毒　临床表现与巴比妥类中毒类似，但药物类型不同，中毒表现也有所不同。

①水合氯醛中毒：心、肝、肾损害，局部刺激性，可有心律失常，口服时胃部灼烧感。

②格鲁米特中毒：意识障碍有周期性波动。有抗胆碱能神经症状，如瞳孔扩大等。

③甲喹酮中毒：可有明显的呼吸抑制，出现锥体束征，如抽搐、肌张力增强、腱反射亢进等。

④甲丙氨酯中毒：常伴有血压下降。

（4）吩噻嗪类药物中毒　最常见表现为震颤麻痹综合征、锥体外系反应、静坐不能、急性肌张力障碍反应，如斜颈、吞咽困难、牙关紧闭等；还可以引起血管扩张、血压降低、心动过速、肠蠕动减慢；病情严重者可发生昏迷、呼吸抑制。

3. 辅助检查

（1）血液、尿液、胃液中药物浓度测定　对诊断有参考意义。

（2）血液生化检查　包括血糖、尿素氮、肌酐、电解质等。

（3）动脉血气分析　包括 pH 值、脉搏血氧饱和度、氧分压、二氧化碳分压、剩余碱等。

4. 心理社会状况　自杀患者往往存在消极、悲观等情绪；因对药物使用常识无知而导致误服者，常有自责、抑郁、焦虑、恐惧等心理状态。同时评估患者的家庭经济及社会支持系统。

【病情判断】

1. 病情危重的征象　①昏迷；②气道阻塞、呼吸衰竭；③休克、急性肾衰竭；④合并感染，如肺炎等。

2. 预后　轻度中毒无须治疗就可恢复；中度中毒经正确治疗和精心护理，在 24~48 小时内可恢复；重度中毒患者可能需要 3~5 天才能恢复意识，其病死率低于 5%。

【常见护理问题】

1. 急性意识障碍　与镇静催眠药作用于中枢神经系统有关。

2. 低效性呼吸型态　与该类药物抑制呼吸中枢有关。

3. 组织灌注量改变　与该类药作用于血管运动中枢有关。

4.有皮肤完整性受损的危险　与昏迷、昏睡致长期卧床有关。

5.知识缺乏　缺乏相关中毒知识及对镇静催眠药的使用知识。

【救治与护理】

1.救治原则　迅速清除毒物，应用特效解毒剂，对症支持治疗。

（1）迅速清除毒物

①洗胃：口服中毒者早期用1：5000高锰酸钾溶液或清水或淡盐水洗胃，服药量大者超过6小时仍需洗胃。

②活性炭和泻剂的应用：活性炭对吸附各种镇静催眠药有效。首次活性炭剂时为50～100g用2倍的水制成混悬液口服或胃管内注入。应用活性炭同时常给予硫酸钠250mg/kg导泻，而不用硫酸镁。

③碱化尿液、利尿：用5%的碳酸氢钠碱化尿液，用呋塞米利尿。对吩噻嗪类中毒无效。

④血液净化：对苯巴比妥、吩噻嗪类药物有效，危重患者可考虑应用；但对苯二氮䓬类无效。

（2）维持患者重要器官功能　保持呼吸道通畅，必要时可考虑气管插管或呼吸机辅助呼吸；观察生命体征，维持正常血压，促进意识恢复。

（3）特效解毒剂的应用　氟马西尼是苯二氮䓬类拮抗剂，能通过竞争性抑制苯二氮䓬类受体而阻断苯二氮䓬类药物的中枢神经系统作用。巴比妥类及吩噻嗪类中毒目前尚无特效解毒剂。

（4）对症治疗　肌肉痉挛及肌张力障碍者可用苯海拉明；震颤麻痹综合征可用盐酸苯海素、氢溴酸东莨菪碱；肝功能损害出现黄疸者，予以保肝和皮质激素治疗等。

（5）治疗并发症　如肺炎、急性肾衰竭等。

2.护理措施

（1）急救护理　保持呼吸道通畅、给氧；仰卧位时头偏向一侧，防止呕吐物或痰液阻塞气道；及时吸出痰液，以防气道阻塞。持续氧气吸入，防止脑组织缺氧促进脑水肿，加重意识障碍；心电监护，并尽快建立静脉通道。

（2）病情观察

①意识状态和生命体征的观察：监测生命体征，观察患者意识状态、瞳孔大小、对光反应、角膜反射。若瞳孔散大、血压下降、呼吸变浅或不规则，常提示病情恶化，应及时向医生报告，采取紧急处理措施。

②药物治疗的观察：观察药物的作用及患者的反应。

③监测脏器功能变化，及早防治脏器衰竭。

（3）饮食护理　应给予高热量、高蛋白易消化的流质饮食。昏迷时间超过3~5天，应予鼻饲补充营养及水分。

3.心理护理　多与患者沟通，了解中毒的原因，保守患者的秘密，加以疏导、教育。对服药自杀者，不宜让其单独留在病房内，加强看护，防止再度自杀。

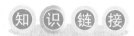

阿片类和毒蕈中毒

　　阿片类药物由罂粟汁衍生而来，包括吗啡、海洛因、可待因等，对中枢神经系统先兴奋后抑制，以抑制为主。主要经肝脏代谢，长期应用可以引起欣快症状和成瘾性。中毒主要表现为昏迷、瞳孔针尖样大小和高度呼吸抑制为主。口服中毒时，应先洗胃，保持呼吸道通畅。特效解毒药首选纳洛酮。

　　毒蕈又称毒蘑菇。毒蕈中毒常因采食毒性较小但烹调不当的蕈类或误食外观与无毒蕈相似的毒蕈所致。临床表现分为：胃肠炎型、神经精神型、溶血型和肝炎型。主要救治原则为：清除毒物、应用解毒剂、对症支持治疗。

【健康指导】

1.对失眠者宣教导致睡眠紊乱的原因及避免失眠的常识，必须用药时要防止产生药物依赖性；长期服用大量催眠药的人，包括长期服用苯巴比妥的癫痫患者，不能突然停药，应在医生指导下逐渐减量后停药。

2.严格管理镇静药、催眠药处方的使用，加强药物的保管，特别是家庭中有情绪不稳定或精神不正常的人。

三、一氧化碳中毒

案例导入

　　患者，男，16岁，因"被发现意识不清半小时"急诊入院。患者半小时前被家人发现倒在密闭室内，室内有木炭炉，呼之不应，身旁无酒瓶、药瓶，无呕吐物，无肢体抽搐。查体：T 36.5℃，R 16次/分钟，P 80次/分钟，BP 150/80mmHg，昏迷，双侧瞳孔等大等圆，直径约3mm，对光反射迟钝，颜面及口唇呈"樱桃红色"。余查体无特殊，既往体健。

　　问题：作为急诊护士，接诊患者后首要护理措施是什么？请针对该患者护理问题提出相应的救护措施。

一氧化碳（CO）俗称煤气，是含碳物质不完全燃烧所产生的一种无色、无味、无刺激性的气体。人体经呼吸道吸入空气中CO含量超过0.01%时，即可发生急性缺氧，严重者可因心、肺、脑缺氧衰竭而死亡，临床上称为急性一氧化碳中毒（carbon monoxide poisoning），俗称煤气中毒，是中国北方气体中毒致死的主要原因之一。

【病因与中毒机制】

1. 病因

（1）工业中毒　炼钢、炼焦、烧窑等工业生产中均可产生大量的一氧化碳，如果炉门关闭不严、管道泄漏或通风不良，容易发生一氧化碳中毒。煤矿瓦斯爆炸时也会产生大量一氧化碳，容易发生中毒。

（2）生活中毒　室内门窗紧闭，火炉无烟囱，烟囱堵塞、漏气、倒风以及在通风不良的浴室内使用燃气热水器淋浴，密闭空调车内滞留时间过长的都可能发生CO中毒。火灾现场空气中CO浓度可高达10%，也可引起中毒。

2. 中毒机制　CO吸入体内后，85%与血红蛋（Hb）结合形成稳定的碳氧血红蛋白（COHb）。CO与Hb的亲和力比氧与Hb的亲和力大240倍，而COHb的解离速度仅为氧合血红蛋白的1/3600。COHb不仅不能携带氧，还影响氧合血红蛋白的解离，阻碍氧的释放和传递。急性一氧化碳中毒导致机体缺氧，最先受影响的是中枢神经系统。脑内小血管麻痹、扩张，严重者有脑水肿，继发脑血管病变及皮质或基底节的局灶性缺血性坏死，以及广泛的脱髓鞘病变，致使少数急性一氧化碳中毒患者经假愈期后，发生迟发性脑病。

【护理评估】

1. 健康史　有一氧化碳接触史。注意了解中毒时所处的环境、停留时间以及突发昏迷情况。

2. 症状与体征　与空气中CO、血中COHb浓度有关，也与患者中毒前的健康情况及中毒时的体力活动有关。

（1）轻度中毒　血液COHb浓度可达10%~20%。患者表现为头晕、头痛、乏力、恶心、呕吐、心悸、四肢无力，甚至短暂性晕厥等；原有冠心病患者可出现心绞痛。患者如能及时脱离中毒环境，吸入新鲜空气或氧疗，以上症状很快消失。

（2）中度中毒　血液COHb浓度可高于30%~40%。除上述症状以外，还可出现皮肤黏膜呈"樱桃红色"，甚至出现神志不清、呼吸困难、烦躁、谵妄、昏迷等，对疼痛刺激有反应，瞳孔对光反射、角膜反射迟钝，腱反射减弱，脉率快、多汗等。患者经积极治疗可以恢复正常，且无明显并发症和后遗症。

（3）重度中毒　血液COHb浓度大于50%。患者处于深昏迷，各种反射消失，可呈去大脑皮质状态。患者可睁眼，但无意识、不语、不动、不主动进食或大小便，呼之不应、推之不动，并有肌张力增强。还可发生脑水肿伴惊厥、吸入性肺炎、呼吸抑制、休克、心律失常、上消化道出血等危及生命。部分患者受压部分皮肤易发生水疱或压迫性横纹肌溶解，可释放肌球蛋白而导致急性肾衰竭。重度中毒病死率高患者清醒后多有并发症。

（4）迟发性脑病　指急性一氧化碳中毒患者意识清醒后，经过一段看似正常的"假愈期"（多为2~3周）后，出现下列临床表现之一。

①精神异常或意识障碍：呈现痴呆、木僵状态，谵妄或去大脑皮质状态。

②锥体外系障碍：出现震颤麻痹综合征，表现为表情淡漠、四肢肌张力增强、静止性震颤、前冲步态等。

③锥体系神经损害：偏瘫、失语、病理反射阳性或大小便失禁等。

④大脑皮质局灶性功能障碍：失语、失明等，或出现继发性癫痫。

⑤脑神经及周围神经损害：视神经萎缩，听神经损害及周围神经病变等。

3. 辅助检查

（1）血液COHb测定　是诊断CO中毒的特异性指标，离开中毒现场8小时内取血检测，具有检测意义。

（2）血气分析　急性CO中毒患者的动脉血中PaO_2和SaO_2降低。

（3）脑电图检查　可见弥漫性不规则性慢波、双额低幅慢波及平坦波。

（4）头部CT检查　可发现大脑皮质有密度减低区。

4. 心理社会状况　患者因担心预后及经济情况，常出现焦虑、恐惧等心理。

【病情判断】

1. 病情危重的征象　①昏迷；②气道阻塞、呼吸衰竭；③休克、急性肾衰竭；④合并感染，如肺炎等。

2. 预后　轻度中毒无须治疗就可恢复；中度中毒经精心护理和适当治疗，在24~48小时内可恢复；重度中毒患者可能需要3~5天才能恢复意识，其病死率低于5%。

【常见护理问题】

1. 气体交换障碍　与CO中毒引起肺水肿和Hb失去携氧能力有关。

2. 急性意识障碍　与急性中毒引起中枢神经损害有关。

3. 有皮肤完整性受损的危险　与昏迷、大小便失禁有关。

4. 有误吸的危险　与意识不清、呕吐有关。

5. 知识缺乏　缺乏预防CO中毒相关知识。

6. 潜在并发症　迟发性脑病、肺水肿、心肌损害、呼吸衰竭等。

【救治与护理】

1. 救治原则　迅速将患者转移至空气新鲜处，保持呼吸道通畅，纠正缺氧，防治脑水肿，支持对症治疗。

（1）现场急救　①进入中毒现场迅速打开门窗进行通风、换气，迅速将患者移至空气清新地方。迅速断绝气体来源，如煤气。②轻症患者予以呼吸新鲜空气、对症处理，患者可迅速恢复。③重症患者采取平卧位，解开衣扣，松开腰带，保持呼吸道通畅。如发生呼吸、心搏骤停，应立即进行心肺脑复苏。

（2）迅速纠正缺氧　①吸氧：氧流量 5~10L/min。②高压氧治疗：缩短昏迷时间和病程，防治脑水肿，降低病死率。

（3）防治脑水肿　应尽快应用脱水剂，如 20% 甘露醇，可与呋塞米联合或交替使用。

（4）对症治疗　昏迷患者保持呼吸道通畅，必要时气管插管或气管切开，进行机械通气，预防肺部感染；呼吸障碍者使用呼吸兴奋剂；纠正休克、代谢性酸中毒和水电解质代谢失衡；高热抽搐者，选用人工冬眠疗法，配合局部降温；防治迟发型脑病。

2. 护理措施

（1）急救护理　①保持呼吸道通畅，给予吸氧，必要时做气管插管或气管切开；②开放静脉通道，遵医嘱给予输液和药物治疗。

（2）氧疗　氧疗是一氧化碳中毒最有效的治疗方法，能加速 COHb 解离和一氧化碳排出。有条件者应积极采用高压氧治疗，可以减少神经、精神后遗症和降低病死率。

①患者脱离现场后应立即采用高浓度面罩给氧或鼻导管给氧（流量应保持 8~10 L/min），给氧时间一般不应超过 24 小时，以防发生氧中毒和二氧化碳潴留。条件许可时可吸含 3%~5% 二氧化碳的氧气。

②重症患者及早采用高压氧治疗。最好在中毒后 4 小时进行，轻度中毒治疗 5~7 次，中度中毒 10~20 次，重度中毒 20~30 次。症状缓解或血液 COHb 浓度降至 5% 时可停止高压氧治疗。

（3）病情观察

①生命体征的观察，重点是呼吸和体温。高热和抽搐者应密切观察，防止坠床和自伤。

②神经系统功能的观察，如瞳孔大小，有无急性痴呆性木僵、癫痫、失语、惊厥、肢体瘫痪等表现。

③皮肤、肢体受压部位损害情况。

④液体出入量及静脉滴速，防治脑水肿、肺水肿及水、电解质代谢紊乱等并发症发生。

3. **心理护理** 了解中毒的原因，对于工作性中毒者，加以疏导、宽慰。对自杀者，加以疏导，不宜让其单独留在病房内，加强看护。

【健康指导】

1. 加强预防一氧化碳中毒的宣传。室内火炉要安装管道、烟囱，室内结构要严密，防止泄漏。不要在密闭空调车内滞留时间过长。

2. 厂矿使用煤气或产生煤气的车间、厂房要加强通风，配备一氧化碳浓度监测、报警设施。

3. 进入高浓度一氧化碳环境内执行紧急任务时，要戴好特制的一氧化碳防毒面具，系好安全带。

4. 出院时留有后遗症者，应鼓励其继续治疗；痴呆或智力障碍者，嘱其家属悉心照顾，并教会家属对患者进行语言和肢体锻炼方法。

复习思考

一、选择题

1. 关于社区开展预防一氧化碳中毒的健康教育，正确的叙述是（　　　）

   A. 使用不带有自动熄火装置的煤灶

   B. 关闭门窗

   C. 煤气淋浴器安装在浴室里

   D. 定期检查管道安全

   E. 通气开关可长期开放

2. 患者女性，40岁。由家人背送急诊。家属诉半小时前发现其人事不省，倒卧在家中床上，时有呕吐。查体：皮肤多汗，流涎，双侧瞳孔明显缩小，呼吸有大蒜味，分诊护士应首先考虑该患者最有可能为（　　　）

   A. 安眠药中毒　　　　　　　B. 食物中毒　　　　　　　　C. 一氧化碳中毒

   D. 有机磷中毒　　　　　　　E. 脑出血

3. 急性有机磷杀虫剂中毒患者使用胆碱酯复能剂的原则，正确是（　　　）

   A. 应该尽量少用　　　　　　B. 应该尽早使用

   C. 不与阿托品合用　　　　　D. 只用于轻度中毒

   E. 只用于重度中毒

4. 中毒后禁用碱性溶液洗胃的农药是（　　　）

   A. 内吸磷（1059）　　　　　B. 敌百虫

    C. 对硫磷（1605）   D. 乐果   E. 敌敌畏

5. 一氧化碳中度中毒的典型体征是（　　　）

    A. 四肢无力   B. 意识模糊   C. 口唇樱桃红色

    D. 血压下降   E. 呼吸、循环衰竭

6. 一氧化碳中毒迟发性脑病主要的临床表现为（　　　）

    A. 呼吸循环衰竭   B. 去大脑皮质状态   C. 意识障碍

    D. 大小便失禁   E. 震颤麻痹

7. 患者，女性，30 岁。从事园林工作，给果树喷药时不慎将农药污染衣服，农药通过接触皮肤黏膜吸收而发生中毒。此时应立即（　　　）

    A. 现场抢救   B. 脱离现场、脱去污染衣服

    C. 肥皂水清洗皮肤   D. 用热水擦洗皮肤

    E. 酒精清洗皮肤

8. 有机磷杀虫剂中毒诊断的主要指标是（　　　）

    A. 典型症状   B. 呕吐物   C. 瞳孔缩小

    D. 意识障碍   E. 全血胆碱酯酶测定

9. 重度一氧化碳中毒改善组织缺氧，首选（　　　）

    A. 高压氧舱治疗   B. 高流量吸氧   C. 鼻导管吸氧

    D. 面罩吸氧   E. 鼻导管高流量吸氧

（10~11 题共用题干）患者，女，50 岁。一氧化碳中毒 2 小时入院。患者深昏迷，呼吸规则，血碳氧血红蛋白 55%。

10. 为促进一氧化碳的排出，最佳的措施是（　　　）

    A. 应用呼吸机   B. 高压氧舱治疗

    C. 间断高浓度吸氧   D. 持续低流量给氧

    E. 应用呼吸兴奋剂

11. 此时护士应将患者安置的体位是（　　　）

    A. 端坐位   B. 侧卧位

    C. 中凹卧位   D. 头低足高位

    E. 平卧位头偏向一侧

二、名词解释

1. 急性中毒

2. M 样症状

3. N 样症状

4. 一氧化碳中毒

三、案例思考题

1.某单位职工午餐后，有 10 余名职工出现恶心、呕吐、胸闷、气短、头痛、头晕等症状，入院时查体发现多数人口唇发绀，追问病史，发病职工均进食了相同食物，抽血化验发现血液呈褐色，血气分析显示高铁血红蛋白明显升高，诊断为"急性中毒"，嘱洗胃。

请回答：

（1）急性中毒时洗胃的禁忌证有哪些？

（2）护士观察病情时，应注意哪些方面？

2.患者，女性，40 岁。因"被家属发现意识模糊半小时"急诊入院。追问患者家属，患者平素睡眠差，长期服用"安眠药"（具体不详），2 小时前，患者与家属发生矛盾，情绪激动，之后进入卧室休息，半小时前，家属发现其呼之不应，身边有"巴比妥类药物"空瓶，经医生初步诊断为"镇静催眠药中毒"。

请回答：

（1）患者出现哪些指标是说明患者病情危重？

（2）护士应采取哪些护理措施？

3.患者，男性，60 岁，独居。家人清晨时发现其昏迷于房间内，具体时间不详，室内有取暖用煤火炉，拨打"120"送入院。查体：T 36℃，P 95 次 / 分钟，R 22 次 / 分钟，BP 150/80mmHg，浅昏迷，皮肤黏膜无出血点，浅表淋巴结未触及，巩膜无黄染，瞳孔等大等圆，直径 3mm，对光反射迟钝，口唇樱桃红色，颈软。医生考虑诊断"一氧化碳中毒"。

请回答：

（1）简述患者诊断依据？

（2）护士应采取哪些护理措施，最有效的治疗措施是什么？

扫一扫，知答案

扫一扫，看课件

模 块 九
常见意外伤害

【学习目标】

1. 掌握淹溺、中暑、电击伤、毒蛇咬伤及犬咬伤患者的救治要点及护理措施。

2. 熟悉淹溺、中暑、电击伤、毒蛇咬伤及犬咬伤患者的临床表现。

3. 了解淹溺、中暑、电击伤、毒蛇咬伤及犬咬伤的病因及发病机制。

在日常生活中最容易发生的意外伤害主要包括淹溺、中暑、触电、毒蛇咬伤、犬咬伤等，这些由环境及理化因素导致的损伤是院前急救及临床急诊中的常见病及多发病，其发病的共同特点是致病因子均为外界环境中的物理因子，既往健康的人遭遇此类损伤也会很快出现危及生命的病理生理变化，本模块主要阐述意外伤害患者的救治及护理。

项目一　中　暑

案例导入

患者，男，50 岁，建筑工人，中午在烈日下工作时，突然出现头晕、恶心、面色苍白、四肢无力、大汗淋漓、皮肤湿冷，同时伴有意识不清，立即被工友送进医院，查体：T 38.8℃，P 125 次 / 分钟，BP 76/50mmHg。

问题：该患者出现了什么情况？如何对该患者实施救护？

人的体温是通过体温调节中枢控制的，位于下丘脑，能使人的体温维持在 37.0℃左右，在正常情况下体内产热与散热处于平衡状态。中暑（heat illness）又称急性热致疾患，是指在高温环境下或受到烈日曝晒而引起体温调节功能紊乱，导致汗腺功能衰竭和水、电解质过度丧失所致的疾病，以中枢神经系统和心血管功能障碍为主要表现。根据中国《职业性中暑诊断标准》，同时按照病情的严重程度可将中暑分为先兆中暑、轻度中暑和重度中暑，而重度中暑根据发病机制和临床表现的不同又可分为热痉挛（heat cramp）、热衰竭（heat exhaustion）、热射病（heat stroke），可有多种类型混合存在。

【病因与发病机制】

1. 病因　中暑的常见诱因包括：年老、体弱、产妇、饥饿、慢性疾病患者、睡眠不足、工作时间过长、劳动强度过大、过度疲劳、长时间穿紧身衣等不透气衣裤、先天性汗腺缺乏症等。引起中暑的三大主要因素：机体产热增多、散热障碍和热适应能力下降。

（1）机体产热过多　长时间在高温或强烈的辐射下从事体力劳动或运动，导致机体产热增加，容易发生体内热积蓄，如果没有良好的降温措施，则易引起中暑，多见于孕妇、肥胖患者及高温环境中的建筑工人等。

（2）机体散热障碍　在通风不良和湿度较高的环境下从事重体力劳动，或长时间穿紧身、不透气的衣裤，广泛皮肤烧伤后瘢痕形成等，均会引起机体散热下降，导致热量积蓄而发生中暑。

（3）机体热适应能力下降　当热负荷增加时，机体会产生应激反应，通过神经—内分泌反射调节来适应外界环境的变化，从而维持正常的生命活动，即拥有机体热适应能力。当机体这种调节能力下降时，如年老、体弱、心血管疾病、产妇、颅脑及神经系统疾病等患者，对热的适应能力下降，机体发生代谢紊乱而发生中暑。

2. 发病机制

人体的产热主要依赖于体内氧化代谢过程产生的基础热量和骨骼肌的收缩及动力。在下丘脑体温调节中枢的控制下，人的体温能够维持在 36~37℃之间，同时产热和散热也处于平衡状态。人体的散热方式有辐射、传导、对流及蒸发，以维持正常体温。当周围环境温度超过体表温度时，人体散热发生阻滞，人体只能借助汗液蒸发来进行散热，若大量出汗不足以散热或空气中湿度较大、通风不良以及汗腺功能障碍，如先天性汗腺缺乏症、广泛性皮肤烧伤后瘢痕形成等原因，导致人体出汗量减少、散热受阻以及对热的适应能力下降，均可造成体内热的积蓄，引起中暑。

当外界环境温度增高时，机体大量出汗，导致水、钠的缺失，使血容量明显减少。当机体失钠过多或是失钠后仅补充大量水引起钠离子浓度过低导致低钠、低氯血症，而发生肌肉痉挛，即热痉挛。同时高热导致皮肤血管的扩张，血压降低，血容量不足，从而导致周围循环衰竭，若不及时补充水与电解质，可发生热衰竭。当外界环境的温度持续增高，机体散热绝对或相对不足，同时结合汗腺的疲劳，引起人体体温调节中枢功能的障碍，导致体温急剧增高，可达 41℃及以上，同时产生严重的生理、生化功能及脏器功能异常而发生热射病。

【护理评估】

1. 健康史　评估患者的神志情况，询问是否存在长时间的高温作业或处于高热干燥、高热潮闷的环境，在高温环境下是否发生高热、皮肤干燥、无汗，并伴有中枢神经系统相应的症状。同时询问患者引起机体产热增加、散热减少及热适应不良的原因，是否有大量出汗而未及时补充水分等原因，确定患者的中暑严重程度和类型。

2. 身体状况评估　中暑常见的临床表现包括：头晕、体温增高、口渴、大汗淋漓、血压下降、脉搏细速、呼吸增快、烦躁不安、呼吸衰竭等症状，严重时可发生高热、抽搐甚至昏迷，若不及时抢救可发生呼吸、循环衰竭而导致患者死亡。临床上按照症状轻重将中暑划分为先兆中暑、轻度中暑和重度中暑。

（1）先兆中暑　在一定时间的高温环境活动后，会出现多汗、口渴、头晕、眼花、胸闷、心悸、恶心、注意力不集中、全身疲乏、动作不协调、体温正常或略有升高等症状，体温升高一般不超过38℃。及时将患者转移到阴凉通风处安静休息，适当补充水盐，短时间可恢复。

（2）轻度中暑　除先兆中暑的表现外，体温升高到38.5℃及以上，同时出现血压下降、皮肤灼热、面色苍白或潮红、全身皮肤湿冷、脉率增快等周围循环衰竭的早期表现，如能及时有效治疗，可在3~4小时内恢复。

（3）重度中暑　除了具有轻度中暑的症状外，还伴有高热、痉挛、晕厥及昏迷，重度中暑又可以分为以下三种类型：

①热痉挛（中暑痉挛）：体温多正常，多见于青壮年，常因大量出汗后大量饮水，而钠盐补充不足，使血中钠、氯浓度降低，引起低钠、低氯血症。患者常感到四肢无力，出现痉挛性、对称性及阵发性肌肉疼痛，持续约3分钟后缓解。常在活动停止后发生，多出现在四肢肌、咀嚼肌、腹直肌，以腓肠肌痉挛最为显著，也可波及肠道平滑肌。热痉挛也可以是热射病的早期表现。

②热衰竭（中暑衰竭）：为最常见的类型，体温基本正常或轻度增高，多发生于老年人、产妇及尚未能适应高温气候和环境者。机体由于大量出汗，外周血管扩张而引起血容量不足导致周围循环衰竭。主要表现为出冷汗、疲乏无力、眩晕、恶心、呕吐、皮肤苍白、脉搏细速、血压下降、直立性昏厥或意识模糊。热衰竭是热痉挛和热射病的中间过程，如不及时治疗可发展为热射病。

③热射病（中暑高热）：在高温环境下，机体产热过多而散热不足时，体温调节中枢功能障碍，汗腺功能衰竭导致汗闭，引起体温迅速升高发生热射病，是一种致命性急病，是中暑最严重的类型，以高热、无汗、意识障碍"三联征"为典型表现。临床上根据发病时患者的发病机制及状态分为劳力型热射病和非劳力型热射病。劳力型热射病多为平时健

康的年轻人，常在高温、湿度大和无风天气的环境中进行重体力劳动或剧烈体育运动时发病；非劳力型热射病常发生在小孩、老年人或有基础疾病的人群。早期受影响的器官依次为脑、肝、肾和心脏，患者早期表现为头痛、头晕、全身乏力、多汗，随后直肠温度可迅速达41℃以上，甚至高达43℃，同时出现皮肤干热、无汗、颜面潮红，神志渐转模糊、谵妄、昏迷，可伴抽搐，脉搏增快，血压下降，呼吸浅速等表现，严重者出现休克、脑水肿、肺水肿、DIC及肝、肾功能损害等严重并发症。

3. 辅助检查

（1）血常规　白细胞总数和中性粒细胞比例增高。

（2）尿常规　可见蛋白尿、血尿及管型尿。

（3）血清电解质　可有低钾、低钠、低氯血症。

（4）肾功能　肌酐尿素氮增高，可提示肾功能损害。

（5）凝血功能　凝血功能异常时，提示DIC。

4. 社会心理状况　中暑患者因严重缺水而引起水、电解质紊乱，常表现为烦躁不安和焦虑、紧张。

【病情判断】

根据患者高温环境中长时间强体力劳动或运动史，以及典型的临床表现，做出临床诊断。但重度中暑应与脑血管意外、甲状腺危象、脑炎、脑膜炎、脓毒血症、伤寒及中毒性痢疾等疾病相鉴别。

【常见护理问题】

1. 体温过高　与长时间处于高温状态、体温调节中枢功能障碍有关。

2. 体液不足　与中暑衰竭引起血容量不足有关。

3. 疼痛　与中暑后钠、氯补充不足引起的中暑痉挛有关。

4. 活动无耐力　与中暑导致疲乏和虚弱有关。

5. 潜在并发症　惊厥、休克、DIC等。

【救治与护理】

急救原则是使患者尽快脱离高温环境，迅速降温，补充水及电解质，纠正酸中毒，防治休克和脑水肿等，保护重要脏器功能。

1. 现场救治

（1）尽快脱离高温环境　立即协助患者脱离高温环境，转移至阴凉通风处或装有空调（20~25℃）的房间平卧休息，同时帮助患者松解或脱去外衣。

（2）迅速降温　轻症患者可用冷水擦拭、风扇、空调等辅助降温，也可直接口服含盐清凉饮料、淡盐水，或服用藿香正气水等方式，直至体温降至38℃。若体温持续在38.5℃以上者可用清凉油、风油精擦拭太阳穴、风池、合谷等穴位，可口服水杨酸类解热镇痛药，必要时首选平衡盐溶液进行补液治疗，体温降至以患者感到清爽舒适为宜。先兆中暑及轻度中暑患者经现场救护后可恢复正常，若疑为重度中暑患者，应立即转送医院。

2. 院内救治　迅速降温是抢救重度中暑的关键，降温速度决定患者的预后，通常应在1小时内使直肠温度降至38℃左右。同时应积极纠正水、电解质和酸碱平衡紊乱，防治循环衰竭等并发症。

（1）热痉挛　主要为补液时钠盐补充不足导致低钠血症，应在补液的同时给予含盐饮料（生理盐水或葡萄糖生理盐水），若患者仍反复出现肌肉痉挛，在补足液体的情况下可用10%葡萄糖酸钙10~20mL缓慢静脉注射。

（2）热衰竭　由于外周血管扩张引起血容量不足而导致周围循环衰竭，应快速大量静脉补充葡萄糖生理盐水1000~3000mL纠正血容量不足，必要时补钾和钙。对年老体弱的患者，要严格控制输液速度，防止发生急性肺水肿或左心衰。一般数小时可恢复。

（3）热射病　是中暑最严重的类型，降温是抢救重度中暑的关键，同时降温速度决定患者预后，若抢救不及时，死亡率高达5%～30%，应迅速采取各种降温措施，包括物理降温和药物降温，同时注意纠正电解质紊乱。

3. 护理要点

（1）一般护理　患者转送到医院时，首先将患者安置在20~25℃的房间内，血压过低者给予平卧位，心衰者给予半卧位。昏迷患者及时清除口鼻分泌物，充分给氧，保持呼吸通畅。加强营养，以半流质饮食为主，做好患者口腔护理及皮肤护理等。

（2）物理降温护理

①环境降温时室温最好维持在20~25℃，通风良好。

②使用冷水、乙醇或冰水进行擦浴，擦拭顺序应沿着动脉走行方向进行，大动脉处可适当延长擦拭时间，提高降温效果，忌擦拭胸部、腹部及阴囊处。

③冰袋降温，冰袋放置位置一定要准确，避免冰袋在同一部位长时间直接接触皮肤而引起冻伤，冰袋融化及时更换。

④对患者四肢及躯干进行按摩，使血管扩张。

⑤使用4~10℃的5%葡萄糖生理盐水静脉滴注降温，开始滴速应稍慢，一般30~40滴/分钟，待患者完全适应低温后再增快速度，同时密切观察患者，防止发生急性肺水肿和左心衰。

⑥将患者取半卧位浸于4℃冷水中降温，水面与患者乳头齐平，并不断按摩患者四肢皮肤，同时每15~20分钟测体温一次，直至肛温下降至38℃左右。年老、体弱、新生儿、昏迷、休克、心力衰竭或存在心血管疾病者，均不能耐受4℃冰浴，应禁用。

⑦可使用吲哚美辛栓塞肛进行肛门降温。

（3）药物护理　在实施物理降温的同时配合药物降温效果更好，为了有效防止肌肉震颤、促进血管扩张、调节体温中枢加速散热，降低器官代谢及耗氧率，常用药物为氯丙嗪25~50mg加生理盐水500mL快速静脉滴注，1~2小时内滴完。同时根据患者的脱水程度及时纠正水、电解质及酸碱平衡紊乱，遵医嘱静脉补充5%葡萄糖生理盐水、氯化钠、氯化钾等，患者抽搐时可使用地西泮10mg肌内注射或使用10%水合氯醛10~20mL保留灌肠，合理使用抗生素防治感染，昏迷者应保持呼吸道通畅并及时给氧，中暑高热伴休克者可用4℃5%葡萄糖生理盐水经股动脉注入患者体内降低体温。

（4）病情观察　严密观察患者生命体征，药物降温时应避免突然大量出汗而发生虚脱或休克，在使用人工冬眠药物时，观察患者有无寒战发生。如有呼吸抑制、深昏迷、血压下降（收缩压低于80mmHg）则停用药物降温。降温过程中每15~30分钟监测一次肛温，直至肛温降至38℃左右。同时密切观察末梢循环情况，患者治疗后体温下降，四肢末梢逐渐转暖，发绀减轻或消失，提示治疗有效，反之，则提示病情加重。

（5）并发症的监测　监测水、电解质和酸碱失衡情况，针对老年人及心脏病患者注意输液速度；监测血压、心率，降温时，血压应维持收缩压在90mmHg以上，注意有无心律失常出现；监测动脉血气、神志、瞳孔、脉搏、呼吸的变化；监测肾功能，包括尿量、尿色、尿比重，以判断肾功能状况；严密监测凝血酶原时间、凝血活酶时间、血小板计数和纤维蛋白原，以防DIC。

（6）对症护理　高热患者因唾液腺分泌减少引起口腔感染，应加强口腔护理，以防感染与溃疡；高热大汗者应保持皮肤清洁干燥，定时翻身，及时更换衣裤及被褥，防止压疮；高热惊厥者床边备开口器和舌钳，预防舌咬伤，遵医嘱应用地西泮静脉或肌内注射。

【健康指导】

在高温环境下劳动时用遮阳伞或戴防晒帽，穿透气的衣服，补充含盐成分的饮水量，加强通风、降温和防暑措施，同时对高温气候耐受性较差的年老、体弱及慢性疾病患者应做好相应的防暑工作，一旦出现中暑症状应及时处理。

项目二　淹　溺

案例导入

患者，男，16岁，在海边游泳时不慎溺水，于30分钟后送入急诊科，入院时患者神志不清，咳粉红色泡沫样痰。查体：R 24次/分钟，T 36.2℃，P 145次/分钟，BP 80/56mmHg，双肺呼吸音粗，可闻及干湿性啰音。

问题：该患者目前存在的主要护理问题有哪些？请针对护理问题提出相应的救护措施。

淹溺（drowning）又称溺水，是指人淹没于水中，由于液体、污泥、杂草等堵塞呼吸道或发生反射性喉痉挛，引起缺氧和窒息，使机体处于危急状态。国际复苏联盟将淹溺定义为一种于液态介质中而导致呼吸障碍的过程。淹溺并非时间上某一点的概念，其含义是气道入口形成一道液/气界面，它可阻止人进一步呼吸，在这一过程之后，无论患者存活或死亡都属于淹溺概念的范畴。常见原因有长时间游泳，体力消耗、肢体抽搐或被水草缠绕，多见于儿童、青少年和老年人。在中国，淹溺是伤害致死的第三位原因，其中约90%的淹溺者发生于淡水。

【病因与发病机制】

当患者被水淹没之后，淹溺者起初会屏住呼吸，在这一过程中，淹溺者会反复吞水。随着屏气的进行，淹溺者会出现缺氧和高碳酸血症。喉痉挛反射可能会暂时地防止水进入到肺内，然而最终这些反射会逐渐减弱，水被吸入肺内。在很多成年溺水者肺中发现大约有150mL的液体，这个液体量（22mL/kg）已足够引起机体出现严重的缺氧症状。无论肺内水量多少，亦不论吸入海水还是淡水，这几种情况的共同之处都是导致缺氧。此时若逆转缺氧可以防止心搏骤停。很多淹溺患者在心搏骤停前可因低氧而出现严重的心动过缓，此时通过给予有效的通气以纠正低氧血症至关重要。

1. 根据淹没的程度及部位不同，可分为淹没（submersion）和浸泡（immersion）。这两个淹溺的不同状态，对于理解流行病学、病理生理、临床表现及其预后非常重要。

（1）淹没　指面部位于水平面以下或受到水的覆盖，数分钟后即可出现窒息与心脏骤停。

（2）浸泡　是指头部露出于水平面之上，大多数情况下是借助于救生衣时的表现。偶尔水花溅在脸上或在失去意识状况下脸部下垂，沉入水中会造成水的误吸，但大多数情况气道是开放的。

2. 根据浸没的介质不同，可分为淡水淹溺（fresh water drowning）和海水淹溺（seawater drowning）两种类型（表9–1）。

（1）淡水淹溺　淡水是指液体渗透压较血浆渗透压低，包括：江、河、湖泊及池水。浸入淡水后，淡水可通过呼吸道及胃肠道快速进入血液循环，引起血容量急剧增加导致肺水肿及心力衰竭，同时血液被稀释后也可引起低钠、低氯和低蛋白血症。被稀释后的低渗液体使红细胞肿胀甚至破裂而发生溶血，大量钾离子及血红蛋白进入血浆，引起高钾血症、血红蛋白尿，患者可出现心搏骤停和急性肾衰。大量液体进入呼吸道后也会影响肺通气及肺换气功能，造成患者严重缺氧和代谢性酸中毒。

（2）海水淹溺　海水为高渗性液体，其成分为3.5%氯化钠及大量钙盐和镁盐。当高渗性液进入呼吸道和肺泡后，出现阻塞性气体交换障碍，引起缺氧。大量高渗海水使大量液体渗出到肺泡后，引起血液浓缩、血容量降低、急性肺水肿及心力衰竭，同时钠、钙、镁等电解质也会发生紊乱，高钙血症可导致心律失常，甚至心搏骤停，高镁血症可抑制神经，导致肌无力、血管扩张及低血压。

表9-1　海水淹溺与淡水淹溺的病理改变特点比较

	海水淹溺	淡水淹溺
血容量	减少	增加
血液性质	血液浓缩、高渗	血液稀释、低渗
红细胞损害	很少	大量
血浆电解质变化	高血钠、高血钙、高血镁	低钠血症、低氯血症、低蛋血症和高钾血症
心室颤动	极少发生	常见
主要致死原因	急性肺水肿、急性脑水肿、心力衰竭	急性肺水肿、急性脑水肿、心力衰竭、心室颤动

3.如果淹溺者被救，淹溺过程则中断，称为"非致命性淹溺"。如果是因为淹溺而在任何时候导致死亡的，那么就叫作"致命性淹溺"。

【护理评估】

1.健康史　患者有水中游泳或落水史，向淹溺者的陪同人员了解淹溺发生的时间、地点和水源性质、吸入水量及患者生命体征，以便及时进行现场急救，同时注意患者头部有无硬物碰撞痕迹，以便及时诊治颅脑外伤和颈椎骨折、脊髓损伤。

2.症状与体征　约15%的淹溺者死于并发症，淹溺者可有呼吸困难、头痛、视觉障碍、剧烈咳嗽、咳粉红色泡沫样痰、胸痛，同时伴有皮肤黏膜苍白或发绀、颜面肿胀、球结膜充血、口鼻充满泡沫、泥污或杂草，腹部常隆起并伴胃扩张，四肢厥冷。通过查体在肺部可闻及干、湿性啰音，可见心律失常、心音微弱或消失，患者也常出现精神状态改变、烦躁不安、抽搐、昏迷及肌张力增加、甚至大动脉搏动消失。

3.辅助检查

（1）血常规检查　外周血白细胞总数和中性粒细胞比例增高。淡水淹溺者出现稀释性低钠、低氯血症，有溶血时会出现高钾血症；海水淹溺者因血液浓缩可出现血钠、血钾、血氯、血钙及血镁均升高。

（2）尿常规检查　可见蛋白尿、管型尿及血红蛋白尿。

（3）心电图检查　患者淹溺后常出现窦性心动过速或室性心律失常、非特异性ST段和 T 波的改变。

（4）动脉血气分析　多数患者由于大量液体进入呼吸道后，影响了肺通气及肺换气功能，造成患者不同程度的缺氧而导致代谢性酸中毒。

（5）影像学检查　胸部 X 线摄片显示有肺间质纹理增粗，肺野中有大小不等的絮状渗出物或炎症的改变，或有两肺弥漫性肺水肿的表现。颈椎损伤应进行颈椎 X 线检查。

4. 社会心理状况　淹溺者有焦虑或恐惧心理，若为自杀淹溺者往往会有消极悲观的情绪，而淹溺者家属也存在焦虑或过分担忧。

【病情判断】

根据确切的淹溺史，和（或）伴有下列症状，如患者呼吸和心跳微弱或停止、面部肿胀、青紫、四肢厥冷；口、鼻充满泡沫或污泥；由于胃内充满水而引起的腹部膨胀，即可诊断为淹溺。

【常见护理问题】

1. 气体交换受损　与淹溺后引起喉痉挛或水进入呼吸道引起气道不畅、有效肺组织减少有关。

2. 有窒息的危险　与喉头痉挛有关。

3. 急性意识障碍　与淹溺后引起大脑缺氧和代谢性酸中毒有关。

4. 焦虑或恐惧　与淹溺者因急性肺水肿出现呼吸困难、咳粉红色泡沫样痰有关。

5. 潜在并发症　肺水肿、脑水肿、肺部感染、急性肾衰竭等。

【救治与护理】

救护原则为迅速将患者救出水面，立即恢复有效通气，保证呼吸道通畅，同时实施心肺复苏，根据病情对症处理。

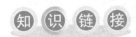

淹溺生存链

欧洲复苏协会提出了淹溺生存链的概念，它包括五个关键的环节：预防、识别、提供漂浮物、脱离水面、现场急救（图 9-1）。

有关部门应根据水源地情况制订有针对性的淹溺预防措施，包括安置醒目的安全标识或警告牌，救生员要经过专业培训。在人群中普及心肺复苏术可大大提高淹溺抢救成功率。当发生淹溺事件，第一目击者应立刻启动现场救援程序。首先应呼叫周围群众的援助，有条件应尽快通知附近的专业水上救生人员或消防人员。同时应尽快拨打"120"急救电话。第一目击者在专业救援到来之前，可向遇溺者投递竹竿、衣物、绳索、漂浮物等。对于呼吸停止者，尽早开始人工呼吸可增加复苏成功率。基础生命支持应遵循CABD顺序，即胸外按压、人工通气、开放气道、早期除颤。

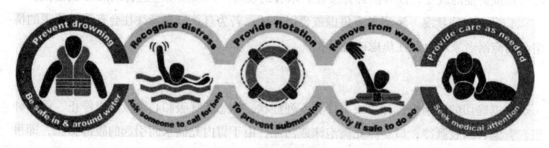

图9-1　淹溺生存链

1. 现场救治　缺氧时间和程度是决定淹溺预后最重要的因素。因此，尽早、快速、有效的现场救护，是对淹溺者进行通气和供氧最重要的紧急抢救措施。无论是第一目击者还是专业人员，初始复苏时都应该首先开放气道和人工通气。

（1）迅速将淹溺者救出水面　救护者必须要具备良好的游泳技能，首先应保持镇静，尽可能脱去衣裤，尤其是鞋，迅速地游到淹溺者附近进行救护。对神志清醒的淹溺者，救护者应从淹溺者背后靠近，抓住腋窝仰泳或用一只手托着淹溺者的头颈部，将面部托出水面，将淹溺者救上岸，救护时要防止被淹溺者紧紧抱住而导致双方危险。若救护者游泳技术不熟练，最好携带救生圈或小船进行施救，也可使用绳索、竹竿等物，使淹溺者抓住再拖上岸。

（2）保持呼吸道通畅　将溺水者救出后，应立即清除淹溺者口、鼻腔内淤泥、呕吐物及杂草，并将舌拉出，避免舌后坠。若遇到牙关紧闭者，救护者可捏住淹溺者两侧颊肌将口开启，同时松解领口、内衣及腰带，保持呼吸道通畅。

（3）倒水处理　为迅速排出淹溺者呼吸道和胃内积水，可选用以下倒水方法。

①膝顶法：救护者取半蹲位，一腿跪地，另一腿屈膝，将淹溺者腹部置于救护者屈膝的大腿上，呈俯卧状，使其头部下垂，救护者用手平压其背部，使淹溺者呼吸道及消化道内的液体倒出（图9-2）。

②肩顶法：救护者抱起淹溺者，将其腹部置于急救者的肩部，使淹溺者背部朝上，胸部朝下，头部自然下垂，救护者快速奔跑或抖动患者，将淹溺者肺、胃内的积水倒出（图9-3）。

③抱腹法：救护者从背后双手抱住淹溺者腰腹部，是淹溺者背部朝上，头胸部下垂，抖动淹溺者，迅速排出积水（图9-4）。

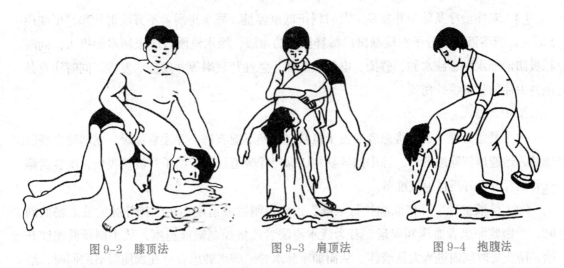

图 9-2　膝顶法　　　　　　　图 9-3　肩顶法　　　　　　　图 9-4　抱腹法

注意事项：①在倒水处理时，救护者应做到动作敏捷，尽量避免因倒水时间过长而延误心肺复苏等措施的实施。②倒水时注意使淹溺者头胸部保持下垂，以利于积水倒出。③在实施救护的过程中要关注淹溺者生命体征，尤其是呼吸，若呼吸停止，应立即给予人工呼吸 2~5 次。④对呼吸和心跳停止的患者，要尽快实施心肺复苏。

（4）安全、快速转运　在转运患者的过程中要注意淹溺者有无头颈部及脊柱的损伤，若怀疑有损伤者，在实施搬运时要注意头、颈、躯干始终要保持同一轴线，并给予颈托加以保护，然后安全、平稳、迅速地转运至医院，同时在转运途中仍然要加强对淹溺者的监测及救护。

2. 院内救治　心肺复苏成功后，患者绝对卧床休息，若淹溺者还存在缺氧或酸中毒，应继续观察和治疗；对呼吸、心跳没有恢复或已恢复但不稳定者，应立即送入 ICU 抢救，脱下湿冷衣服，注意保暖。

（1）严密监测生命体征　对淹溺者严密实施院内的生命体征的监测，冷水淹溺者及时复温对预后非常重要，因此应注意保暖，可采用体内或体外复温措施。

（2）保持呼吸道通畅　防止呼吸道内水逆流或舌后坠引起的呼吸道梗阻，给予高流量吸氧，无自主呼吸者可行气管插管并机械通气，尽早行气管切开术。可早期应用广谱抗生素，控制呼吸道感染，有肺水肿者可使用呼吸兴奋剂，如洛贝林、尼可刹米等。

（3）维持循环功能　患者心跳恢复后常有血压不稳的情况，做好 CVP 监测，注意检查淹溺者有无低血容量的表现，及时纠正低血容量及酸碱失衡，控制好输液的量和速度。若为海水淹溺者，会导致淹溺者血容量偏低，应及时补充液体，纠正血液浓缩，可选用 5%葡萄糖溶液、血浆或低分子右旋糖酐，切忌输入生理盐水；淡水淹溺者适当限制入水量，应用 20%甘露醇 250mL 及肾上腺皮质激素静脉滴注，防治脑水肿。同时做好心电监护，发生室颤时立即行非同步直流电除颤，必要时做胸内心脏按压术。

（4）对症治疗及防治并发症　及时纠正低血容量，海水淹溺者不宜注射盐水，可使用5%葡萄糖溶液或低分子右旋糖酐以稀释浓缩的血液，淡水淹溺者应限制水的摄入，同时积极防治肺水肿、脑水肿、感染、电解质失衡、急性肾衰竭等并发症的发生，同时注意其他并发症如骨折、外伤等。

3. 护理要点

（1）紧急处理　迅速将患者安置于抢救室，换下湿衣裤，并注意保暖，立即建立静脉通路，迅速地清除患者口、鼻中的异物，以保持呼吸道通畅，给予高流量吸氧，配合实施气管插管并做好机械通气准备。

（2）输液护理　严格准确执行医嘱，正确控制输液速度。在维持静脉输液通畅的同时，严密监测患者血压和尿量，若为淡水淹溺者严格控制输液速度，从小剂量低速度开始，防止短时间内进入大量液体，从而加重肺水肿。肺水肿患者可在加压吸氧的同时，给予20%~30%乙醇加入湿化瓶中随氧气吸入；海水淹溺者应及时遵医嘱输入5%葡萄糖溶液和血浆等。

（3）体温护理　体温过低是导致淹溺患者死亡的常见原因，在冷水中浸泡超过1小时者，其复苏很难成功。冷水淹溺者应尽快复温，使患者体温稳定、安全地恢复到30~32℃，可采用被动复温及主动复温两种方式。被动复温，即可以通过覆盖保暖棉被、棉毯或将室温调高；主动复温，可应用热水袋、热辐射等方法进行体外复温，或采用加温加湿给氧、加温静脉输液（43℃）等方法进行体内复温。

（4）病情观察　密切观察体温、脉搏、呼吸、血压的变化；观察尿液的颜色、性状、量，准确记录尿量。严格控制输液速度，可行中心静脉压监测，结合中心静脉压、血压和尿量调整输液速度及输液量。同时观察淹溺者意识、瞳孔对光反射是否存在；观察有无咳痰，痰液的颜色和性状，听诊肺部啰音及心率、心律变化并及时处理。

（5）心理护理　护理人员应消除患者焦虑与恐惧心理，解释治疗措施及目的，使其能积极配合治疗。对自杀的淹溺者一定要引导他们提高心理承受力，并正确对待人生，同时做好家属的思想与沟通工作，协同帮助患者消除自杀念头。

【健康指导】

学会游泳是预防淹溺的最有效措施，游泳场所要有救护员，同时应严格进行身体检查，经常进行水上自救、互救及心肺复苏的知识技能训练，水深要有明显的警示标志，12岁以下小儿游泳时必须要有成人看护，过饱、空腹、心脑血管患者、癫痫患者、饮酒后或服用镇静药物后、身体不适者避免下水或进行水上活动。游泳前应做好热身、适应水温，减少抽筋和心脏病发作机会，远离激流，避免在自然环境下使用充气式游泳圈。对自杀淹溺者嘱家属多陪伴开导，以消除患者自杀的念头。

项目三　电击伤

案例导入

　　患者，男，19 岁，在建筑工地因不慎接触到裸露电线而昏倒后约 3 分钟入院。体检：患者右手臂有椭圆形小伤口，伤口周围皮肤灰白色、边缘整齐、干燥，与正常皮肤分界清楚。见患者四肢厥冷、皮肤青紫、呼吸及心跳已停止，瞳孔散大、对光反射消失。ECG 提示室颤。急诊科当班护士立刻为患者实施心肺复苏，行电击除颤后恢复窦性心律，已出现自主呼吸，住院一周后治愈出院。

　　问题：结合此案例，电击伤对人体最严重的损伤是什么？急诊科当班护士的急救措施是否正确？为什么？

　　电击伤（electrical injury）又称触电，是指一定量的电流通过人体引起局部或全身组织的损伤和功能障碍，甚至引起呼吸、心搏骤停。电击伤可根据病情的严重程度的不同，可分为超高压电伤或雷击、高压电伤、低压电伤三种类型。

【病因与发病机制】

1.病因　电击伤常见于缺乏安全用电知识及意外灾害事件发生所致，同时也常见于人们的不规范用电，其原因包括：①人体直接接触电源，如接触变压器或家用电器漏电等；②电流经空气或其他易导电的介质进入人体，如各种灾害使电线断裂，高压线落地后 10 米内都会存在触电危险。

2.发病机制　电流的电能可转化为热能、机械能及化学能。人体被电击后，电流通过导电介质进入人体，通过产热和电化学作用引起人体器官生理功能障碍，甚至是组织的损害。电流击伤人体的致命作用包括：①心脏停搏，这是 50~60Hz 低压交流触电后致死最常见的原因，人体触电后，交流电使肌肉持续抽搐，能"吸引"接触者，使其不能脱离电流，同时导致致命性的心室颤动，危害性较直流电大；②呼吸中枢麻痹致死，这是高压触电死亡的主要原因，对人体安全的电压不超过 36V，电压在 220V 时可造成心室颤动，若超过 1000V 电流可使呼吸中枢麻痹而死，当高压电流作用于中枢神经时，同时也对延髓及呼吸中枢造成损害，可导致神志改变、呼吸中枢麻痹而引起室颤或呼吸困难、心搏骤停等。

3.分类　根据触电方式的不同，可分为单线触电、双线触电、跨步电压触电。

（1）单线触电　又称"一相触电"，在日常生活中最常见。是指人体接触一根电线后

157

电流通过人体，再从人体与地面接触（双足）流出，从而形成电流通路。

（2）双线触电　亦称"二相触电"，当人体两点同时接触到同一电路的两根电线时，电流从接触点的一端流向另一端而引起触电。若人体两点接触两根不同电位的电线，电流就会从高电位一根向低电位的一根流入人体，造成触电。

（3）跨步电压触电　是指当一根电线与地面接触后，就会以此电线的落地点为圆心，同时在半径 20 米以内的地上形成许多半径大小不等的同心圆周，而这些不同半径径的圆周内电压却各不相同，离电线落地点越近的圆周电压越高，越远则越低。特别是当人走进离电线落地点半径 10 米以内的区域时，两脚迈开约 0.8 米，就会形成电位差，从而造成触电事故。

4. 影响电击伤伤害程度的因素

（1）电压高低　电压越高，穿透机体的力量越大，对人体的损害也越重。如人体与地面接触较好，则低电压也能导致损伤。

（2）电流强度　电流损伤的热效应与电流强度成正比，所以电流强度的不同，对人体的损伤程度差异性较大。通过人体的电流越强，则对人体造成的影响也越大，损伤就越重。

（3）电流接触人体时间　电流对人体的损害程度与电流接触人体时间成正比。电流接触人体的时间越久，则对人体的损害就越严重。

（4）电流的频率及种类　电流可分为直流电和交流电两种，日常生活中所发生的电损伤一般由交流电引起。在电压相同的情况下，交流电比直流电的危险性大 3 倍，交流电在 65V 以上就会有危险，而直流电在 380V 以下很少发生伤亡事故。

（5）电流通过人体的途径　电流通过人体头部，会使人在短时间内昏迷；电流通过脊髓，会使人半侧肢体瘫痪；电流通过心脏、呼吸系统和中枢神经，会引起心搏骤停，甚至是死亡。若电流由一只脚进入，从另一只脚流出，则伤害较小。

（6）电阻大小　其在物理学中表示导体对电流阻碍作用的大小，与电流呈反比。在相同电压下，电阻越大，则通过的电流越小；电阻越小，通过的电流则越强，对人体的损伤就越严重。人体各处的电阻大小是不同的，即使是同一部位，也因皮肤干湿程度的不同而导致电阻大小的不同。

【护理评估】

1. 健康史　患者具有直接或间接触电的经历，向患者及目击者仔细了解触电的具体时间、地点、电源的相关情况，以便利于诊断及护理。

2. 症状与体征　人体触电后，根据电击伤害的程度不同，触电者的病情轻重亦不同。轻者仅有瞬间的感觉异常，重者会休克、呼吸及心搏骤停等危及生命的表现。

（1）局部症状　主要表现为电流产热后的组织烧伤，其烧伤严重程度与电压高低的不同而不同。

低压电引起电烧伤的特点：①损伤程度较轻，呈椭圆形或圆形，伤口面积较小，直径一般为 0.5~2cm，不损伤内脏；②常见于电流进入点和流出点；③损伤创面与正常皮肤分界清楚，呈焦黄或灰白色，伤口干燥且边缘整齐，偶可见水疱形成。

高压电引起电烧伤的特点：①"口小底大、外浅内深"的特征，即烧伤面积虽然不大，但损伤可深至肌肉、血管、神经及骨骼；②肌肉组织呈"夹心样"坏死；③可有一个入口，多个出口；④血管壁变性、坏死或血管栓塞，可能需要截肢手术；⑤电烧伤后形成瘢痕，但瘢痕一般比原创面大 2~3 倍。

（2）全身表现

轻症：表现为疼痛性肌肉收缩、头晕、头痛、惊恐、心悸、四肢软弱、面色苍白、呼吸及心跳加速，甚至发生晕厥和短暂的意识丧失，但多数触电者很快恢复，恢复后可有肌肉疼痛、疲乏及神经兴奋症状。常见于短时间接触低压、低流量电源。

重症：常见于长时间接触高压电或电流强度较大的电源。①高压电击时表现为神志丧失、呼吸及心搏骤停等；②"假死"状态，即触电者呼吸、心跳极其微弱或骤停，经积极治疗抢救后，可恢复；③心室颤动是低压交流电电击后的常见表现，也是触电者死亡的主要原因；④触电者皮肤或组织烧伤后可丢失大量体液，引起低血容量性休克；⑤触电者会出现电解质紊乱、急性肾衰竭、心律失常、内脏破裂或穿孔、感染等严重并发症。

（3）并发症　可出现心律失常、精神失常、肢体及脏器损伤、高钾血症、酸中毒、局部组织坏死继发感染等。

3. 辅助检查

（1）尿常规　尿液检查可见血红蛋白尿或肌红蛋白尿。

（2）血常规及生化检查　触电后 2~6 小时以内，触电者可出现肌酸磷酸激酶（CPK）及其同工酶（CK-MB）、乳酸脱氢酶（LDH）、谷草转氨酶（GOT）的活性增高，24~48 小时后逐渐恢复正常。

（3）心电图检查　部分病例有心肌和传导系统损害，轻者可有心动过速或过缓，重者可出现心室颤动、心肌梗死及心脏停搏等。

4. 社会心理状况　触电者常有焦虑、恐惧等心理。

【病情判断】

触电者有直接或间接接触带电物体的病史。体表可见一处或多处由电灼伤所致焦化或灰白色伤口，同时可伴有精神紧张、抽搐、心悸、心律失常、头晕、乏力、发绀、意识障碍甚至心跳呼吸骤停等表现。

【常见护理问题】

1. 皮肤完整性受损　与皮肤烧伤，失去皮肤屏障功能有关。

2. 心排出量减少　与电击伤后心律失常有关。

3. 急性意识障碍　与电击伤引起中枢神经系统病变有关。

4. 焦虑/恐惧　与担心触电后预后情况有关。

5. 潜在并发症　急性肾衰竭、感染、电解质紊乱、心搏骤停等。

【救治与护理】

救护原则为迅速帮助患者脱离电源，若触电者出现心室颤动尽快进行除颤，心搏骤停者进行心肺复苏，妥善处理电击伤创面，同时积极处理并预防各类并发症的发生。

1. 现场救治

（1）快速脱离电源　根据触电伤情迅速采取最安全有效的方法脱离电源，立刻实施"一断、二挑、三拉、四救助"，即立刻切断电源、挑开电线、拉开患者、救助患者。

①切断电源：发生触电后，立即拉开电源闸刀或拔除电源插头，并尽可能地把保险盒打开，将总电闸扳开，这是一种重要而又简便的安全措施。

②挑开电线：在触电现场，救助者不能直接接触触电者，可用不导电物体或绝缘物，如干燥的木棒、竹棍等将电线挑开，同时用干燥绝缘的木柄刀、斧子或锄头等物品将电线斩断，中断电流，以免再触及他人。

③拉开患者：救助者可穿绝缘胶鞋，站在木凳上，用干燥的绳子、衣服、围巾或布条等拧成条状，套在触电者身上，将其拉开，脱离触电现场。

（2）救治患者　病情较轻触电者，如神志清醒，呼吸心跳自主，暂时不要站立或走动，可就地平卧，观察并休息1~2小时，防止继发休克或心衰；病情较重者，若发生呼吸心搏骤停，立即现场心肺复苏。迅速向医院转运，途中不能中断抢救，同时可给予吸氧、静脉输液等措施，保持呼吸道通畅，必要时行气管插管或气管切开术。

（3）抢救注意事项　在现场救治的过程中避免给触电者造成其他损害。救助者必须注意自身安全，未断离电源前绝不能用手直接接触触电者，一定要使用干燥的木块、橡胶及塑料块等绝缘物品垫在脚下，使自己与地面绝缘，再进行救治。

2. 院内救治

（1）维持有效血液循环　触电者因皮肤组织触电后引起严重电烧伤，易出现低血容量性休克，救助者应迅速予以静脉补液，同时维持患者水、电解质和酸碱平衡。

（2）预防心室颤动　触电者最严重的心律失常是心室颤动，应立即对触电者进行心电监护，以便及时发现心室颤动，应尽早给予除颤，同时可考虑用药，如①利多卡因：治疗室性异位心律的首选药；②盐酸肾上腺素：触电后心搏骤停心肺复苏的首选药。

（3）保持呼吸道通畅　及时清除气道异物，呼吸停止者立即行气管插管，使用呼吸机辅助通气，维持有效呼吸。

（4）创面护理　常规伤口用无菌溶液冲洗后再用无菌敷料进行包扎。如果深部组织的损伤出现坏死，易发生厌氧菌感染，清创时可用过氧化氢溶液冲洗，必要时扩创，常规注射破伤风抗毒素，必要时使用抗生素，同时应在伤后 3~6 天除去焦痂。若已经形成肢体局部水肿和小血管内血栓，为减轻灼伤部位周围压力，需进行筋膜松解术，以改善肢体远端血液循环，严重者可能需要截肢处理。

3. 护理要点

（1）紧急处理　若患者出现心跳、呼吸骤停者及时进行心肺复苏，保持呼吸道通畅，充分给氧，配合医生做好抢救工作。

（2）用药护理　尽早建立静脉通路，恢复循环血容量，同时注意纠正水、电解质和酸碱平衡紊乱，在输液过程中注意对患者输液进行严密监测，注意控制输液速度，以防加重患者心脏负荷。若患者出现肾衰，可有葡萄酒色尿或酱油色尿，应使用甘露醇利尿及 5% 的碳酸氢钠碱化尿液，同时应用抗生素和破伤风抗毒素预防感染。

（3）严密观察病情　加强各种基础护理，严密观察及检测患者的生命体征，并记录患者瞳孔和意识，有无恶心、呕吐、发热等。持续心电监护，观察并记录患者心电图的变化，积极预防心室颤动。保持患者呼吸道通畅，给予患者持续低流量吸氧，注意记录患者每小时尿液的颜色、性状、量及比重，维持患者尿量 50~100mL/h。密切观察患者肢体远端血运情况，如肢体颜色、皮温、动脉搏动情况、感觉异常、疼痛等。

（4）创面护理　及时对患者伤口进行清创并暴露伤口，使用磺胺嘧啶银混悬糊剂在创面局部进行涂擦，维持创面干燥，防止腐烂，严密观察创面颜色、气味，床旁备好止血带及无菌敷料，警惕出现局部干性坏死引起坏死组织腐蚀血管导致大出血，如果经过保守治疗效果不佳的患者应立即进行手术治疗。

（5）并发症的护理　触电者容易合并外伤，如气胸、骨折、颅脑损伤等，救助者应分别针对并发症做好相应的急救与护理，若合并脊柱骨折的患者，在搬运的过程中要注意头、颈、躯干为同一轴线，使用硬板床、颈托给予保护。

（6）心理护理　安慰和鼓励患者，告知治疗方式，教会患者自我放松的方法，如听音乐、深呼吸等。鼓励患者的家属和朋友给予患者关心和支持。

【健康指导】

普及安全用电的知识，使患者掌握相关用电的安全知识，尤其是儿童。雷雨天不要选择在大树下避雨，在家用电时要注意严格按要求安装电器并经常检修，严禁使用违章电器，若出现漏电现象，应及时切断电源。

项目四　毒蛇咬伤

案例导入

　　患者，男，50 岁，因田间作业时被蝮蛇咬伤右足而入院，随后患者出现头晕目眩、烦躁不安、恶心呕吐及呼吸困难等症状。经查体：被咬伤口局部出现红肿、疼痛、出血，局部皮肤出现大量瘀斑，患者心率 126 次 / 分钟。

　　问题：在现场应该采取哪些措施以减少蛇毒的吸收？

　　蛇咬伤（snake bite）一般在夏秋季常见，主要发生在南方的山区及农村，多见于农民、野外工作者，以四肢咬伤最常见。在中国，蛇可分为两大类：毒蛇和无毒蛇，其中毒蛇有 50 余种，如金环蛇、银环蛇、蝮蛇、蝰蛇、竹叶青、五步蛇及眼镜王蛇等最为常见。当毒蛇咬伤人体后，毒液从其唇腭上的一对唇上腺排出，经毒牙上的导管迅速注入人体，通过淋巴及静脉循环到达全身，引起中毒，甚至危及伤者生命。

【病因与发病机制】

　　蛇毒是一种复合物，含有多种毒性蛋白质、溶组织酶及多肽，按照毒性对机体的作用可分为神经毒、血液毒及混合毒。

　　1.神经毒　主要由金环蛇、银环蛇、海蛇等产生的毒素，它能麻痹感觉神经末梢，可对中枢神经和神经肌肉节点的传导功能具有选择性的抑制作用，能使呼吸肌麻痹、神经肌肉瘫痪，其毒素量较小，但吸收快，所以全身症状较早出现而局部症状轻。

　　2.血液毒　以竹叶青、五步蛇、蝰蛇为代表，血液毒种类较多，成分复杂，它能破坏血管壁及红细胞膜，可引起全身广泛性出血、溶血、休克或心力衰竭等。其毒素分子量大，吸收较慢，故局部症状出现较早而全身症状出现较晚。

　　3.混合毒　代表毒蛇有蝮蛇、眼镜蛇等，兼有神经毒和血液毒的特点，蛇毒从局部进入淋巴循环和血液循环后必须尽早抢救治疗。

【护理评估】

　　1.健康史　了解患者被蛇咬的原因、时间、部位及是否为毒蛇咬伤，可通过蛇的形态及特征，判断蛇的种类（表 9-2）。

表9-2　无毒蛇与有毒蛇的鉴别

	无毒蛇	有毒蛇
头部	椭圆形	三角形
体色	不鲜艳	鲜艳或有特殊斑纹
体型	体型相称	粗而短，不均匀
尾部	长而尖细	短钝或侧扁行
毒牙	无	有
牙痕	细小	大而深
动作	迅速	爬行动作迟缓，常盘团
性情	胆小怕人	凶猛
伤后感觉	疼痛不明显	疼痛剧烈
局部症状	肿胀局限	肿胀迅速扩大
伤后淋巴结	无症状	肿大、疼痛

2. 症状与体征

（1）神经毒中毒　对中枢神经和神经肌肉节点的传导功能具有选择性的抑制作用，能使呼吸肌麻痹、神经肌肉瘫痪。患者伤后可表现为疲乏、软弱、视物模糊、眼睑下垂，重者可出现吞咽困难、全身瘫痪，甚至是呼吸肌麻痹引起呼吸困难，导致机体缺氧、发绀等，若抢救不及时，患者最后可出现呼吸及循环衰竭，导致迅速死亡。由于局部症状较轻，容易被忽视，一旦度过伤后1~2天的危险期，症状就能很快好转，亦不会留下后遗症。

（2）血液毒中毒　它能破坏血管壁及红细胞膜，可引起全身广泛性出血、溶血，如皮下瘀斑、咯血、便血、血尿及眼结膜下出血等，甚至更严重者会引起胸腔、腹腔及颅内出血，引起低血容量性休克。被咬伤口局部迅速肿胀，疼痛剧烈，伤口周围常伴有水疱，偶有淋巴结肿大。由于发病急，且症状出现较早，如果治疗抢救及时死亡率可大大降低，治疗过晚则后果严重，伤口经久不愈，甚至出现肢体坏疽而造成截肢。

（3）混合毒中毒　兼有上述两种毒素，对神经系统和血液循环系统都有损害，局部症状及全身表现均很明显，如局部伤口的红肿、瘀斑及淋巴结炎，全身严重时会出现呼吸困难、血压下降等，故此类伤者的死亡原因主要是以神经毒素为主。

3. 辅助检查

（1）凝血功能　血小板减少，凝血因子Ⅰ减少，凝血酶原时间延长。

（2）肾功能　血肌酐增高，肌酸磷酸激酶增加，肌红蛋白尿异常等。

4.社会心理状况 注意患者被咬后情绪是否稳定，是否存在焦虑、恐惧的心理。

【病情判断】

1.蛇咬伤的经过。

2.根据咬伤处的牙痕鉴别蛇有毒或无毒。

3.根据被咬伤后局部、全身出现的症状鉴别神经毒素、血液毒素及混合毒素。

【常见护理问题】

1.恐惧、焦虑 与被毒蛇咬伤后担心生命受到威胁及预后有关。

2.疼痛 与蛇咬伤口、皮肤破溃有关。

3.皮肤完整性受损 与被蛇咬后，组织结构破坏有关。

4.躯体活动障碍 与蛇咬伤肢体疼痛、肿胀有关。

5.潜在并发症 呼吸衰竭、肾衰竭、失血性休克等。

【救治与护理】

被蛇咬伤后迅速地远离毒蛇，防止再次被咬，同时尽早就地自救或互救，延缓蛇毒的吸收与扩散，尽快使蛇毒从伤口排出。要学会快速识别蛇的种类，针对性地运用蛇药或抗蛇毒血清中和毒素，加强对症支持治疗。切忌被蛇咬伤后快速奔跑，以免加快毒素的吸收和扩散。

1.现场救治

（1）减慢毒素吸收 限制肢体活动，患肢下垂，患者切勿惊慌奔跑，以免加快蛇毒的扩散。

（2）创口环形缚扎 立即就地取材，用比较柔软的绳索、布条或橡皮管，在距离伤口近心端5~10cm处进行环形缚扎，松紧度以能阻断静脉和淋巴液回流且不妨碍动脉血流为宜，同时为避免组织坏死，每隔20分钟要将缚扎处进行放松。伤口处理完成后即可解除缚扎。

（3）冲洗伤口 用大量冷水反复冲洗伤口及周围皮肤，用手自上而下（自近心端向远心端）向伤口挤压，排出伤口内残留蛇毒。有条件者，用过氧化氢溶液或稀释的高锰酸钾溶液冲洗也可直接破坏蛇毒。

（4）伤口排毒 可采用消毒锐器在咬痕处挑开以扩大创口，深达真皮下，以排出蛇毒，此外，还可以用吸奶器及火罐在伤口处用负压吸出毒液，在野外无条件时，也可用火柴烧灼伤口破坏蛇毒。若没有其他设备，在紧急情况下，确保救助者口腔黏膜无损伤、无龋齿，救助者可直接吮吸伤口，但应及时漱口。如被血液毒蛇咬伤者禁忌切开，防止出血不止。

（5）转运患者 患者经过上述急救后，应安全、平稳、迅速地将患者送到附近的医院进行系统治疗，在转运的过程中也要注意患者的病情变化，定时放松止血带，切忌不可使患肢抬高。

2. 院内救治

（1）局部处理

①用肥皂水、无菌生理盐水、3％过氧化氢溶液或 1∶5000 高锰酸钾溶液冲洗伤口，减轻中毒症状。也可以使用负压装置在伤口处反复抽吸，促使部分毒液排出。

②可将伤肢浸于冷水中 3～4 小时，以减轻局部疼痛且减慢毒素吸收，降低毒素中酶的活力和局部代谢，可使用冰袋冰敷，一般维持 24～36 小时，但注意应防止低温引起局部组织坏死。

③用 0.25％ 普鲁卡因加 5mg 地塞米松在伤口肿胀区上方皮下做环形注射，进行伤口环状阻滞，具有消炎、止痛和减轻过敏反应等作用。

④胰蛋白酶 2000～6000U，以 0.25％ 普鲁卡因稀释后在伤口周围注射，通过胰蛋白酶能将蛇毒蛋白质分解，使其失去原有的毒性作用。

（2）全身治疗

①抗蛇毒血清：为首选特效药，伤后 20～30 分钟内使用最好，可分为单价和多价两种。单价抗蛇毒血清是对已知蛇毒种类的咬伤有较好疗效，使用前需做过敏试验，阳性结果者需进行脱敏注射，常用的有抗五步蛇毒血清、抗眼镜蛇毒血清等。

②普通用药：促使血内蛇毒加速排泄可用呋塞米、甘露醇等脱水利尿剂；预防感染可用破伤风抗毒素和抗菌药；消炎、消肿、止痛并抑制蛇毒扩散可用肾上腺皮质激素；破坏蛇毒可使用胰蛋白酶等。

③遵医嘱口服或外敷解蛇毒中成药：上海蛇药、广州蛇药、南通蛇药等。

3. 护理要点

（1）密切观察患者病情　监测患者生命体征，观察意识、尿量、呼吸、循环功能、伤口肿胀及伤口引流情况，静脉输液时要注意观察患者的心肾功能，预防心衰、肾衰。

（2）局部伤口的护理　加强换药，保持伤口敷料清洁、干燥，保持伤口引流通畅，及时清除变性、坏死组织，预防局部感染。同时伤肢处于下垂位，减缓毒素回心的速度。也可以遵医嘱使用抗生素防止感染。

（3）饮食护理　受伤期间患者宜清淡饮食，鼓励患者多饮水，促进蛇毒从尿液排出，减轻肾脏损害，忌喝酒或咖啡等刺激性饮料，避免促进血液循环，加快毒素吸收和扩散。

（4）心理护理　患者常表现出焦虑与恐惧，护士要安慰患者，解释其治疗方法及过程，使其情绪稳定，积极配合治疗和护理，帮助患者树立战胜疾病的信心和勇气。

【健康指导】

在野外，一定要对身体进行全副武装，随身携带蛇药，尽可能穿长筒靴及长裤，不要赤足行走。在丛林中夜间行走时，要带上手电筒，先使用木棍驱赶毒蛇，不要尝试抓蛇或玩蛇。露营时，避免扎营在石堆附近，要选择空旷的环境，同时在营帐周围点燃火焰，一旦出现蛇咬伤，要保持镇静，立即进行自救或互救。

项目五　犬咬伤

案例导入

患者，女，19岁，在邻居家中与宠物狗玩耍时不慎被狗咬伤左小腿，未做任何处理，1小时后入医院急诊科就诊，经查体：患者左小腿处可见明显咬痕，被咬处皮肤破裂，有少量出血，既往预防接种史不详。

问题：如果你作为急诊科护士，你应如何处理？应为患者做哪方面的健康指导？

犬咬伤（dog bite）即狗咬伤，咬伤局部可出现周围红肿、疼痛。若犬携带狂犬病毒，伤者会出现情绪烦躁、怕风、畏光、恐水、抽搐痉挛，最终导致瘫痪而危及生命的疫病类疾病，称为狂犬病，又称恐水症。狂犬病是由狂犬病病毒引起的人兽共患急性传染病，是一种以侵犯中枢神经系统为主的急性传染病，被犬咬后引起狂犬病的发病率为15%~20%，而一旦发病则死亡率高达100%。

【病因与发病机制】

中国的主要传染源是病犬，除此之外，某些家畜或野生动物如牛、猪、羊、猫、狐和狼等也可成为重要的传染源。狂犬病毒主要存在于患病动物的脑组织和脊髓中，唾液中也含有大量病毒，并随唾液向体外不断排出，同时带有狂犬病毒的唾液可经过伤口、舔伤及抓伤进入人体而被感染，少数亦可通过对病犬的屠杀、切割等过程而被感染。狂犬病毒是嗜神经病毒，对神经组织有很强的亲和力，主要通过破损的皮肤或黏膜侵入人体，经外周神经末梢上行累及中枢神经系统，它可在伤口处及其周围的组织内停留1~2周，并生长繁殖，然后病毒会上行到达中枢神经系统，导致急性、进行性、难以逆转的脑脊髓炎，引起狂犬病的发生。

【护理评估】

1.健康史　询问患者被犬咬伤的时间及部位、患者衣服的厚度、有无注射过狂犬疫苗等。评估患者伤口情况，是否进行了伤口的处理，同时询问犬的特点，有无狂躁、易怒、乱叫且声音嘶哑、尾部下拖等狂犬病的表现，若被感染者应了解其是否发病及潜伏期的长短，潜伏期最短者仅 10 天，最长者可达到数月或数年。

2. 症状与体征

（1）症状 狂犬病感染者在临床中可分为三期，即前驱期、兴奋期和麻痹期。前驱期，持续 1~4 天，被咬伤口周围出现麻木、疼痛及蚁走感，并扩散到整个肢体，同时逐渐出现低热、倦怠、头痛及全身不适等症状，此为最有意义的早期症状；兴奋期，持续 1~3 天，突出症状为躁动、高热、恐惧不安，见水、闻水、听水即可出现咽喉肌痉挛引起吞咽困难、全身痉挛性抽搐、甚至是呼吸困难；最后进入麻痹期，达 1~3 天，最终因全身迟缓性瘫痪导致呼吸、循环衰竭死亡。

（2）体征 被咬后伤者局部可见由利齿造成的深而窄的伤口，同时伴有出血及周围组织水肿。

3. 辅助检查

（1）细菌培养 需对伤口进行需氧、厌氧细菌的监测及培养，常见的需氧菌为化脓性链球菌、金黄色葡萄球菌，厌氧菌为假单胞杆菌、枯草杆菌。

（2）X 线 皮下气肿者需行 X 线检查。

4. 社会心理状况 受伤后被咬者情绪是否稳定，有无焦虑、恐惧或烦躁不安等。

【病情判断】

根据被病犬咬伤史，结合狂犬病的典型表现，即恐水、怕风、怕光，同时排除破伤风等疾病，可确诊为狂犬病。

【常见护理问题】

1. 有窒息的危险 与病毒感染导致咽喉肌痉挛有关。
2. 营养失调 低于机体需要量，与咽喉肌痉挛无法进食有关。
3. 皮肤完整性受损 与被咬后形成开放性伤口有关。
4. 焦虑、恐惧 与担心狂犬病可能导致的严重后果有关。

【救治与护理】

救护原则为及时用肥皂水彻底清洗伤口，实施清创术，尽早注射狂犬疫苗和破伤风抗毒素。

1. 现场救治

（1）在伤口近心端绑扎止血带，以阻断或减缓含有病毒的血液回心。

（2）预防狂犬病的关键是立即、就地、彻底冲洗伤口。伤口的局部处理应在 12 小时内（越早越好）进行，彻底冲洗伤口和消毒能显著降低狂犬病发生的风险，可采用 20% 肥皂水或大量清水流水反复冲洗伤口 15 分钟以上，并用力挤压周围软组织，尽量挤出带有狂犬病毒的血液，彻底冲洗后用 2%~3% 碘酒（碘伏）或者 75% 酒精涂擦伤口，伤口一般不要包扎及缝合、应使其暴露。

（3）安全、平稳、迅速、及时地将患者送到医院继续进一步地进行创面处理和狂犬病疫苗的注射。

2. 院内救治

（1）局部处理　伤口小而浅者，可用碘酊、乙醇消毒即可，若伤口大而深，需立即行清创术，用大量生理盐水或 3% 过氧化氢溶液反复冲洗伤口，必要时扩大伤口，并用力挤压，伤口可暂不缝合，以便于持续引流，若伤口已经产生结痂，应及时去掉结痂后再彻底清创。随后，在伤口周围注射狂犬病免疫球蛋白 20U/kg，一部分注射于伤口，另一部分用于肌内注射。

（2）全身治疗

①适量运用广谱抗生素及破伤风抗毒素，预防伤口感染及破伤风。

②免疫治疗：可分为主动免疫和被动免疫。主动免疫，伤后尽早注射狂犬病毒疫苗，每日 2mL，在腹壁 4 处（右上、右下、左上、左下）交替做皮下注射。若咬伤严重者，则在最初 7 天每天上午、下午各注射 2mL，以后 7 天每天注射 2mL，在疫苗注射期间，必须密切观察患者的不良反应，并做好及时的处理。被动免疫，注射人抗狂犬病毒免疫球蛋白 20IU/kg，其总量一半在伤口局部进行浸润注射，剩余量作肌内注射。

3. 护理要点

（1）预防肌肉痉挛，保持呼吸道通畅　加强对病房的管理，最好安置在单间，要求专人进行护理，保持病房的安静状态，避免光线、声音的刺激。患者的各项操作都需集中进行，减少痉挛发作，一旦发生痉挛，立即遵医嘱使用镇静药。严密观察患者的呼吸，及时清除呼吸道内分泌物，床旁备好气管切开包，必要时立刻实施气管切开。在发作期间不能进食、水者，需及时进行肠外营养，以维持人体水平衡及营养的供给。

（2）预防感染　伤口换药时严格执行无菌操作，注意观察伤口及敷料有无渗血渗液，保持伤口清洁和引流通畅，同时早期患肢应下垂，减缓病毒回心速度。适量应用抗菌药物控制感染，同时加强隔离，防止沾染患者伤口分泌物。

（3）心理护理　及时向患者解释治疗方案，帮助患者建立战胜疾病的信心，保持情绪稳定，配合治疗。

【健康指导】

提高自我保护意识，不要随意抚摸犬，若被犬抓伤、被犬舔或疑与病犬有密切接触者，应尽早注射疫苗。同时对家养犬需定期进行疫苗注射。依据《中华人民共和国传染病防治法》规定，狂犬病为乙类法定报告传染病，各级各类医疗机构的医务人员发现疑似、临床诊断或实验室确诊病例应在诊断后电话报告属地疾病预防控制机构，并在 24 小时内填写传染病报告卡进行网络直报。

复习思考

一、选择题

1. 中暑患者降温时肛温降至（　　　）

    A. 38.0℃左右　　　　　　　　B. 39.0℃　　　　　　　　　　　　C. 37.0℃

    D. 36.0℃　　　　　　　　　　E. 36.5℃

2. 溺水窒息患者急救的首要步骤是（　　　）

    A. 加压给氧　　　　　　　　　B. 挤压简易呼吸器

    C. 口对口人工呼吸　　　　　　D. 肌肉注射呼吸兴奋剂

    E. 清除呼吸道异物

3. 以下关于海水淹溺的描述，不正确的是（　　　）

    A. 血容量增加　　　　　　　　B. 血液浓缩

    C. 可引起高血钠、高血钙和高血镁

    D. 可导致心律失常，甚至心搏骤停

    E. 可引起急性肺水肿、急性脑水肿

4. 下列关于电击伤说法错误的是（　　　）

    A. 交流电电击伤危害性较直流电电击伤大

    B. 通电时间越长，机体造成的损害也越重

    C. 50~60Hz 低压交流电最易产生致命性的心室颤动

    D. 雷击伤可造成鼓膜穿孔，视网膜剥离

    E. 高压电电流易使接触肢体"固定"于电路

5. 热射病的典型表现是（　　　）

    A. 高热（41.0℃以上）、无汗、意识障碍

    B. 高热（41.0℃以上）、抽搐、意识障碍

    C. 高热（41.0℃以上）、无汗、抽搐

    D. 头痛、晕厥、无汗

    E. 头痛、发热、昏迷

6. 中暑时最容易发生肌肉痉挛的是（　　　）

    A. 腹直肌　　　　　　　　　　B. 腓肠肌　　　　　　　　　　　　C. 胸大肌

    D. 咀嚼肌　　　　　　　　　　E. 咬肌

7. 患者，男，50岁，某日在烈日下劳动4小时后感到头晕乏力，随后昏倒在地，神志不清，急送医院，头颅 CT 检查未见异常。查体：体温 41.5℃，心率 135 次 / 分钟，律齐，血压 90/60mmHg，深昏迷，双下肢阵发性抽搐，大小便失禁。该患者属于中暑中的哪一类型（　　）

A. 热射病　　　　　　　B. 热痉挛　　　　　　　C. 热衰竭

D. 先兆中暑　　　　　　E. 轻度中暑

（8~10题共用题干）患者，男，10岁，不慎落入海里，15 分钟前被他人救起，"120" 医护人员急赴现场，发现患者烦躁不安、抽搐，剧烈咳嗽，皮肤发绀，颜面肿胀，球结膜充血，口鼻充满泡沫、淤泥、双肺闻及干湿啰音。

8. 该患者发生了（　　）

A. 淹溺　　　　　　　　B. 脑血管意外　　　　　C. 脑水肿

D. 气胸　　　　　　　　E. 休克

9. 以下病理变化与该患者不符合的情况是（　　）

A. 血液稀释　　　　　　B. 高钙血症　　　　　　C. 高镁血症

D. 血容量减少　　　　　E. 急性肺水肿

10. 针对该患者的处理措施，不正确的是（　　）

A. 碱化血液　　　　　　B. 畅通呼吸道　　　　　C. 脑复苏

D. 快速补充生理盐水或平衡盐液以稀释血液　　　E. 给予高流量吸氧

二、名词解释

1. 淹溺

2. 中暑

3. 热射病

三、简答题

1. 中暑患者物理降温的方法有哪些？

2. 简述淹溺患者的现场救护。

3. 简述电击伤患者的现场救护要点

扫一扫，知答案

四、案例思考题

患者，女，36岁，在树丛中行走时被蛇咬伤后，局部皮肤留下一对大而深的牙痕印，伤口出血不止，周围皮肤迅速出现瘀斑、血疱。

请回答：

1. 如果你是第一目击者，你该如何进行现场急救处理？

2. 如何对患者进行护理及健康指导？

扫一扫，看课件

模 块 十

严重创伤

【学习目标】

1. 掌握创伤的概念、分类及病理过程；多发伤、复合伤的伤情评估、护理诊断、护理措施。

2. 熟悉创伤的评分系统。

3. 了解多发伤与复合伤的鉴别。

创伤不仅可以大量发生在战争时期，在日常生活中也极为常见。随着工业、交通及生活节奏的飞速发展，致伤因素日渐多样化，创伤的发病率、致残率和死亡率均有增加趋势。创伤致死人数在中国每年超过 20 万余人，因此，开展创伤的预防、救治及护理成为急救医学、急救护理学的重要任务。

项目一 创伤概述

案例导入

患者，男性，50 岁，施工中因房屋倒塌，被埋在泥土中 1 小时。救出后检查，双下肢严重肿胀，组织广泛缺血坏死，下腹部有 1 个手掌面积压痕，周围皮肤出现瘀斑，排尿 1 次为红茶色尿。

问题：此时的损伤多为何种伤？对患者的急救包括哪些？

创伤（trauma）是指人体受到伤害，包括生理上和心理上的伤害。创伤的含义上有广义和狭义之分，狭义的"创伤"指机械性致伤因素作用于人体所造成的机体组织结构完整性的破坏和功能障碍。如工伤事故、交通意外等导致的伤口、脏器破裂、出血、骨折和脱位等，此外手术也是一种特殊性质的创伤。创伤一词的外延不如损伤一词广，损伤是指外界致伤因素作用于机体造成组织结构的破坏和功能障碍。

一、创伤的分类

创伤在临床有多种分类方法，常见的有如下几种分类方法：

1. 按致伤原因分类　可分为刺伤、切割伤、挤压伤、火器伤、烧伤、冻伤、爆震伤、冲击伤等。明确致伤的因素，有利于评估伤后的病理变化。

2. 按受伤后皮肤、黏膜完整性分类　可分为闭合伤和开放伤。伤部皮肤、黏膜完整者称为闭合伤，如：挤压伤、挫伤、扭伤、冲击伤等；伤部皮肤、黏膜破损者称为开放伤，如：擦伤、裂伤、刺伤、撕脱伤、切割伤和火器伤等。

3. 按受伤部位分类　可分为颅脑伤、颌面部伤、颈部伤、胸部伤、腹部伤、骨盆伤、脊柱脊髓伤、四肢伤等。明确受伤部位有利于判断创伤可能涉及的软组织或脏器。

4. 按伤情轻重分类　可对伤情进行计分量化，进行创伤分度，以供临床参考。

（1）轻伤　指伤员局部软组织伤，意识清楚，仍可坚持工作，无生命危险或只需小手术者。如：无感染的软组织创伤、闭合性四肢骨折、轻度撕裂伤等。

（2）重伤　指一般无生命危险，生命体征稳定，但需严密观察病情变化，尽可能在伤后 12 小时内处理的创伤。如：广泛软组织创伤、肢体挤压伤等。

（3）危重伤　指随时有生命危险，需紧急处理的创伤。如：①收缩压 < 11.97kPa（90mmHg）、脉搏 > 120 次 / 分钟、呼吸 > 30 次 / 分钟或 < 12 次 / 分钟；②头、颈、胸、腹或腹股沟部穿透伤；③意识丧失或意识不清；④腕或踝以上创伤性断肢；⑤连枷胸；⑥有两处或两处以上长骨骨折；⑦3 米以上高空坠落伤。

二、创伤后的病理生理变化

创伤后机体迅速发生各种局部和全身性防御反应，以利于对抗致伤因子的有害作用，维持内环境的稳定和促进机体的康复。但如反应过于强烈，对机体也会造成有害的影响，需要在治疗中加以调整。

1. 创伤后炎症反应　任何创伤，都会激发人体最基本的生理反应，即炎症反应，又称为创伤性炎症。创伤炎症反应期是指伤后 48 小时内，在此期间，受创组织出现水肿、变性、坏死、溶解以及清除等。炎症反应期是生长因子的调控及其结果。当组织受伤后，出血与凝血等过程可释放多种生长因子，如血小板源性生长因子、成纤维细胞生长因子、转化生长因子等。这些因子与特异的细胞表面受体结合，导致受体分子构形改变，激活细胞质区域的激酶，导致多种效应蛋白活动，产生分泌介导因子，诱导和调控组织修复的炎症反应。

生长因子在炎症反应中的作用主要有：

（1）作为趋化剂，趋化中性粒细胞、巨噬细胞等向创面聚集，聚集的炎症细胞释放多种蛋白水解酶，以溶解消化坏死组织；聚集的白细胞能吞噬和清除异物与细胞碎片；局部渗出物能稀释存在于局部的毒素与刺激物；血浆中的抗体能特异中和毒素；渗出的纤维蛋白凝固后形成局部屏障；激活的巨噬细胞等本身又释放新的生长因子，进一步调控炎症反应过程。

（2）趋化与直接刺激成纤维细胞、血管内皮细胞分裂、增殖，为后期修复打下基础。伤后数小时内即出现炎症反应，组织局部充血、渗出，在临床上表现为红、肿、热、痛。渗出过程中，纤维蛋白原转变为纤维蛋白，可充填组织损伤裂隙和作为细胞增生的网架；中性粒细胞经过趋化、吞噬作用，可清除组织内的细菌，单核细胞转变为巨噬细胞后可吞噬组织中的坏死组织碎片、异物颗粒。这种炎症反应是非特异性防御反应，有利于清除坏死组织、杀灭细菌及组织修复。因此，一般情况下的创伤性炎症有利于创伤修复。但是反应过强可使血容量大量减少，组织内压增高，局部血液循环障碍，从而发生组织坏死，造成炎症损害。而炎症反应被抑制，则会延迟愈合时间。而大量渗液可引起血容量减少，可导致休克、器官功能障碍等不良后果。

2. 创伤后全身反应　全身性反应是因受到严重创伤时，机体受刺激所引起的应激反应及代谢反应。主要反应是人体神经内分泌系统活动增强而导致一系列功能和代谢变化的过程，是一种非特异性应激反应。

（1）体温改变　创伤后感染是创伤后最常见的并发症，体温变化尤为明显。发热为炎性介质如白介素（IL）、细胞破坏后释放出的肿瘤坏死因子（TNF）等作用于体温调节中枢所致。创伤性休克可伴有体温过低，是炎性反应抑制的表现。

（2）神经内分泌系统变化　由于疼痛、精神紧张、失血等刺激，使下丘脑 – 垂体 – 肾上腺皮质轴和交感神经 – 肾上腺髓质轴发生应激效应，产生大量的儿茶酚胺、促肾上腺皮质激素（ACTH）、抗利尿激素（ADH）、生长激素（GH）和胰高血糖素（glucagon）；同时，肾素 – 血管紧张素 – 醛固酮系统也被激活。上述三个系统互相协调，共同调节全身各器官功能和代谢，以对抗致伤因素的损害作用。

（3）机体代谢变化　严重创伤后，机体发生以高能量消耗和高分解代谢为主要表现的代谢紊乱。受神经内分泌系统的影响，机体内糖、蛋白质、脂肪分解加速，糖异生增加，而合成代谢减弱，表现为高糖血症、高乳酸血症、血中游离脂肪酸和酮体增加、尿素氮排出增加，机体发生负氮平衡、营养不良、酸中毒和水、电解质代谢紊乱，进一步加重机体组织的结构和功能损害。

（4）免疫系统变化　严重创伤可引起免疫功能紊乱，其机制较为复杂，一般认为与免疫抑制因子、免疫抑制细胞和神经 – 内分泌 – 免疫功能网络紊乱有关。细胞免疫和体液免疫功能下降，将导致机体容易并发感染，严重的全身性感染是创伤常见且严重的并发症。

3. 创伤的修复　大致经过三个过程：充填期、增生期和塑型期。

（1）充填期　伤口早期由血凝块充填，进入炎症反应期后，血浆纤维蛋白充填伤口并构成网架，此期功能是止血和封闭创面，需 3~5 日。

（2）增生期　新生的毛细血管、成纤维细胞、内皮细胞三者构成肉芽组织充填伤口，当上皮覆盖整个创面时，则达到瘢痕愈合。该期需 1~2 周。

（3）塑型期　为适应伤处功能代偿，瘢痕愈合的基质 - 胶原纤维又可被转化和吸收，使瘢痕软化，进而使伤口外观和对功能的影响得以改善。此期持续时间与伤口的严重程度相关，约需 1 年。

4. 创伤愈合类型

（1）一期愈合　伤口边缘整齐、严密、平滑、呈线状，两侧创缘对合严密，无感染发生，创伤内组织修复以原来的细胞组织层次为主，连接处仅有少量纤维组织。

（2）二期愈合　又称瘢痕愈合。伤口大，创缘不齐，创伤组织缺损多或发生化脓性感染，需肉芽组织充填伤口，纤维组织大量增殖，上皮逐渐覆盖或植皮后才能愈合，遗有明显的瘢痕挛缩或瘢痕增生，影响外观和功能。

三、创伤救护的特点

1. **病情紧急须及时救护**　现代创伤具有突发性强、转变迅速、群体受伤、多发伤、复合伤等特点。致伤因子具有惊人的高能量，瞬间作用到人体可伤及多个部位或多个脏器，造成既有局部损伤，又有全身反应。严重创伤患者往往病情紧急，术前没有足够的时间了解病史和充分准备，初步检查后，须抓紧时间针对主要损伤及时处理，待病情稍稳定后再做进一步检查或全面检查。

2. **病情危重救护难度大**　严重创伤易并发血管损伤，导致急性血容量丢失出现失血性休克。严重胸部损伤或颅脑损伤，有时发展迅速，可因窒息、缺氧或脑疝而猝死。对严重创伤患者须强调早期生命支持，否则往往会丧失挽救生命的机会。现场急救及救护途中的早期，不间断的病情监测和急救处理，对救治成功和改善预后十分重要。

3. **病情复杂易误诊漏诊**　严重创伤常为多发伤，多发伤的共同特点是受伤部位多、伤情复杂，明显外伤和隐蔽性外伤同时存在，开放伤和闭合伤同时存在，而且大多数伤员不能述说伤情。在多发伤的观察救护过程中，隐匿的潜在威胁极易被误诊和漏诊，直接影响救护的成功率。

4. **创伤后的损伤延迟表现严重**　有些患者入院时仅仅诊断为某部位的单发创伤，随着时间推移，有些迟发的创伤会逐渐表现出来，如延迟性脑硬膜下出血、脾包膜完整的脾脏破裂、空腔脏器的破裂等，均可在入院 24 小时内表现出来。因此，须对此保持高度警惕，对生命体征及病情变化应密切观察，并根据病情变化及时调整治疗方案。

5. **创伤后免疫能力低下**　创伤后机体免疫功能紊乱，表现为免疫功能抑制或过度的炎症反应损害。创伤后机体一方面可因抗感染免疫功能受抑，易发生感染脓毒症，另一方面又可因过度的炎症反应导致全身炎症反应综合征。免疫功能障碍导致的感染脓毒症及多器官功能障碍综合征成为创伤后期患者死亡的主要原因。对创伤患者的救护应重视感染的预防和治疗。

6. 剧烈疼痛及心理护理　创伤后通常均伴有严重疼痛，骨、关节的损伤疼痛更为剧烈，患者表现出精神紧张、焦虑、恐惧等心理变化，剧烈疼痛和强烈的情绪变化对伤情的诊断治疗不利。此外疼痛可导致休克，也易导致肺部并发症。在诊断明确的情况下，必须早期给予适当的镇痛处理，但以下情况镇痛需谨慎：①血流动力学不稳定；②呼吸抑制；③意识障碍。此外诊断未明确前禁用止痛药物以免掩盖病情。

7. 呕吐与误吸的护理　创伤患者处于高度应激状态，胃排空延迟甚至停滞，伤后的水电解质紊乱也可导致患者恶心、呕吐，因此防止误吸极为重要。

四、创伤评分系统

创伤评分是为评定创伤严重程度、指导创伤救治、预测创伤结局及评估救治质量而设定的量化标准。目前多使用院前评分、院内评分和 ICU 评分。

1. 院前评分　主要用于现场分类，是指医务人员对患者从受伤现场到入院确诊前进行伤情严重度定量判断的方法。该法简便易行，分类迅速，可为危重患者的迅速救治创造条件。常用院前评分包括：创伤指数（trauma index，TI）、创伤记分（trauma score，TS）、院前指数（pre-hospital index，PHI）、CRAMS 评分等。

（1）创伤指数（trauma index，TI）　该法适宜在事故现场作检伤分类，是从受伤部位、损伤类型、循环、呼吸和意识状态五个方面对患者进行伤情评估（表 10-1）。各项积分相加，以总分评定创伤严重程度，总分越高，伤情越重。TI < 9 分为轻度或中度伤；10~16分为重度伤；17 分以上为严重创伤，约有 50% 的死亡率；21 分以上者死亡率剧增；29分以上者，80% 于 1 周内死亡。

表 10-1　创伤指数（TI）

分值	1	3	5	6
受伤部位	四肢	背部	胸部	头、颈、腹
损伤类型	撕裂伤	挫伤	刺伤	钝器伤、子弹伤
循环状态				
外出血	有			
血压（mmHg）		60~97	< 60	测不到
脉搏（次 / 分钟）		100~140	> 140	< 50
呼吸	胸痛	呼吸困难	发绀	无呼吸
意识	嗜睡	恍惚	浅昏迷	深昏迷

（2）创伤记分（trauma score，TS） 该法选择呼吸（频率和幅度）、循环（包括收缩压和毛细血管再充盈）、格拉斯哥昏迷指数（Glasgow coma scale，GCS）等生理指标作参数，对患者进行伤情评估。每项指标记0~5分，5项分值相加为TS（表10-2）。即TS＝A+B+C+D+E，总分为1~16分，分值越低，伤情越重。1~3分者生理功能紊乱严重，死亡率高达96%；4~13分者生理功能紊乱较严重，不及时救治易于死亡，而迅速、准确治疗可能存活，抢救价值很大；14~16分者，生理功能紊乱较小，存活率高达96%；TS＜12分为重伤标准。由于其灵敏度相对较低，易于遗漏严重患者，特别是对头部伤患者的严重度估计不足。因此提出了修正的创伤记分（RTS）。

表10-2 创伤记分（TS）

分值	0	1	2	3	4	5
(A) 呼吸频率（次/分钟）	0	＜10	＞35	25~35	10~24	
(B) 呼吸幅度	浅或困难	正常				
(C) 循环收缩压	0	＜50	50~69	70~90	＞90	
(D) 毛细血管再充盈	无充盈	充盈延迟	正常			
(E) 意识状态（GCS）		3~4	5~7	8~10	11~13	14~15

注：TS＝A+B+C+D+E

（3）修正的创伤记分（revised trauma score，RTS） 是针对TS灵敏度低，危重患者易于遗漏，对头部伤患者的严重性估计不足而提出的。该记分法进一步改进并简化了检测指标，增加了GCS的权重（表10-3）。RTS＞11分为轻伤；RTS＜11分为重伤；RTS评分越低，伤情越重。

表10-3 修正的创伤记分（RTS）

分值	4	3	2	1	0
GCS	13~15	9~12	6~8	4~5	3
呼吸（次/分钟）	10~29	＞29	6~9	1~5	0
收缩压（mmHg）	＞89	76~89	50~75	1~49	0

（4）院前指数（pre-hospital index，PHI） 以收缩压、脉搏、呼吸和意识四项指标为参数，每项指标分别为0~5分，总分0~20分（表10-4）。PHI与其他评分方法相反，分数越高，代表伤情越重。总分0~3分为轻伤，死亡率为0，手术率为2%；4~20分为重伤，死亡率为16.4%，手术率为49.1%；伴胸、腹穿透伤另加4分（总分0~24分）。

表 10-4　院前指数（PHI）

分值	0	1	2	3	5
收缩压（mmHg）	＞100	86~100	75~85	0~74	
脉搏(次/分钟)	51~119			≥120	≤50
呼吸(次/分钟)	正常			浅或费力	＜10或需插管
意识状态	正常			模糊或烦躁	言语不能理解

（5）CRAMS评分　是循环、呼吸、胸腹部、运动和语言五个英文的缩写，按照各参数表现评定为0~2分，相加的积分为CRAMS值，总分为10分（表10-5）。总分越高，伤情越轻。据统计CRAMS＞7分者，死亡率为0.15%；＜7分者，死亡率为62%。CRAMS共分3级，分值9~10分为轻伤；8~7分为重伤；＜6分为极重伤。

表 10-5　CRAMS 评分

分值	2	1	0
循环	毛细血管充盈正常，收缩压＞100 mmHg	毛细血管充盈迟缓，收缩压85~99mmHg	毛细血管无充盈，收缩压＜85mmHg
呼吸	正常	＞35次/分钟	无自主呼吸
胸、腹压痛	无压痛	胸或腹压痛	连枷胸、板状腹或深穿刺伤
运动	遵嘱动作	只有疼痛反应	无反应
语言	回答切题	错乱、语无伦次	发音听不懂或不能发音

2. 院内评分　是指患者到达医院后，以量化标准来判断创伤类型及严重程度的方法，包括简明创伤分级（AIS）和创伤严重度记分法（ISS）。院内评分可用于估测预后，以及比较各医疗单位救治水平。

（1）简明创伤分级法（abbreviated injury scale，AIS）　早期主要用于车祸伤，经6次修订发展到可用于各种创伤的评估。是对器官、组织创伤进行量化的评分方法，由诊断编码和创伤评分两部分组成，是一种适合各创伤的早期分级评定标准。在AIS-90版本中，每一个伤员的伤情都可用一个7位数字表示（图10-1）。第6位与第7位数字之间用小数点隔开，记为"XXXXXX.X"。小数点前的6位数为创伤的诊断编码，小数点后的1位数为伤情评分（有效值1~6分）。左起第1位数字表示身体区域，用1~9分别代表头、面、颈、胸、腹、脊柱、上肢、下肢和未特别指明的部位。左起第2位数代表解剖类型，用1~6分别代表区域、血管、神经、器官（包括肌肉/韧带）、骨骼及头、意识丧失（loss of consciousness，LOC）。左起第3、4位数代表具体受伤器官代码，该区各个器官按照英文名词的第一个字母顺序，序号为02~09。左起第5、6位数表示具体的创伤类型、性质或

177

程度（按轻重顺序），从 02 开始，用 2 位数字顺序编排以表示具体的创伤，同一器官或部位，数字越大代表伤势越重。左起第 7 位（即小数点后面一位）表示伤情严重性的代码，共分为六个等级，即：AIS 1 为轻度伤，AIS 2 为中度伤，AIS 3 为较严重伤，AIS 4 为严重伤，AIS 5 为危重伤，AIS 6 为极重伤。分值越大，则创伤越重，资料不详无法评分者标记为 AIS 9。在创伤研究中发现，AIS 评分值与各系统创伤严重度记分之间呈非线性关系，对两个或两个以上部位的创伤也很难进行评定与比较，故仅适用于单个创伤的评定。

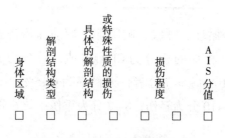

图 10-1 AIS-90 的数字编码

（2）创伤严重度记分（injury severity，ISS） ISS 将人体分为 6 个区域（表 10-6），选择其中创伤最严重的 3 个区域，计算每一区域最高 AIS 值的平方和。ISS 的有效范围为 1~75 分。ISS < 16 分定为轻伤，死亡率较小，≥ 16 分为重伤；≥ 25 分为严重伤。

表 10-6 ISS 的区域编码

编码	区域
1	头部或颈：脑、颈髓、颅骨、颈椎骨、耳
2	面部：口、眼、鼻和颌面骨骼
3	胸部：内脏、横膈、胸廓、胸椎
4	腹部或盆腔内脏器、腰椎
5	肢体或骨盆、肩胛骨
6	体表

注：ISS 所分区域不必与 AIS 的区域相一致。

3. ICU 评分 目前定量评估 ICU 危重患者病情的常用方法是急性和慢性健康评分系统（acute physiology and chronic health evaluation，APACHE），该法能较为科学地评估患者严重程度和估测预后。此系统有 3 个版本：APACHE Ⅰ、APACHE Ⅱ 和 APACHE Ⅲ，其中 APACHE Ⅱ（改进型）评分法比较常用，由 12 项生理生化指标（A）、年龄（B）、慢性疾病（C）三部分评分构成（表 10-7、10-8）。APACHE Ⅱ 评分为三部分得分之和，分值最大为 71 分，分值越大，伤情越重。当 APACHE Ⅱ > 20 分时，院内预测死亡率为 50%，所以 20 分为重症点。选用 ICU 的第一个 24 小时内最差值的评分会使患者严重程度的评分更为准确。

表 10-7　APACHE Ⅱ 12 项生理生化指标部分评分（A）

	+4	+3	+2	+1	0	+1	+2	+3	+4
肛温（℃）	≥ 41	39~40.9		38.5~38.9	36~38.4	34~35.9	32~33.9	30~31.9	≤ 29.9
平均动脉压（mmHg）	≥ 160	130~159	110~129		70~109		50~69		≤ 49
心率（次 / 分钟）	≥ 180	140~179	110~139		70~109		55~69	40~54	≤ 39
呼吸（次 / 分钟）	≥ 50	35~49		25~34	12~24	10~11	6~9		≤ 5
$A-aDO_2$（mmHg）	≥ 500	350~499	200~349		< 200				
PaO_2（mmHg）					> 70	61~70		55~60	< 55
Na^+（mmol/L）	≥ 180	160~179	155~159	150~154	130~149		120~129	111~119	< 110
K^+（mmol/L）	≥ 7	6~6.9		5.5~5.9	3.5~5.4	3~3.4	2.5~2.9		< 2.5
肌酐（μmol/L）*	≥ 309	169~308	133~168		53~132		< 53		
血细胞比容	≥ 0.60		0.5~0.599	0.46~0.499	0.30~0.459		0.20~0.299		< 0.20
WBC（10^9/L）	≥ 40		20~39.9	15~19.9	3~14.9		1~2.9		< 1
GCS 评分＝ 15- 实际 GCS 得分									

*若伴有肾功能衰竭，肌酐加倍记分

表 10-8　APACHE Ⅱ 年龄分（B）和慢性疾病分（C）

年龄（岁）	分数	合并慢性病	分数
≤ 44	0	择期手术后	2
45~54	2		
55~64	3	非手术或急症手术后	5
65~74	5		
≥ 75	6		

APACHE Ⅲ是1991年提出的ICU评分法，它是APACHE Ⅱ的改进型。APACHE Ⅲ的数据库大于APACHE Ⅱ，收集的指标更多且更为客观，但在数据的收集上较APACHE Ⅱ更为烦琐。由于APACHE Ⅲ应用时间尚短，对其特点和长处有待进一步发掘。

严重创伤结局研究（major trauma outcome study，MTOS）是近30年来创伤研究的重要课题，患者的结局在一定程度上反映了伤情的严重程度。MTOS广泛用于指导和帮助创伤救治、比较救治结局、评价新技术的效果、监测医院在减少人员和经费时对患者救治水平的影响，国内外大部分文献均以美国MTOS为基准来进行结局比较。Champion等利用MTOS数据库资料，提出了预测存活概率（probability of survival，Ps）的TRISS（trauma and injury severity score）法和ASCOT（a severity characterization of trauma）法。目前用这两种方法计算Ps是评定创伤程度和预测创伤结局最常用的精确方法，已成为院内评分的趋势。TRISS法把ISS、RTS和年龄因素结合起来预测伤员的Ps。根据钝伤或穿透伤采取不同权重系数，以Ps=0.5作为评估结局的标准，Ps≥0.5预测生存可能性大，Ps＜0.5预测死亡的可能性大。对Ps≥0.5的患者，如果出现死亡，应查明原因，对Ps＜0.5的患者，如果救治成功，应总结经验。ASCOT法也是一种生理变化和解剖部位相结合的预后评估方法，与TRISS比较，年龄分段更细致，用解剖要点（ana-tomic profile，AP）分类法取代ISS，对患者的全部严重创伤给予较多权重，使同一区域内多处伤得到体现，用逻辑函数和回归权重进一步确认头部创伤和昏迷对预测患者结局的重要性。因此，目前认为该法在预测Ps方面优于TRISS法。

项目二　多发伤、复合伤

一、多发伤

【概述】

多发伤（multiple injury）是指在同一伤因的打击下，人体同时或相继有两个或两个以上解剖部位的组织或器官受到严重创伤，其中之一即使单独存在也可能危及生命。多发伤致伤因素复杂，致伤重，出血多。具体表现为：①多发性骨折、广泛性软组织伤；②同一器官有多处创伤；③同一体腔内有数个器官创伤；④同时存在两个或两个以上体腔创伤，各体腔也可能几个器官受伤。

多发伤急救是一个连续的过程，包括现场急救、转送、抗休克、重要脏器的专科处理等，任何环节处理不当都会影响患者的生命安全。因此一定要重视多发伤的现场救护、途中安全转运和急诊室救护。

【临床特点】

多发伤具有以下特点：①损伤部位多；②伤情严重、复杂、变化快，死亡率高；③休克和低氧血症发生率高；④容易漏诊和误诊；⑤不同器官的病情可以相互影响，加重创伤反应，处理上也可能发生相互矛盾，救治困难；⑥创伤严重，易发生感染等并发症。

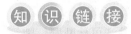

多发伤的三个死亡高峰

第一高峰：伤后数分钟内，为即时死亡。死亡原因主要为脑、脑干、高位脊髓的严重创伤或心脏主动脉等大血管破裂，往往来不及抢救。

第二高峰：伤后6~8小时内，这一时间称为抢救的"黄金时间"，死亡原因主要为脑内、硬膜下及硬膜外的血肿、血气胸、肝脾破裂、骨盆及股骨骨折，以及多发伤大出血。若抢救措施及时有效，大部分患者可免于死亡。这类患者是抢救的主要对象。

第三高峰：伤后数天或数周，死亡原因为严重感染或器官功能衰竭。

【护理评估】

1. **危及生命的伤情评估**　对严重多发伤的早期检查，主要判断有无致命伤，先要注意伤员的神志、面色、呼吸、血压、脉搏、出血等，以迅速确定以下几点：

（1）气道情况　有无气道不畅或阻塞。

（2）呼吸情况　是否有通气不畅、有无鼻翼扇动、胸廓运动是否对称、呼吸音是否减弱。特别注意有无张力性气胸或开放性气胸及连枷胸。

（3）循环情况　了解出血量多少，观察血压和脉搏，以判断是否休克。

①有无活动性出血，血容量是否减少。

②毛细血管再充盈时间：用于评价组织灌注情况，当用手指压迫伤员拇指甲床时，甲床颜色变白，正常人除去压力后2秒内，甲床恢复到正常的红润。因甲床是末梢，再充盈时间延长是组织灌注不足的最早指征之一。

③评估血压：急救现场可用手触动脉法。如可触及桡动脉、股动脉或颈内动脉搏动，则收缩压分别为80mmHg、70mmHg、60mmHg。

（4）中枢神经系统情况　意识状态、瞳孔大小、对光反射、有无偏瘫或截瘫等。

2. **全身伤情评估**　在对患者进行紧急救治处理后，生命体征平稳时，迅速进行全身检查，可以参考"CRASHPLAN"顺序检查法对伤情做出全面判断，以防出现未知的漏诊和误诊。CRASHPLAN 即：心脏（cardiac）、呼吸（respiration）、腹部（abdomen）、脊柱（spine）、头部（head）、骨盆（pelvis）、四肢（limbs）、动脉（arteries）、神经（nerves）九个解剖部位。评估应注意迅速、轻柔、准确，不同病因患者评估的侧重点不同。但是绝不可以因为评估而延误抢救。根据评估所获得的健康资料，确定进一步救治的先后顺序。

3. 辅助检查

（1）血生化检查　血常规、血型、血气分析、血细胞比容等。

（2）穿刺和导管检查　胸腔穿刺可诊断血气胸；腹腔穿刺或置管灌洗可诊断肝、脾等脏器破裂内出血；导尿不仅可诊断尿道、膀胱和肾脏损伤，还可用于计算尿量和判断休克严重程度。

（3）其他检查　X 线检查、B 超、CT 等，有助于诊断骨折、血胸、气胸、心脏损伤、气腹、腹腔内脏器损伤等。

【病情判断】

1. 临床表现

（1）首先观察神志、瞳孔、呼吸、脉搏、血压等生命体征，以发现早期休克。

（2）根据受伤史或某处突出的症状或体征，详细检查局部伤情。

（3）对开放性创伤，仔细检查伤口，注意其形状、出血、污染、异物、渗出物等情况。

（4）为了不遗漏重要伤情，严格按"CRASHPLAN"顺序检查。

2. 创伤评分　创伤评分是判定伤员创伤严重程度的量化标准，指导创伤救治，预测创伤结局，以及评估救治质量（详见项目一）。

同一致伤原因引起下列两条以上伤情者为多发伤：①颅骨骨折，伴有昏迷、半昏迷的颅内血肿，脑挫裂伤，颌面部骨折；②颈部外伤伴有大血管损伤、血肿、颈椎损伤；③多发性肋骨骨折，血气胸，肺挫伤，纵隔、心、大血管和气管损伤；④腹内出血，内脏损伤，腹膜后大血肿；⑤肾破裂，膀胱破裂，尿道断裂，阴道破裂，子宫破裂；⑥骨盆骨折伴有休克；⑦脊椎骨折伴有神经系统损伤；⑧上肢肩胛骨、长骨干骨折；⑨下肢长骨干骨折；⑩四肢广泛撕裂伤。

对生命不构成严重威胁的伤情。如单纯的四肢骨折不伴休克或单纯的椎体压缩性骨折等通常临床上不在多发伤范畴。

【救治与护理】

包括现场急救、转送、急诊室的救治，遵循重危患者"先救命后治疗"的原则。多发伤患者常合并多个脏器损伤，在救治过程中，强调生命第一的原则，诊疗模式由平时的"诊断→治疗"变为"抢救→诊断→治疗"。切忌过多的辅助检查对时间的浪费，以免影响伤后的抢救。对多发性创伤伤员的抢救必须迅速、准确、有效。做到抢救争分夺秒，复苏与手术顺序合理。

1.**现场救护** 按"生命第一、功能第二、组织结构第三"的原则进行，先重后轻，先急后缓。

（1）**脱离危险环境** 抢救人员到达现场后，应使伤员迅速安全地脱离危险环境，排除可以继续造成伤害的原因。如将伤员从倒塌的建筑物或炮火中抢救出来，应转移到通风、安全、保暖、防雨的地方进行急救。但搬运伤员时动作要轻稳，切忌将伤肢从重物下硬拉出来，避免再度损伤或继发性损伤。移动过程中要特别注意可能发生的脊髓损伤，或使原有的损伤加重，对疑似脊柱骨折伤员要由3~4人同时搬运，移动前颈部固定，移动过程中保持头颈脊柱成一直线。

（2）**解除呼吸道梗阻** 呼吸道梗阻或窒息是伤员死亡的主要原因。应立刻采取如下措施：松开领带、衣扣，置伤员于侧卧位，或头转向一侧，以保持呼吸道通畅；迅速清除口、鼻、咽、喉部的异物、血块、呕吐物、痰液及分泌物等；对颅脑损伤而有深昏迷及舌后坠的伤员，可牵出后坠的舌，下颌向前托起；下颌骨骨折而无颈椎损伤的伤员可将颈项部托起，头后仰，使气道开放；对喉部损伤所致呼吸不畅者，可用大号针头做环甲膜穿刺或环甲膜切开；无呼吸、心跳者，做心肺复苏的同时应尽快做气管插管，以保证呼吸道通畅及充分供氧，有利于循环复苏。

（3）**处理活动性出血** 控制明显的外出血，是减少现场死亡的最重要措施。最有效的紧急止血法是加压于出血处，压住出血伤口或肢体近端的主要血管，然后在伤口处用敷料加压包扎，并将伤部抬高，以控制出血。慎用止血带，但对出血不止的四肢大血管破裂，则可用橡皮止血带或充气止血带，须衬以布料，止血带应扎在伤口上方，尽量靠近伤口，但上臂不可扎在中、下 1/3 处，以免损伤桡神经。记录上带时间，每30分钟至1小时松解一次，每次1~2分钟。解开止血带时不可突然松开，同时应压住出血伤口以防大出血造成休克。

（4）**处理创伤性气胸** 在受伤现场，小量的闭合性气胸可不做处理。肺萎陷在30%以上有胸闷、气促者应穿刺抽出气体以使伤侧肺及早扩张；胸部有开放性伤口时，应迅速用清洁敷料严密封闭伤口，变开放性气胸为闭合性气胸；对张力性气胸、呼吸困难、气管明显移位者，应尽快于伤侧锁骨中线第二肋间锁骨中线处放置胸腔引流管，作闭式胸膜腔引流。在紧急情况下可用粗针头在患侧第二肋锁骨中线处刺入胸膜腔，临时排气减压；对血气胸要行闭式引流；对胸壁软化伴有反常呼吸者应固定浮动胸壁等。在上述紧急处理过程中，应同时进行抗休克综合性治疗。

（5）**保存好离断肢体** 离体组织在室温下缺血6小时即可发生坏死，故应尽快用无菌单包裹离断的肢体，外套塑料袋，立即用冰块作干冻冷藏，保持在4℃左右低温，立即随患者一起送往医院（图10-2）。冷藏时要防止冰水渗入袋内，切忌将离断肢体浸泡在任何液体中。记录受伤和到达医院时间，迅速将离断肢体送手术室用肝素盐水灌注，冲洗后保存于2~4℃冰箱中，待手术时用。

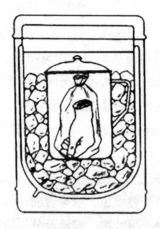

图 10-2　断肢冷藏法

（6）伤口处理　有创面的伤口，用无菌敷料或清洁的毛巾、衣服、布类覆盖创面，再用绷带或布条包扎；外露的骨骼、肌肉、内脏等组织切忌回纳入伤口内，以免将污染物带入伤口或深部。不要随意去除伤口内异物或血凝块，以免发生大出血；颅脑伤，应用敷料或布类物品做一大于伤口面积的圆环放在伤口周围，然后包扎，防止颅骨骨折碎片在包扎时陷入颅内；有内脏脱出的腹部伤，先用大块无菌生理盐水浸湿的纱布盖好内脏，后用凹形物（如饭碗）扣上或用纱布、绷带等做成环状保护圈，再用绷带、三角巾包扎伤口，以免内脏继续脱出；骨折部位要妥善包扎固定，以免骨折端发生异常活动，加重损伤。

（7）抗休克　现场抗休克的主要措施为迅速地临时止血、输液扩容和应用抗休克裤。

（8）现场观察　其目的是了解受伤的原因、暴力情况、受伤的详细时间、受伤的体位、神志、出血量等，以便向接收救治人员提供伤情记录，帮助伤情判断以指导治疗。

　2. 转运途中的救护

（1）运送条件要求　力求快速，尽量缩短途中时间、物品的准备，保证途中抢救和监护工作不间断。

（2）伤员体位　伤员在转送途中的体位，应根据不同的伤情选择。一般创伤取仰卧位；颅脑伤、颌面部伤应侧卧位或头偏向一侧，以防舌后坠或分泌物阻塞呼吸道；胸部伤取半卧位或伤侧向下的低斜坡卧位，以减轻呼吸困难；腹部伤取仰卧位，膝下垫高使腹壁松弛；休克患者取仰卧中凹位。

（3）搬运方法　脊柱骨折的伤员俯卧在担架上进行运送。如仰卧位则应在脊柱骨折部位垫以枕头以减少前屈位置，使脊柱呈过度后伸位，应3~4人一起搬动，保持头部、躯干成直线位置，以防造成继发性脊髓损伤，尤其是颈椎伤可造成突然死亡。

（4）转送过程中应注意　担架运送时，伤员头部在后，下肢在前，以便观察伤员面色、表情、呼吸等病情变化；车速不宜太快，以减少颠簸。飞机转运时，体位应横放，以防飞机起落时头部缺血。

（5）观察病情　注意伤员的神志、瞳孔对光反射、生命体征的变化、面色、肢端循环、血压、脉搏，如发现变化应及时处理，并保持输液通畅，留置尿管观察尿量，评估休克状况。转运途中不可忽视动态病情观察，随时监测患者病情变化，及时做出判断，采取灵活有效的救治护理方案。

3. 急诊室救护　有些危及生命的多发性创伤，需在急诊室完成手术或抢救处理。手术应在抢救生命、保存脏器和肢体的基础上尽可能地维持功能。保持呼吸道通畅，视病情给予气管插管、人工呼吸、吸氧。紧急情况可做环甲膜穿刺、气管切开。

（1）抗休克　尽快建立两条或两条以上静脉输液通道（必要时其中一条能进行中心静脉压监测），补充有效循环血量，若静脉塌陷者行静脉切开。可加压输入平衡盐溶液、右旋糖酐、血浆、全血等。高张盐液是创伤后现场、途中及急诊室救护中的一种较理想的复苏液体。必要时可用抗休克裤，并留置导尿管观察每小时尿量。

（2）控制出血　可在原包扎的外面再用敷料加压包扎，并抬高出血肢体。对活动性较大的出血应迅速钳夹止血，对内脏大出血应在积极抗休克的同时，行剖腹探查止血。

（3）胸部创伤的处理　胸部开放性创口，应迅速用各种方法将创口暂时封闭，张力性气胸应尽快穿刺排气减压及闭式引流，必要时行开胸手术。

（4）颅脑损伤的处理　"降低脑耗氧量、减轻脑损伤、预防脑疝"是颅脑损伤的处理原则。应用 20% 甘露醇、高渗糖、呋塞米、地塞米松或甲泼尼松等，降低颅内压；必要时采用冬眠疗法给予脑部降温，降低脑耗氧量；限制液体入量，成人每天不超过 2000mL，含盐液不超过 500mL，颅内血肿一旦确诊明确，应迅速钻孔减压。

（5）腹部内脏损伤的处理　疑有腹腔内出血者，应及时做交叉配血试验，尽快输血，防治休克，并做好术前准备，尽早行剖腹探查止血。

（6）骨科处理　多发伤患者 90% 以上合并骨折，骨盆骨折易引起出血性休克，可直接危及患者生命。应在迅速纠正全身情况后尽早手术治疗。

二、复合伤

【概述】

人体同时或相继受到两种以上不同性质的致伤因素的作用而发生的损伤称为复合伤（combined injury）。复合伤通常分为放射复合伤和非放射复合伤两大类。所致机体病理生理紊乱常较多发伤和多部位伤更加严重而复杂，是引起伤亡的重要原因。复合伤有多种类型，常见的有：放射复合伤、烧伤复合伤、化学复合伤。

【临床特点】

复合伤的临床特点是：①常以一伤为主。复合伤中的两种或更多的单一伤中，就伤情严重程度而言，常有一种损伤为主要损伤，其他为次要损伤。②伤情可被掩盖，从而造成误诊、漏诊。③多有复合效应。机体受到两种或两种以上致伤因素作用后所发生的损伤效应，不是单一伤的简单相加，单一伤之间可相互影响，使整体伤情更为复杂，即复合伤的复合效应。

【护理评估】（参考多发伤护理评估）

1. 病情观察　严重复合伤患者系多种损伤，伤情常复杂且危重，增加了诊治和抢救的难度及紧迫性。因此要求医护人员要具有高度的责任感和警惕性，在整个诊治过程中都要严密观察病情变化。

2. 详细询问病史　详细询问外伤史、受伤部位、伤后表现和初步处理，如患者不能主诉受伤情况，应尽可能询问目击者或陪送人员。

3. 身体状况检查　检查患者生命体征、神志、瞳孔、面色、皮肤黏膜、气管的位置、伤部情况、尿量、腹部压痛及反跳痛；四肢有无异常活动；通过检查可指导临床治疗。

【病情判断】

及时准确的伤情判断，是救治成功的关键，临床常见的复合伤有：放射复合伤、烧伤复合伤、化学复合伤。

1. 放射复合伤伤情判断　人体同时或相继遭受放射损伤和一种或几种非放射损伤（如烧伤、冲击伤等）称为放射复合伤。它是以放射损伤为主，主要有"放烧冲""放冲"和"放烧"复合伤。伤情判断应结合以下几个方面：

（1）辐射剂量　伤情轻重、存活时间、死亡率主要取决于辐射剂量。

（2）病程经过具有放射病特征　其病程包括有初期（休克期）、假愈期（假缓期）、极期和恢复期四个阶段。患者具有造血功能障碍、感染、出血等特殊病变和临床症状。

（3）放射损伤与烧伤、冲击伤的复合效应

①整体损伤加重：休克、感染出现早，程度重，伤情恢复缓慢，死亡率高，表现为相互加重的复合效应。

②休克加重：休克的发生率和严重程度较单一伤为重，复合伤休克发生率为20%左右，严重休克是早期死亡的重要原因之一。

③感染加重：感染发生率高、出现早、程度重。复合伤时发热和感染灶开始时间均早于放射病，在极重度复合伤中，常见休克刚过，感染接踵而来，甚至休克期和感染期重

叠，发生早期败血症。

④出血明显：表现血小板数下降更快、更低，胃肠道出血严重，渗出的血液积留在肠壁，从大便排出，形成血便，一方面加重贫血的发生，另一方面出血处黏膜更易发生感染。

（4）重要脏器的复合效应

①胃肠系统损伤明显：放射复合伤时，由于小肠黏膜细胞破坏，出现核坏死，小肠肠壁血液循环障碍，临床上常表现为胃肠道功能紊乱，出现食欲减退、厌食、拒食、恶心、呕吐、腹泻等消化道症状。有时可发生肠套叠、肠梗阻。

②造血器官损伤加重：核辐射加速、加重造血组织破坏，表现为外周白细胞数进行性下降，红细胞的破坏和贫血。

（5）创面伤口愈合延迟　①炎症反应减弱，局部白细胞浸润减少，外观表现创面渗出减少、干燥、色暗，伤口收缩不良，坏死组织脱落迟缓。②易并发感染，出血、组织坏死更加严重，甚至发生创面溃烂，坏死组织中可有大量细菌繁殖。③烧伤、创伤和骨折的愈合时间推迟；肉芽组织形成不良，脆弱、苍白、易出血；骨折后骨痂形成慢，可造成骨折不愈合或形成假关节。

2. 烧伤复合伤伤情判断　烧伤复合伤是指患者同时或相继受到热能（热辐射、热蒸汽、火焰等）和其他创伤所致的复合损伤。较常见的是烧伤合并冲击伤。

（1）伤情分类　烧冲复合伤通常以烧伤为主，伤情分类可参照下列分级。

①轻度复合伤：烧伤和冲击伤损伤均为轻度伤者。

②中度复合伤：烧伤和冲击伤损伤中有一种达中度者。

③重度复合伤：烧伤和冲击伤损伤中有一种达重度或两种损伤均为中度伤。

④极重度复合伤：烧伤和冲击伤损伤中有一种达极重度或两种损伤均达到重度。

（2）伤情特点　烧伤复合伤的特点如下：

①整体损伤加重：严重烧伤引起体表损伤，又引起多种内脏并发症。当合并冲击伤时，高速、高压的冲击波可直接或间接引起全身和各个器官的损伤。两伤合并后，出现相互加重效应，使休克、感染发生率高，出现早，程度重，持续时间长，并出现相应的内脏损伤的临床症状。

②心肺损伤：心脏损伤主要病变为出血、坏死、心肌纤维断裂，临床表现为：早期心动过缓，心率40~50次/分钟；以后为心动过速，心率可加快至200次/分钟；严重时可出现心功能不全。冲击波直接作用于胸腹壁，引起肺出血、肺水肿、肺破裂和肺大泡等，导致气胸、血胸、肺不张，伤员有胸痛、胸闷、咳嗽、咯血、呼吸困难，严重者很快出现肺出血、肺水肿症状，是现场死亡（伤后4小时内）的主要原因。

③肝肾功能损伤：重度烧冲复合伤后肝脏可出现不同程度的撕裂伤及包膜下血肿，临

床上出现最早的变化是血浆谷丙转氨酶（ALT）和天冬氨酸转氨酶（AST）升高。烧冲复合伤使肾功能损害加重，出现少尿、血尿、无尿、血尿素氮持续升高直至肾功能衰竭。

④造血功能损害：严重的烧伤复合伤，造血组织呈抑制性反应，外周血白细胞、红细胞、血小板均减少。

⑤烧伤伴有耳鸣、耳聋者，可能复合有听器损伤；伴有胸闷、咳嗽、呼吸困难、咳血性泡沫痰者，可能复合有肺冲击伤；伴有神志障碍者，可能复合有颅脑损伤；伴急腹症者，可能复合有腹腔脏器损伤。

3. 化学复合伤伤情判断　一种或多种化学致伤因素与其他致伤因素同时或相继作用于机体引起的损伤称为化学复合伤。多见于战时使用军用毒剂时，也可见于民用化学致伤因素，最常见的是农药、强酸强碱、工业有害气体与溶剂。化学毒物可经呼吸道、消化道、皮肤或黏膜进入人体，引起中毒甚至死亡。特别是有创伤伤口染毒后，毒物吸收快，中毒程度明显加重。依其毒剂种类不同，其临床表现有不同的特点。

（1）神经性毒剂　伤口染毒时无特殊感觉，染毒局部可出现明显肌颤。如不及时处理可很快自创面吸收，几分钟内出现中毒症状而死亡。其作用机制和临床表现与有机磷农药基本相同，但毒性更大，如沙林、梭蔓、VX等。

（2）糜烂性毒剂　染毒当时伤口处立即发生局部剧痛，10~20分钟后伤口严重充血、出血和水肿。全身吸收中毒症状迅速而强烈，常出现严重的中枢神经系统症状、肺水肿和循环衰竭。毒剂有大蒜和天竺葵气味，如路易气等。

（3）全身中毒剂　毒剂的氰根抑制组织呼吸，如氰氢酸、氯化氰等。中毒后呈现呼吸困难，严重者呼吸衰竭，呼气带有苦杏仁味。

（4）窒息性毒剂　如光气、双光气。有干稻草或生苹果味。主要损害支气管系统。染毒后，呈现咳嗽、胸闷、流泪，继而发生中毒性肺水肿。

（5）刺激性毒剂　西埃斯可有辣椒味，苯氯乙酮有荷花香味，亚当剂无特殊气味。染毒时表现流泪、喷嚏、胸闷、胸痛、牙痛、头痛、皮肤损害等，严重者可发生肺水肿、烦躁、肌无力等。

（6）失能性毒剂　如毕兹，主要作用中枢神经系统，中毒时呈眩晕、头痛、嗜睡、幻觉、狂躁、木僵、昏迷等，同时有口干、瞳孔散大、皮肤潮红、心率加快、体温上升等阿托品类作用。

【救治与护理】

严重复合伤患者具有发病突然、伤情重、变化快、多合并休克、易漏诊、手术难度大、并发症多、死亡率高、康复期长、重建困难等特点。因此，迅速及时有效的抢救及护理是挽救患者生命的关键。

1. 现场急救

（1）迅速脱离险区　迅速对环境进行评估，及时发现复合伤患者病因，并立即将患者转移到安全位置，是进一步实施救治成功的关键。

（2）迅速判断伤员有无威胁生命的征象　注意神志、面色、瞳孔、呼吸、脉搏、血压等情况，心搏骤停者立即进行 CPR。

（3）建立和维持气道通畅　保证有效呼吸交换，严重复合伤患者大多合并呼吸道梗阻，必须及时清除口、鼻腔内分泌物、呕吐物及血凝块等，平卧，头偏向一侧，防止误吸引起窒息。必要时气管插管连接呼吸机人工通气，颈椎、喉部创伤者早期可做环甲膜切开或气管切开术。

（4）维持有效的循环血量　迅速建立静脉通道 2~3 条，并保证大量输液及输血通畅。

2. 常见复合伤的救治与护理

（1）放射复合伤救治与护理

1）现场救护：①迅速去除致伤因素，在伤情允许的情况下，皆应先洗消后处理。②根据伤情，针对性地进行急救处理，包括止血、止痛包扎、骨折固定、防治窒息、治疗气胸、尽早抗休克、抗感染等。③迅速使伤员撤离现场，按轻、重、缓、急转送伤员。

2）防治休克：其救治原则和措施同其他创伤。

3）早期抗辐射处理：对伤员进行洗消，洗消的污水和污物用深坑掩埋，勿使扩散。胃肠道沾染者可催吐、洗胃、缓泻等。应尽早服用碘化钾 100mg。必要时，还可采用加速排出措施。

4）防治感染：早期、适量和交替使用抗菌药物，积极防治感染。加强对创面局部感染的控制，以防止和减少细菌进入血流。当存在严重感染时，可少量多次输注新鲜全血，以增强机体防御功能。应注意对厌氧菌感染的防治，如注射破伤风抗毒素，配合使用抗生素、早期清创等。

5）防治出血：促进造血和纠正水、电解质紊乱，有条件时尽早进行骨髓移植。

6）创面、伤口处理

①手术时机：一切必要的手术应及早在初期和假愈期内进行，争取极期前创面、伤口愈合；极期时，除紧急情况外（如血管结扎术和穿孔修补术等），原则上禁止施行手术；凡能延缓的手术，应推迟到恢复期进行。

②尽量使沾染的创伤转为清洁的创伤，多处伤转为少处伤，开放伤转为闭合伤，重伤转为轻伤。

③麻醉选择：静脉复合、局麻和硬膜外麻醉在各期都可应用。有严重肺冲击伤者，不用乙醚麻醉，防止加重肺部症状。

④严格无菌操作，清创应彻底，但注意保护健康组织，严密止血；对污染伤口，应用

剪刀剪去周围毛发，以等渗盐水1:5稀释的漂白粉液（勿用乙醇）彻底清洗；清洗消毒时，应先覆盖伤口，避免冲洗液带放射性物质流入伤口；清创后伤口一般进行延期缝合；骨折应及早复位，骨折固定时间应根据临床及X线检查结果适当延长。

（2）烧伤复合伤救治与护理

①防治肺损伤：严重肺出血、肺水肿是早期的主要死因。应从现场急救开始，保持呼吸道通畅。有呼吸困难、窒息者紧急插入口咽通气导管、气管插管或气管切开；给氧（氧流量5~8L/min，氧浓度40%~60%）；发生肺水肿时，可用20%~30%乙醇湿化吸氧，必要时需机械辅助呼吸。

②补液、抗休克：补液时应密切观察呼吸、心律、心率的变化，防止心衰、肺水肿的发生。当烧伤合并颅脑损伤者抗休克补液指标应控制在低水平，休克控制后，适当限制输液量并及早使用脱水剂，根据血压、脉搏、呼吸、尿量的变化决定脱水剂的用量。

③抗感染：及早妥善处理创面，注意防止各种内源性感染。可使用抗生素和破伤风抗毒素注射来预防。

④保护心、脑、肺、肾功能。

⑤创面处理：需转送的患者应做好烧伤创面的包扎处理，尽早对烧伤创面进行冷疗；争取在伤后6小时内进行清创；深度烧伤创面位于长骨骨折处时，可早期切痂植自体皮；骨折可用内固定或石膏托固定；手术切口如不能避开烧伤创面，则手术应在烧伤创面发生感染之前尽早进行。手术操作要轻，逐层严密缝合切口，局部创面加用抗菌药物。

（3）化学复合伤救治与护理　包括尽快组织自救、互救；迅速穿戴防护面具和其他防护器材；洗消局部和包扎伤口；四肢伤口染毒时，立即在近心端扎止血带并彻底洗消伤口；迅速撤离染毒区等。

1）清除毒物

①皮肤染毒者，用装备的皮肤消毒剂（或粉）消毒局部。消毒时，应先用纱布、手帕等沾去可见液滴，避免来回擦拭扩大染毒范围，然后用消毒剂消毒。消毒剂对局部皮肤有一定刺激，消毒10分钟后应用清水冲洗局部。无消毒剂时，肥皂水、碱水、清水等都可以应急消毒使用。大面积皮肤染毒局部处理不彻底时，应进行全身清洗消毒。

②伤口染毒者，立即除去伤口内毒剂液滴；四肢伤口上方扎止血带，以减少毒剂吸收。用消毒液加数倍水或大量清水反复冲洗伤口，简单包扎，半小时后松开止血带。

③眼染毒，立即用2%碳酸氢钠液、0.5%氯氨水溶液或清水彻底冲洗。

④经口中毒者，立即用手指反复刺激喉（或舌根）引起呕吐，最好用2%碳酸氢钠、0.02%~0.05%高锰酸钾或0.3%~0.5%氯氨水溶液，每次300~500mL反复洗胃10余次，水温及压力要适当，动作要轻，以免加重胃黏膜损伤，洗胃后取药用活性炭粉15~20g混于一杯水中吞服。洗出的胃液及呕吐物及时予以消毒处理。

2）及时实施抗毒疗法：当诊断明确后立即对症实施抗毒疗法。

①神经性毒剂可使用抗毒剂阿托品、东莨菪碱、贝那替秦（胃复康）、氯解磷定等。

②糜烂性毒剂可使用硫代硫酸钠（用于硫芥）、二巯丙醇、二巯丙磺钠等（用于路易气）。

③全身性毒剂可使用亚硝酸异戊酯（吸入）、亚硝酸钠、硫代硫酸钠、EDTA 等。

④窒息性毒剂可使用乌洛托品、氧气雾化吸入氨茶碱、地塞米松、普鲁卡因等合剂。

⑤刺激性毒剂可使用抗烟剂（氯仿、酒精、氨水等合成）吸入、滴眼、外涂，二巯基类。

⑥失能性毒剂可使用毒扁豆碱、解毕灵等。

3）保护重要器官功能：特别注意保持呼吸道通畅和保护心肌功能；积极防治肺水肿；心功能减弱者可给予毒毛花苷 K 等强心剂，增加心肌收缩力；大面积芥子气烧伤要早期补液，输注全血。

4）注意并发症：中毒性休克伴有肺水肿时，禁忌输血和等渗盐水，可输入高渗葡萄糖、吸氧和注意保暖。出血性休克和中毒性休克同时存在时，无血液浓缩，不仅应输液，也需输血。有发生肺水肿的可能时，要掌握好输液速度。

复习思考

一、选择题

1. 损伤的现场急救错误的是（　　　　）

A. 对于休克患者首要措施是立即送医院抢救

B. 迅速将伤员移出现场　　　　　C. 做简要的全身检查

D. 严密观察生命体征　　　　　　E. 注意观察有无神志、瞳孔变化

2. 患者，张某，严重挤压伤。护理时除严密观察生命体征外，还应特别注意（　　　　）

A. 意识状态　　　　　　B. 肢端温度　　　　　　C. 局部疼痛情况

D. 尿量　　　　　　　　E. 末梢循环情况

3. 王某，男性，25 岁，被浓硫酸烧伤后，首选的急救处理是（　　　　）

A. 用大量清水冲洗　　　　B. 应用中和剂　　　　　C. 涂抹消毒液

D. 及时清创　　　　　　　E. 镇静止痛

4. 何某，男性，20 岁，车祸致腹部开放性损伤，伴部分肠管脱出，其紧急处理措施是（　　　　）

A. 迅速将肠管还纳于腹腔

B. 用消毒棉垫加压包扎

C. 用大块等渗盐水纱布覆盖，并妥善保护

D. 用凡士林纱布覆盖，腹带包扎

E. 敞开伤口，送手术室处理

5. 男性，45岁，施工中因房屋倒塌，被埋在泥土中，伤肢严重肿胀，组织广泛缺血与坏死，对患者的急救首要的是（　　）

A. 大量清水冲洗伤口　　　　　B. 处理危及生命的损伤

C. 及时处理活动性出血　　　　D. 骨折患者及时复位

E. 对休克患者不作处理，立即送医院急救

6. 多发伤出现下列情况应首先急救的是（　　）

A. 肋骨骨折　　　　B. 昏迷　　　　C. 闭合性气胸

D. 肠管脱出腹腔外　　　　E. 休克

7. 某工地施工时不慎塌方，工人被砸伤，对严重创伤患者的处理首先应（　　）

A. 抗休克　　　　B. 镇静止痛　　　　C. 防止窒息

D. 止血、骨折固定　　　　E. 抗感染

8. 放射复合伤的救治原则不包括（　　）

A. 病情观察　　　　B. 早期防辐射处理　　　　C. 防治感染

D. 隔离　　　　E. 防治休克

9. 下列关于多发伤临床特点叙述不正确的是（　　）

A. 休克发生率低　　　　B. 低氧血症发生率高

C. 容易漏诊和误诊　　　　D. 并发症发生率高

E. 伤情复杂，处理矛盾多，治疗困难

（10~11题共用题干）患者，男性，50岁，因"室内着火烧伤头、面、颈、腰背及臀部1小时"入院。

10. 患者除了积极抗休克治疗外，重点观察的部位是（　　）

A. 眼　　　　B. 外耳　　　　C. 鼻咽

D. 喉　　　　E. 肺

11. 患者感胸闷，颈部肿胀明显，最佳处理是（　　）

A. 激素治疗　　　　B. 雾化吸入　　　　C. 气管切开

D. 利尿　　　　E. 吸氧

二、名词解释

1. 创伤

2. 多发伤

3. 复合伤

三、简答题

1. 多发伤的发病特点是什么？

2. 复合伤的发病特点是什么？

四、案例思考题

患者，男，30 岁，被泥石流淹埋后及时救出，1 小时后入院。检查 BP 70/60mmHg，R 30 次 / 分钟，P 125 次 / 分钟。面色苍白，意识不清，呼吸急促，瞳孔不等大（左侧＞右侧）对光反射迟钝，右眼部青紫、肿胀、右外耳道及口鼻出血，左大腿有开放性伤口，出血明显，股骨上段部位疼痛、畸形。

请回答：

1. 如果你是第一目击者，你该如何进行现场急救处理？

2. 伤员是否为多发伤？依据有哪些？

3. 在急诊室应该对患者采取哪些急救措施？

扫一扫，知答案

扫一扫，看课件

模块十一

多器官功能障碍患者的救护

【学习目标】

1. 掌握 SIRS、MODS 的定义、临床表现、预防和护理要点。
2. 熟悉 SIRS、MODS 的病因、发病机制和诊断标准。
3. 了解 SIRS、MODS 的预防措施。

案例导入

患者，男，20 岁。车祸伤 8 小时，诊断为脾破裂，失血性休克。入院行脾切除术。手术中血压偏低，用过升压药。术后 24 小时尿量 300mL，第二天按常规补液 2500mL，尿量仅 200mL，患者烦躁不安，呕吐，全身浮肿，呼吸急促，心率 120 次 / 分钟，血压 140/100mmHg，两肺底可闻及少许湿啰音。化验：血肌酐 40μmol/L，尿素氮 21mmol/L，血钾 6.5mmol/L，血钠 130mmol/L，血氯 90mmol/L，二氧化碳结合力 16mmol/L；尿常规：蛋白（++），粗大颗粒管型（++），尿比重 1.011。

问题：该患者可能发生了什么？何种原因引起？该患者目前主要的护理问题有哪些？护理时应特别注意什么？

Tilney 在 1973 年首先提出"序贯性系统功能衰竭"的概念，即机体在严重的创伤、感染等情况下，最初并未被累及的器官可以发生功能衰竭，当初命名为多器官功能衰竭（multiple organ failure，MOF）。多器官功能障碍综合征（multiple organ dysfunction syndrome，MODS）是 1991 年提出的概念，指机体遭受严重急性损害后内环境稳态的失衡，包括早期多器官功能不全到多器官功能衰竭的全过程，新命名更能准确地反映此综合征进行性和可逆性的特点，有助于早期诊断和治疗。多器官功能障碍综合征不是一个独立的疾病，而是一个累及心、肾、肝、肺、脑、胃、肠等多个器官的一组临床综合征，病死率高。

项目一 全身性炎症反应综合征

全身性炎症反应综合征（systemic inflammatory response syndrome，SIRS）是感染或非感染因素刺激宿主免疫系统，释放体液介质和细胞因子，发生机体失控的自我持续放大和自我破坏的全身性炎症反应的结果。SIRS继续发展对血管张力和渗透性产生影响，导致循环障碍，发生休克和器官衰竭，即多器官功能障碍综合征（MODS）。

【病因与发病机制】

1. 病因

（1）感染因素　①细菌内毒素、外毒素；②革兰阳性菌菌壁成分；③病毒；④真菌。

（2）非感染因素　严重损伤如多发伤、胰腺炎、缺血、免疫调节性器官损伤、重度中毒，以及外源性各种炎性介质如肿瘤坏死因子或其他细胞因子等引起。

2. 发病机制　SIRS发病机制十分复杂，SIRS实质是机体过多释放多种炎症介质与细胞因子，使许多生理生化及免疫通路被激活，引起炎症免疫失控和免疫紊乱。机体在感染或非感染的强烈因素直接或间接作用下，刺激宿主免疫系统，产生失控性的全身炎症反应。但炎症反应是人类在进化过程中形成的一种自身保护机制，具有自限能力，在发生感染和其他炎症反应的患者中，发展到失控的毕竟是少数。对炎症反应失控的原因目前尚无确切答案，以往的研究提出了以下几种假说：

（1）"两次打击"或"双相预激"假说　创伤、休克、感染等致病因素为第一次打击，在此阶段，虽然各种免疫细胞及多种体液介质也参与早期的炎症反应，但其参与的程度有限。此阶段也可以造成器官损害，但不严重。此阶段的重要意义在于免疫细胞被激活而处于一种激发状态，此后如果病情稳定，炎症反应逐渐消退，损害的组织得以修复，器官功能恢复。但如果病情继续进展或出现新的致机体损伤因素，即构成第二次打击。该次打击的突出特点是反应具有放大效应，即使强度不及第一次，也会引起处于激发状态的免疫细胞更为剧烈的反应，从而超大量地释放体液介质。作用于靶细胞后还可以导致多级别的新的介质产生，从而形成"瀑布样反应"（或称"级联反应"）。种类之多、数量之大远超过第一次打击，所参与的也不限于免疫系统，内皮系统、凝血系统均被累及。这种失控的炎症反应不断发展，直至导致组织细胞损伤和器官功能障碍。

（2）肠道细菌、毒素移位　胃肠道是体内最大的细菌库，同时胃肠道的血供特点使其成为遭受打击时最为脆弱的内脏器官。在创伤、休克等因素的作用下，很短时间就可造成肠上皮细胞损伤，破坏了肠道的屏障功能，肠道内的细菌及内毒素侵入体内，形成肠源性的菌血症和内毒素血症，为炎症反应提供了丰富的、源源不断的刺激物质，导致炎症反应持续发展。因此，有学者称胃肠道为 MODS 的"始动器官"或"发动机"。

（3）遗传因素　同样的病情和治疗，在不同的个体，预后可能完全不同，MODS 的患者也常常出现这种现象。因此，有人提出，遗传和基因表达的异常可能是导致部分患者发生炎症反应失控和 MODS 的重要原因。但具体的作用机制目前尚不清楚，有待进一步的研究。

3. 临床表现　因感染或非感染因素引起的 SIRS 临床表现类似，根据临床表现将其分以下 6 期：

（1）全身感染或脓毒症期　为 SIRS 早期，体温异常过高或过低；心率增快，呼吸加快；白细胞异常、增高或减少。

（2）败血症综合征　全身感染或脓毒症加以下任意一项：①精神状态异常；②低氧血症；③高乳酸血症；④少尿。

（3）早期败血症休克期　败血症综合征加血压下降，微循环充盈差，对输液和（或）药物治疗反应良好。

（4）难治性败血症休克期　败血症性休克加血压下降、微循环充盈差，持续 >1 小时，需用正性血管活性药物。

（5）MODS 期　发生 DIC、ARDS、肝、肾及脑功能障碍及其中的任何组合。

（6）濒死期　依赖血管活性药物维持血压、高碳酸血症、不能纠正的凝血功能障碍、昏迷，同时合并肝、肾、脑等功能障碍。

【护理评估】

1. 健康史　有无与 SIRS 相关的疾病，如：有无持续存在的感染或炎症病灶；有无创伤、受伤的情况及严重程度；有无手术及意外事故；复苏患者有无复苏不充分或复苏延迟；是否使用糖皮质激素和其他药物；有无大量反复输血及输液情况等。

2. 症状与体征　导致原发病临床表现外，SIRS 临床出现体温异常过高或过低、白细胞增多、心率和呼吸加快等体征，细菌的血培养可阳性也可阴性。可能伴有低血压、乳酸性酸中毒、急性肺损伤、微循环充盈迟缓和少尿，但不存在明确的器官功能障碍。

3. 辅助检查

（1）一般测定　生命体征、微循环充盈时间（甲床毛细血管充盈法）、动脉氧饱和度（SpO_2）或血氧分压、血气分析。有条件时监测中心静脉压，尤其在血压出现下降且对扩容治疗反应不佳时。

（2）重要脏器功能测定　监测凝血功能和 DIC 指标、血尿素氮和肌酐；记录每次尿量；必要时监测脑电图（床边），每日检查眼底以早期发现脑水肿。

监测项目中以血压及尿量最重要，可反映是否到达休克期及可能出现了 MODS。

4. 社会心理状况 由于发病突然、病情危重和进行性呼吸困难等使患者感到极度不安、恐慌，甚至绝望；若患者应用呼吸机而无法表达意愿时，可表现出焦虑和恐惧。

【病情判断】

具备以下两项或两项以上即可诊断 SIRS：

1. 体温 > 38℃或 <36℃。

2. 心率 > 90 次 / 分钟。

3. 呼吸增快 > 20 次 / 分钟或过度换气，$PaCO_2<4.3kPa$（32mmHg）。

4. 白细胞 > 12×10^9/L 或 < 4×10^9/L，或不成熟中性粒细胞（杆状核）> 10%。

【常见护理问题】

1. 低效性呼吸型态 与肺水肿、肺不张、呼吸道分泌物潴留等有关。

2. 有感染的危险 与呼吸道不畅、肺水肿、全身抵抗力降低及某些治疗、护理操作等有关。

3. 活动无耐力 与心脏收缩功能减低、感染及高代谢导致患者虚弱有关。

4. 焦虑 / 恐惧 与意外创伤或病情加重等因素有关。

5. 体温过高（或过低） 与感染、颅内压增高、循环功能降低有关。

6. 潜在并发症 MODS、MOFS。

【救治与护理】

1. 病情监测 SIRS 在临床上呈连续恶化、动态进展及相互交杂的进程；为及时判断 SIRS 的各期和脏器功能，对 SIRS 病例应遵循以器官—系统为基础的全面监测。

2.SIRS 各期的救治

（1）Ⅰ期 SIRS 早期炎症已经发生，大量感染因子、炎症介质和细胞因子处在作用于相应靶细胞组织的初始阶段，部分甚至还游离循环于血流中。循环功能只受初步损害，脏器功能一般尚未受损。

1）抗感染治疗：①全身应用抗生素：一般主张联合 2 种以上抗生素通过静脉应用。以第三代头孢菌素为主；也可应用万古霉素 40mg/(kg·d) 合并氨苄西林 200mg/(kg·d) 或第三代头孢菌素。②肠道局部灭菌：选择性清肠疗法可有效防止肠道细菌的驱动作用，可用氨基糖苷类如庆大霉素，合并甲硝唑口服或鼻饲。

2）免疫保护治疗：大剂量静脉注射丙种球蛋白可减少 MODS 的发生，降低 SIRS 的病死率。目前对 SIRS 常规应用大剂量免疫球蛋白 200~400mg/(kg·d) 连用 5 天。

3）清除炎性介质和细胞因子：①连续肾替代疗法，可除去部分炎性介质和细胞因子。

目前主要有两种方法：持续静脉血过滤和持续静脉血透析。②血浆置换也可部分去除炎性介质与细胞因子，但效果较差。

4）抑制炎性介质和细胞因子：①非甾体类药物：可降温，也能部分抑制炎性因子，常用布洛芬混悬液每次 0.5mL/kg，每天 4 次；②肾上腺皮质激素：小剂量地塞米松 0.2～0.5mg/(kg·d)，分 1～2 次；③炎性介质单克隆抗体：较成熟的是 TNF-a 抗体和抗内毒素脂多糖抗体的应用；④自由基清除剂的应用：大剂量维生素 C 与维生素 E；⑤氧疗。

（2）Ⅱ期和Ⅲ期

1）大剂量肾上腺皮质激素：首选地塞米松 2～10mg/(kg·d)，分 2～4 次应用，也可应用甲基泼尼松龙。

2）维持有效循环和灌注：①扩容：在Ⅱ期血压变化初始，扩容可以保证循环灌注。首选晶体溶液（尤其对血浆置换过的患者），其次可用部分胶体溶液，如再次输血浆（＜10mL/kg）、白蛋白及低分子右旋糖酐。②代谢与营养支持：SIRS 患者的细胞代谢及静息能耗增加。营养支持首先应确保基本能量需要，出现肝损伤时应谨慎使用脂肪乳剂。

Ⅱ、Ⅲ期患者应用上述措施后，尤其应用大剂量地塞米松与扩容以后，血压可以有所恢复。如不能恢复甚至恶化，则表明已进入Ⅳ期。

（3）Ⅳ期　关键措施与目标是逆转休克，提升与保持血压，保持重要脏器灌注与组织氧供，防止出现 DIC 和 MODS。

1）血管活性药物的应用：在Ⅱ、Ⅲ期处理的基础上，可按序选用血管活性药物。常用药物有：①多巴胺：在容量负荷充足，即 CVP 正常，有一定尿量时可选用多巴胺 5～10μg/(kg·min) 持续滴注，此剂量使重要脏器（心、肾、脑、肝）的中小动脉维持扩张，保持这些脏器的灌注。②多巴酚丁胺：多巴酚丁胺在 2.5～10μg/(kg·min) 时主要增强心脏收缩力、增加心输出量，并可降低肺毛细血管楔压。③其他血管活性药物：异丙肾上腺素可扩张动脉血管，但可造成心率和心肌氧耗增加，并可能诱发异位节律点兴奋性增高，一般不宜选用。④东莨菪碱类与阿托品类药物：为解除小血管痉挛，降低心脏后负荷和改善灌注，可与多巴胺交替使用。⑤缩血管药物在 SIRS 的难治性休克期一般不主张应用，仅在容量充足（有 CVP 监测），心排量接近正常、心收缩良好时可以一试，一般选用间羟胺与多巴胺同用。血管活性药物对循环和组织灌注改善的标志是血压提升、脉压扩大，尿量恢复或接近正常以及毛细血管充盈时间缩短。

2）纠正酸中毒：可根据血气分析 BE 值直接计算碳酸氢钠溶液用量，以纠正酸中毒。

3）肾上腺皮质激素的应用：主张肾上腺皮质激素较小剂量长程使用，可用于发病后 2～10 天、经常规治疗病情无好转者，加长疗程（数天到数周）以达到治愈为目的。

4）继续补充液体：在Ⅱ、Ⅲ期补液的基础上，可按 100～150mL/(kg·d) 补给 1/3～1/2 张力的含钠晶体溶液，同时继续补给血浆或低分子右旋糖酐。

5）防止与治疗DIC：在DIC早期或高凝期应用稀释肝素抗凝治疗，DIC晚期，纤维蛋白溶解系统亢进，可使用抗纤溶药，如氨甲苯酸、氨甲乙酸等；以及抗血小板黏附和聚集药，如阿司匹林、双嘧达莫和低分子右旋糖酐等。

3. 护理要点

①病情观察：密切观察患者面色和神志，监测生命体征及各项实验室检查结果，发现病情变化及时告之医生并协助处理。监测24小时出入水量，及时发现体液平衡失调，为治疗提供可靠依据。

②卧床与休息：保持病室安静，通风良好，空气新鲜，为患者创造一个舒适的环境。

③营养支持：鼓励患者进高蛋白质、高热量、富含维生素、易消化饮食，对无法进食的患者可通过肠内或肠外途径提供足够的营养。

④做好口腔、皮肤护理。

⑤治疗配合：协助医生处理原发病，遵医嘱应用抗生素，维持水、电解质及酸碱平衡，高热者给予物理或药物降温。执行医嘱及时、准确。

⑥做好患者及家属心理支持。

【健康指导】

1. 指导患者及家属认识SIRS病因、临床表现，加强营养，如有异常及时向医护人员反应。

2. 正确使用各种药物，尤其肾上腺皮质激素和抗生素的应用，避免出现二重感染。

项目二　多器官功能障碍综合征

机体遭受危重创伤、休克或感染等急性损伤24小时后，出现与原发病损无直接关系的序贯或同时发生的两个或两个以上器官功能的障碍，称为多器官功能障碍综合征。其中最先受损的器官是肺部，肾脏其次，其他依次为胃肠道、肝脏，除外原发心脑疾患外，心、脑功能衰竭出现在MODS的晚期。MODS的概念上强调：①原发致病因素是急性的，且较严重；②致病因素不是导致器官损伤的直接原因，而是经过体内某个过程所介导，逐渐发展而来；③器官功能障碍为多发的、进行性的，是一个动态的过程；④器官功能障碍为可逆的，经过及时地干预治疗，功能有望恢复。

【病因与发病机制】

1. 病因

（1）**严重损伤**　如严重创伤、烧伤、大手术、大面积深部烧伤等。

（2）**严重感染**　为主要病因，尤其脓毒血症、腹腔脓肿、急性坏死性胰腺炎、肠道功能紊乱、肠道感染和肺部感染等较为常见。此外，革兰阴性菌产生的内毒素的作用，如肠道细菌易位等也可导致 MODS。

（3）组织灌注不足　尤其是创伤失血性休克和感染性休克；心搏骤停后，各脏器缺血、缺氧；而复苏后又可引起再灌注损伤，亦可诱发 MODS。

（4）诊疗失误　在危重病的处理时使用高浓度氧持续吸入导致肺泡表面活性物质破坏，肺血管内皮细胞损伤；在应用血液透析和床旁超滤吸附中造成不均衡综合征，引起血小板减少和出血；在抗休克过程中使用大剂量去甲肾上腺素等血管收缩药，继而造成组织灌注不良、缺血缺氧；手术后输液过多引起心肺负荷过大，微循环中细小凝集块出现，凝血因子消耗，微循环障碍等均可引起 MODS。

2. 发病机制　MODS 常在原发急症发病 24 小时后出现，发病机制十分复杂，涉及神经、体液、内分泌、免疫、营养代谢等多个方面，目前对 MODS 的发生机制尚未完全阐明。既往的研究提出了多种学说，从不同角度对其发病机制进行了探讨，如：缺血－再灌注损伤理论、炎症失控理论、应激基因理论等。学说较多，认识不一。目前较一致的看法是：由创伤、休克、感染等因素导致的失控的免疫炎症反应可能是形成 MODS 最重要的原因，全身炎症反应（SIRS）不仅始终伴随 MODS，而且是 MODS 的前驱。MODS 发生的过程大致如下：

（1）全身炎症反应启动　严重创伤、休克和感染过程可以造就启动全身炎症反应的环境和许多刺激物，如氧自由基、细菌和内毒素、坏死组织、凝血因子激活、补体活化等。在上述环境和刺激物作用下，中性粒细胞、淋巴细胞、单核巨噬细胞等炎性细胞被激活，释放出一系列化学或具有生物活性的炎性物质，主要有两类：一类具有直接的生物学毒性，如溶酶体酶、弹性蛋白酶、胶原酶等，可以直接攻击和破坏靶物质，如入侵微生物；另外一类无生物学毒性，但能作为调节因子对器官和系统的功能活动产生深刻的影响，通常被称为细胞因子，如肿瘤坏死因子、白细胞介素、血小板活化因子、集落刺激因子等。这些炎性介质广泛作用于循环、呼吸、代谢、凝血等系统，使机体全身出现的生理反应，称为全身炎症反应。感染性因素和非感染性因素引起的反应是相似的，这种反应有助于机体对病原的局限、清除，促进受损组织的修复，加强和动员各系统器官的代偿潜能，适应机体与病损斗争的消耗和需要。因此，全身炎症反应在本质上是机体抗病的一种保护性反应。

（2）全身炎症反应的失控　炎症反应在发挥保护功能的同时，也对机体造成损伤。例如，具有直接生物毒性的炎性介质在杀灭病原微生物的同时，也使自身正常的细胞和组织受损；各器官活动增强会加重其工作负荷；能量代谢方式的转换增加机体的消耗和使利用效能下降。这些损伤在短期内或炎症反应不太剧烈的情况下机体是可以耐受的，但如果刺激因素过于强烈，或机体反应过于激烈，炎症会持续发展甚至失去控制，从而由对机体的保护转变为损伤，最后形成 MODS。因此，人们形象地把炎症反应比作"双刃剑"。将

MODS 归咎于失控的全身炎症反应和各种炎性介质的效应，是近年来人们认识的进步，与过去比较，其更强调的是机体的反应性而不是致病因素本身。

【护理评估】

1. 健康史　主要询问及了解：①患者有无肺心病、肝脏疾病、糖尿病、肾脏疾病、肿瘤和营养不良等相关病史；②患者有无创伤史，了解创伤性质、程度；③有无感染病灶，了解抗生素的使用情况；④有无手术史；⑤是否使用过激素、化疗药物等；⑥有无大量反复输血、输液等。

2. 症状与体征　由于 MODS 是一个渐进损伤的过程，在功能正常、功能不全和功能衰竭之间并非泾渭分明，而是有一定范围的重叠，很难划定一个明确的界限（表 11-1）。为了着眼早期治疗，重视其发展趋势更为重要，只要患者器官功能不断恶化并超出目前公认的正常范围，即可认为发生了"器官功能不全"。

表 11-1　MODS 临床分期和特征

临床表现	1 期	2 期	3 期	4 期
一般情况	正常或轻度烦躁	急性病态，烦躁	一般情况差	濒死感
循环系统	容量需要增加	高动力状态，容量依赖	休克，心排出量下降，水肿	依赖血管活性药物维持血压，水肿，S_VO_2 下降
呼吸系统	轻度呼碱	呼吸急促，呼碱，低氧血症	ARDS，严重低氧血症	气压伤，高碳酸血症
肾脏	少尿，利尿剂反应差	肌酐清除率下降，轻度氮质血症	氮质血症，有血液透析指征	少尿，透析时循环不稳定
胃肠道	胃肠胀气	不能耐受食物	应激性溃疡，肠梗阻	腹泻、缺血性肠炎
肝脏	正常或轻度胆汁淤积	高胆红素血症，PT 延长	临床黄疸	氨基转氨酶升高，重度黄疸
代谢	高血糖，胰岛素需求增加	高分解代谢	代酸，高血糖	骨骼肌萎缩，乳酸酸中毒
中枢神经系统	意识模糊	嗜睡	昏迷	昏迷
血液系统	正常或轻度异常	血小板降低，白细胞增多或减少	凝血功能异常	不能纠正的凝血功能障碍

3. 辅助检查　MODS 是一个涉及多个脏器的临床综合征，病因复杂，辅助检查根据累及的系统和损伤的器官而定。

4. 社会心理状况　MODS 发病快、病变复杂、病情严重、死亡率高，患者及其家属心理负担重，感到极度不安、恐慌，甚至绝望；若患者应用呼吸机而无法表达意愿时，可表现出急躁和不耐烦。

【病情判断】

迄今为止，国内外对 MODS 尚无一致公认的诊断及严重程度评分标准。中国也在对计分系统进行探讨，在 1995 年制订了"庐山会议"标准（表 11-2）。另附 1997 年 Knaus 提出的 APACHE II 修正的多器官功能衰竭诊断标准（表 11-3）。

表 11-2　MODS 病情分期诊断及严重程度评分标准（庐山标准）

受累器官	诊断依据	评分
外周循环	无血容量不足；MAP ≌ 7.98kPa（60mmHg）；尿量≈ 40mL/h；低血压时间持续 4 小时以上	1
	无血容量不足；MAP < 7.98kPa（60mmHg），> 6.65kPa（50mmHg）；尿量< 40mL/h，> 20mL/h；肢体冷或暖，无意识障碍	2
	无血容量不足；MAP < 6.65kPa（50mmHg）；尿量< 20mL/h；肢体冷或暖，多有意识恍惚	3
心	心动过速；体温升高 1℃；心率升高 15~20 次 / 分钟；心肌酶正常	1
	心动过速；心肌酶（CPK、GOT、LDH）异常	2
	室性心动过速；室颤；II-III、A-V 传导阻滞；心搏骤停	3
肺	呼吸频率 20~25 次 / 分钟；吸空气 PaO_2 ≥ 9.31kPa（70mmHg），> 7.98kPa（60mmHg）；PaO_2/FiO_2 ≥ 33.9kPa（300mmHg）；P(A-a)DO$_2$(FiO$_2$1.0) > 3.33~6.55 kPa（25~50mmHg）；X 线胸片正常（具备 5 项中 3 项即可）	1
	呼吸频率> 28 次 / 分钟；吸空气 PaO_2 ≤ 7.92kPa（60mmHg），> 6.6kPa（50mmHg）；$PaCO_2$ < 4.65 kPa（35mmHg）；PaO_2/FiO_2 ≤ 33.9kPa（300mmHg）；P(A-a)DO$_2$（FiO$_2$1.0) > 13.3kPa（100mmHg），< 26.6kPa（200mmHg）；X 线胸片示肺泡实变 ≤ 1/2 肺野（具备 6 项中 3 项即可）	2
	呼吸窘迫，呼吸频率> 28 次 / 分钟；吸空气 PaO_2 ≤ 6.6kPa（50mmHg）；$PaCO_2$ < 5.98kPa（45mmHg）；PaO_2/FiO_2 ≤ 26.6kPa（200mmHg），P(A-a)DO$_2$(FiO$_2$1.0) > 26.6kPa（200mmHg）；X 线胸片示肺泡实变≤ 1/2 肺野（具备 6 项中 3 项即可）	3
肾	无血容量不足；尿量≈ 40mL/h；尿 Na$^+$、血肌酐正常	1
	无血容量不足；尿量< 40mL/h，> 20mL/h；利尿剂冲击后尿量增多；尿 Na$^+$20~30mmol/L、血肌酐≈ 176.8mmol/L(2.0mg/dL)	2
	无血容量不足；无尿或少尿< 20mL/h；利尿剂冲击后尿量不增多；尿 Na$^+$ > 40mmol/L、血肌酐> 176.8mmol/L(2.0mg/dL)。非少尿肾衰者：尿量> 600mL/24h，但血肌酐> 176.8mmol/L(2.0mg/dL)，尿比重≤ 1.012	3
肝脏	SGPT >正常值两倍以上；血清总胆红素> 17.1μmol/L（1.0mg/dL），< 34.2 μmol/L（2.0mg/dL）	1
	SGPT >正常值两倍以上；血清总胆红素> 34.2 μmol/L（2.0mg/dL）	2
	肝性脑病	3
胃肠道	腹部胀气；肠鸣音减弱	1
	高度腹部胀气；肠鸣音近于消失	2
	麻痹性肠梗阻；应激性溃疡出血（具备 2 项中 1 项即可）	3

续表

受累器官	诊断依据	评分
凝血功能	血小板计数 < 100×10^9/L；纤维蛋白酶原正常；PT 及 TT 正常	1
	血小板计数 < 100×10^9/L；纤维蛋白酶原 ≥ 2.0~4.0g/L；PT 及 TT 比正常值延长 ≤ 3s；优球蛋白溶解 > 2 小时；全身性出血不明显	2
	血小板计数 < 50×10^9/L；纤维蛋白酶原 < 2.0g/L；PT 及 TT 比正常值延长 > 3s；优球蛋白溶解 < 2 小时；全身性出血表现明显	3
脑	兴奋及嗜睡；语言呼唤能睁眼；能交谈；有定向障碍；能听从指令	1
	疼痛刺激能睁眼；不能交谈；语无伦次；疼痛刺激有屈曲或伸展反应	2
	对语言无反应；对疼痛刺激无反应	3
代谢	血糖 3.9 < mmol/L 或 > 5.6mmol/L；血 Na^+ < 135mmol/L 或 > 145mmol/L；pH < 7.35 或 > 7.45	1
	血糖 3.5 < mmol/L 或 > 6.5mmol/L；血 Na^+ < 130mmol/L 或 > 150mmol/L；pH < 7.20 或 > 7.50	2
	血糖 2.5 < mmol/L 或 > 7.5mmol/L；血 Na^+ < 125mmol/L 或 > 155mmol/L；pH < 7.10 或 > 7.55 以上标准均需持续 12 小时以上	3

表 11-3　APACHE Ⅱ 修正的多器官功能衰竭诊断标准（Knaus）

系统或器官	诊断标准
循环系统	P ≤ 54/min；平均动脉压 ≤ 4mmHg；室性心动过速或室颤；动脉血 pH ≤ 7.24；伴 $PaCO_2$ ≤ 5.3kPa(40mmHg)
呼吸系统	R ≤ 5/min 或 > 49/min；$PaCO_2$ ≥ 6.7kPa(50mmHg) 呼吸机依赖或需用 CPAP
肾脏	尿量 ≤ 479mL/24h 或 ≤ 159mL/8h；BUN ≥ 36mmol/L；Cr ≥ 310μmol/L
血液	WBC ≤ 1×10^9/L；PLT ≤ 20×10^9/L；HCT ≤ 20%
中枢神经系统	GCS ≤ 6 分
肝脏	血胆红素 > 6mg/100mL；PT 延长 4 秒

注：符合一项以上，即可诊断。

【常见护理问题】

1. 气体交换受损　与肺泡—毛细血管壁等病理改变有关。

2. 低效性呼吸型态　与肺水肿、肺不张、呼吸道分泌物潴留等有关。

3. 活动无耐力　与心、肺功能减退有关。

4. 有感染的危险　与呼吸道不畅、肺水肿、全身抵抗力降低及某些治疗护理操作等有关。

5. 焦虑／恐惧　与担心病情加重等因素有关。

【救治与护理】

1. 监测　通过临床监测，做到早期发现、早期干预，则有可能减缓或阻断病程的发展，提高抢救成功率。MODS 的监护与其他危重症的监护相同，是通过先进的监护设备和技术，连续、动态、定量地对生命重要器官功能的变化进行取样，并通过综合分析确定其临床意义，为连续的救护工作提供依据，除了 ICU 中常规的血流动力学、呼吸功能、肝功能、肾功能、凝血功能、中枢神经系统功能监测外，还需注意以下几方面的监测：

（1）氧代谢和组织氧合的监测　氧输送（也称氧供：oxygen delivery，DO_2）是指组织在单位时间内能获取氧的量，是通过心脏做功和血液携带而供给组织的，等于心脏指数和动脉血氧含量的乘积。氧利用是指组织在单位时间内利用氧的量。反映氧利用变化的指标有 2 个：①氧消耗（oxygen consumption，VO_2）等于心脏指数和动静脉血氧含量差的乘积；②氧摄取率（oxygen extraction ratio，O_2ER），等于 VO_2 与 DO_2 的比率。成人正常状态下，DO_2 约为 1000mL/min，VO_2 为 200~250mL/min，O_2ER 为 20%~25%。氧输送与氧利用的变化反应组织的氧合状况，正常情况下，细胞能从循环中得到足够的氧，细胞所需要的氧等于实际的氧耗量。在一些病理情况情况下，DO_2 下降，细胞首先通过提高自身的氧摄取能力维持 VO_2 的恒定，在相当大的 DO_2 变化范围内 VO_2 均将保持稳定。但当 DO_2 进一步下降，低于一定值，就超出了细胞的代偿能力，VO_2 开始下降，细胞处于缺氧状态。此时 VO_2 随 DO_2 的下降呈线性下降，这种现象称为"生理性氧供依赖性"。临床通过输血、输液、强心、提高血氧饱和度等措施中的任意一项或几项，提高 DO_2。初始阶段，VO_2 随 DO_2 的上升而上升，呈依赖关系，DO_2 达到某一阈值以后，VO_2 不再升高，处于一个平台，提示 DO_2 已能满足代谢的需要，可以视为治疗的终点，但也可能是所采取的提高 DO_2 的措施对纠正缺氧无效，或外周氧利用已陷于衰竭。这种 DO_2-VO_2 关系已在许多临床患者中得到证明，并且在指导休克复苏及创伤患者的液体治疗中体现了重要的价值。

（2）动脉乳酸监测　在缺氧环境下，由于机体强化糖酵解途径以取得能量，并由于丙酮酸不能进入三羧酸循环氧化而被大量还原为乳酸，故使组织和血液中乳酸蓄积。因此，血液中乳酸增加是机体缺氧的重要标志之一。临床和实验研究均已表明，动脉乳酸水平与机体氧债、低灌注程度和休克的严重性有十分密切的关系，因此对于指导复苏和判断预后有重要价值，但要注意下述问题：

①高乳酸血症并非机体缺氧所特有，某些非缺氧性疾病或状态，如儿茶酚胺类激素增加、碱血症、肝功能损害等均可刺激糖酵解增加，或使乳酸清除能力减弱，从而导致高乳酸血症。这种由非缺氧因素造成的高乳酸血症被称为"B 型高乳酸血症"，应与缺氧导致的"A 型高乳酸血症"相区别。

②乳酸的半衰期在剧烈运动后仅1小时，但休克导致的高乳酸血症的乳酸半衰期则可长达18小时之久。因此在后者，缺氧改善有时很难得到即时反映。另外，在伴有严重的外周循环不良状态时，乳酸可以因蓄积在组织中难以进入循环，而表现为血乳酸含量"正常"，一旦循环改善，血乳酸水平反而增加，这种情况称为"洗出效应"。

③动脉血乳酸水平监测仅能反映全身氧代谢的总体变化，正常的乳酸水平并不能除外个别区域组织器官的缺氧。

（3）混合静脉血氧饱和度监测　在组织中由于毛细血管静脉端血液氧分压与组织的氧分压达到了平衡，因此引流这些组织的静脉血的氧分压和氧饱和度就能够反映该部组织的氧合情况。所以，临床上将测量静脉血氧饱和度作为组织氧合监测的方法。目前最常用的是抽取来自肺动脉或右心房的静脉血作为测试标本，由于这是全身静脉回流的血液，因此，可以看作是全身组织氧合情况的总体反映。混合静脉血氧饱和度（SvO_2）正常值约为75%。在低血容量、心排量下降或代谢率增加等情况下，均可见SvO_2明显下降，并由此使O_2ER增加。但在脓毒症等一些以全身炎症反应为基础的疾病，尽管有外周组织缺氧的其他表现，SvO_2却往往在正常范围，提示外周存在分流或氧利用障碍。因此，SvO_2是全身总体氧代谢的体现，某些局部组织缺氧并不能得到敏感的反映，SvO_2下降可以肯定机体存在绝对或相对的缺氧，而SvO_2正常却不能排除这种可能。

（4）胃肠黏膜内pH值（pHi）监测　是20世纪80年代末、90年代初正式用于临床的一项新的组织氧合监测技术。前述几项监测指标均为整体监测技术，不能敏感地反映局部组织的氧合情况，而这些部位的氧合状态却很可能对患者的预后有重要影响。例如胃肠道缺血、缺氧可以造成黏膜屏障损伤，进而造成细菌或内毒素移位，成为MODS的诱因。不仅如此，胃肠道还是对缺血最敏感的器官之一，当循环不稳定时，胃肠道灌注损害发生最早而恢复最晚，甚至在全身血流动力学指标恢复后胃肠道仍然处于缺血缺氧状态，即处于"隐性代偿性休克"状态。目前，临床上能够证实该状态并指导复苏的唯一方法就是pHi监测。

2.治疗　MODS发病急，病程进展快、死亡率高，是目前临床的一大难题。迄今为止，对MODS尚无特异性治疗手段，对其病理过程缺乏有效的遏制手段，但MODS的治疗应遵循以下原则：

（1）预防

①处理各种急症时要有整体观念，尽可能达到全面诊断和治疗。

②重视患者的循环和呼吸，尽早纠正低血容量、组织低灌流和缺氧。

③防治感染是预防MODS重要措施。

④改善全身情况，包括水电解质、酸碱失衡及营养支持等。

⑤及早治疗任何一个首发器官功能不全，阻止其病理连锁反应以免形成MODS。

（2）积极控制原发病　控制原发疾病是 MODS 治疗的关键，应重视原发疾病的治疗。

（3）早期复苏　提高复苏质量应尽早开始复苏，避免缺血时间太长而导致不可逆性损伤，同时应注意心源性休克要限制液体，并使用强心和扩张血管药物治疗，但也要求在达到最佳的前后负荷后方能考虑使用强心药。

（4）清除氧自由基，防止再灌注损伤　休克复苏后早期的主要风险是再灌注后产生的大量自由基带来的损伤，因此应该使用抗氧化剂，其应用原则是早用、足量。早用是指尽可能在即将开始复苏的时候就给予抗氧化剂，或至少伴随复苏的同时给药；足量是指要使用超大剂量，常用药物及推荐剂量为：维生素 C 2~10g/d、β - 胡萝卜素＞800mg/d、硒 40mg/d、锌 20mg/d 及谷胱甘肽等。

（5）控制感染

1）尽量减少侵入性诊疗操作：各种有创诊疗操作均增加了危重患者的感染机会。留置尿管易发生菌尿症；深静脉导管随留置时间延长，感染的发生率大大增加，因此应对危重患者实行保护，尽量避免不必要的侵入性诊疗操作。

2）加强病房管理：由于危重患者往往频繁、大量使用抗生素，造就了一批多重耐药菌株。因此，加强病房管理、改善卫生状况、严格无菌操作，是降低医院感染发生率的重要措施。

3）改善患者的免疫功能：不同原因引起的免疫功能损害是危重患者发生感染的内因，增强患者的免疫功能是防止感染的重要环节，具体措施包括制止滥用激素和免疫抑制剂，适当使用免疫增强剂等。

4）合理使用抗生素

①采用降阶梯治疗方案：由于危重患者大多感染严重，病原菌耐药性强，因此开始要使用广谱、强效抗生素，同时采取标本做细菌培养和药敏试验，结果出来后再改用敏感的窄谱抗生素。

②一旦选用一种或一组药物，应于 72 小时后判断其疗效，除非细菌培养结果证实该项方案错误，一般不应频繁更换抗生素，以免造成混乱。

③抗生素的合理使用除了选择正确的药物之外，正确的给药方式和剂量也非常重要，应根据感染的部位、药物的半衰期、作用机制等因素确定药物的剂量和给药方法。

④对严重感染经积极抗生素治疗未能取得预期效果，且疑有真菌感染者，应及时合理选用抗真菌药物，此时原有抗生素不宜立即全部撤除。

⑤除创伤、大手术、休克复苏后、重症胰腺炎等情况，没有必要在无感染的情况下预防性使用抗生素。

5）外科处理：对开放性创伤，早期清创是预防感染最关键的措施。对已有的感染，只要有适应证，外科处理也是最直接、最根本的治疗方法，包括伤口的清创、脓肿的引流、坏死组织的清除、空腔脏器破裂的修补或切除等。对 MODS 患者，当感染构成对生命的主要威胁，又具有手术处理适应证时，应当机立断，在加强脏器功能支持的同时尽快手术。

6）选择性消化道去污染（selective decontamination of digestive tract，SDD）：基于肠源性感染对高危患者构成威胁的认识，对创伤或休克复苏后患者、急性重症胰腺炎患者等进行消化道去污染，已在一定程度上取得确定的效果。

（6）心脏和循环支持　包括建立充足的循环血量，合理使用强心药物，维持正常的肾脏功能和 DIC 的防治。

（7）代谢支持和调理　MODS 患者处于高度应激状态，导致机体出现以高分解代谢为特征的代谢紊乱。器官及组织细胞功能的维护和组织修复有赖于细胞得到适当的营养底物，机体高分解代谢和外源性营养利用障碍，可导致或进一步加重器官功能障碍。因此，在 MODS 的早期，代谢支持和调理的目标应当是试图减轻营养底物的不足，防止细胞代谢紊乱，支持器官、组织的结构功能，参与调控免疫功能，减少器官功能障碍的产生；而在 MODS 的后期，代谢支持和调理的目标是进一步加速组织修复，促进患者康复。

（8）呼吸和氧合支持　通过呼吸和循环支持，以满足外周氧需求，尽可能使氧耗脱离对氧输送的依赖，并使动脉血乳酸接近于正常。为此，要纠正心功能低下、低血容量、贫血和肺功能不全等。

（9）尽早使用胃肠道进食　胃肠道进食不仅有益于全身营养，而且也是保护黏膜屏障的重要措施。

（10）中医药支持　中国学者从 MODS 的防治入手，对中医药进行了尝试。运用中医"活血化瘀""清热解毒""扶正养阴"的理论，采用以当归、大黄、黄芪、生脉饮等为主的治疗，取得了良好的临床效果。尽管其机制在目前还不能很好地用现代医学理论解释，但疗效本身能表明其学术价值。一些研究已发现，上述中药具有一定的免疫调节作用，因此，中医药防治 MODS 既是中国特色，也是今后中国 MODS 研究的重要方向。

（11）针对受损器官选择适当的支持性治疗。

3. 护理要点

（1）密切观察病情变化　①密切观察患者意识状况及昏迷程度；②严密监测患者心率、心律、心电波形，做好心电监护；③注意尿量、尿比重、酸碱度和血尿素氮、肌酐及血电解质的变化，及早发现非少尿性肾功能衰竭。④观察生命体征、中心静脉压及周围血管充盈度等，动态监测各重要脏器功能变化，以及漂浮导管、胃黏膜张力计等监护设备显示的各项指标的变化，发现异常及时通知医生。

（2）了解 MODS 的发生病因　尤其要了解创伤、休克、感染等常见的发病因素，做到掌握病程发展的规律性并有预见性地护理。

（3）保持气道通畅，维持足够的气体交换　及时有效清除气道内分泌物；在呼吸道充分湿化的基础上，应作好体位引流，定时翻身、叩背；按正规流程进行吸痰。

（4）维持循环血量的护理　输液要谨慎、适量，掌握单位时间的输液速度，为防止液体过量，应监测右心房或中心静脉压；若患者出现循环系统衰竭时，需及时调整药物浓度和滴注速度，注意观察血压、心率、心律变化；适量使用强心利尿剂及血管扩张剂并注意用药后反应。

（5）了解各器官功能衰竭的典型表现和非典型变化　如非少尿性肾衰、非心源性肺水肿、非颅脑疾病的意识障碍、非糖尿病性高血糖等，做到及时发现，及时处理。

（6）保证营养与热量的摄入　MODS 时机体处于高代谢状态，体内能量消耗很大，患者消瘦、免疫功能受损、内环境紊乱，故设法保证营养至关重要。尽量通过肠内营养途径补充热量，维生素及微量元素的补充也应予以重视。

（7）防治感染　MODS 时机体免疫功能低下，抵抗力差，极易发生院内感染。常见的有呼吸道、泌尿系统、静脉导管及皮肤的感染，应高度警惕，定时翻身、拍背，加强呼吸道管理，严格无菌操作，防止交叉感染。

（8）心理护理　MODS 的患者大多数病情严重，加上各种仪器药物的使用，费用高，患者及家属会产生烦躁、焦虑、恐惧的情绪，护士应加强与患者及家属的沟通，让患者及患者家属认识 MODS 护理常规、仪器设备作用、检查结果，及时了解他们的想法和需求。鼓励患者、患者家属参与讨论，配合医疗和护理，有助于减轻患者家属压力，帮助患者树立战胜疾病的信心。

【健康指导】

1. 积极预防和治疗 MODS。

2. 尽量减少或避免诱发因素，指导患者学会自我控制，保持情绪稳定。

3. 严格遵守饮食计划，加强营养，避免发生负氮平衡。

4. 注意个人清洁卫生，避免感冒。

5. 叮嘱患者按时服药，定期复查，发现异常及时就医。

复习思考

一、选择题

1. 关于多器官功能障碍综合征（MODS）下列错误的是（　　　　）

A. MODS 常指急性疾病过程中发生的两个或两个以上主要器官功能不全

B. 其特点之一是急性　　　　　　　　C. 死亡率高

D. 凡是两个或两个以上的主要器官功能不全就是 MODS

E. MODS 最好的治疗是预防

2. 下列哪项是可能引起 MODS 的原因（　　　）

　　A. 大面积烧伤　　　　　　　　B. 感染性休克

　　C. 急性坏死性胰腺炎　　　　　D. 大量输血输液

　　E. 以上都是

3. MODS 中最先出现的器官功能障碍是（　　　）

　　A. SARS　　　　　　　　B. PAD　　　　　　　　C. PTE

　　D. ARDS　　　　　　　　E. AHF

4. SIRS 的主要病理生理变化不包括（　　　）

　　A. 细胞大量凋亡　　　　　　　B. 全身高代谢状态

　　C. 全身耗氧量增高　　　　　　D. 心输出量增加

　　E. 多种炎症介质释放

5. 下列不属于 SIRS 表现的是（　　　）

　　A. 心率＞ 90 次 / 分钟　　　　　B. 呼吸＞ 20 次 / 分钟

　　C. $PaCO_2$ ＜ 40mmHg　　　　　D. 白细胞计数＞ 12×10^9/L

　　E. 白细胞计数＜ 4.0×10^9/L

6. 患者，男性，28 岁，因左上腹受到严重创伤后，脾破裂并出现失血性休克，治疗过程中出现极度呼吸困难，口唇发绀，对该患者的诊断和病情判断有重要意义的检查是（　　　）

　　A. 血气分析　　　　　　　　B. 呼吸功能监测

　　C. 血流动力学监测　　　　　D.X 线检查

　　E. 心电图检测

7. 患者，男性，30 岁，因车祸致双下肢挤压伤住院，第 2 天自感头痛头晕，呼吸费力，尿量每小时少于 17mL，应考虑其危险是（　　　）

　　A. ARDS　　　　　　　　B. MODS　　　　　　　　C. ARF

　　D. 休克　　　　　　　　E. 心功能衰竭

8. 患者，女性，28 岁，右下肢被火车压伤后 4 天，尿量 24 小时小于 100mL，伴有恶心、呕吐、嗜睡、昏迷、抽搐等症状。化验血肌酐 460μmol/L，尿素氮 26mmol/L。据病情该患者为（　　　）

　　A. 急性呼吸衰竭　　　　　　B. 急性肾衰竭少尿期

　　C. 弥散性血管内凝血　　　　D. 急性肾衰竭多尿期

　　E. 急性肾衰竭无尿期

（9~10 共用题干）张某，男，51 岁。既往糖尿病病史 5 年，4 天前患肺炎并感染性休克，昨天有心功能不全的表现，今天又出现了肾功能不全的征象。

9. 你考虑这位患者最可能出现了（　　）

    A. 糖尿病加重　　　　　　　　B. 金葡菌肺炎　　　　　　C. 感染性休克

    D. 心功能不全（心功能Ⅳ级）　E. MODS

10. 这位患者最有可能出现的心理反应是（　　）

    A. 紧张　　　　　　　　　　　B. 恐惧　　　　　　　　　C. 焦虑

    D. 厌倦　　　　　　　　　　　E. 逃避

二、名词解释

1. SIRS

2. MODS

三、简答题

1. SIRS 的诊断标准？

2. MODS 的诊断标准？

四、案例思考题

患者，男，25 岁，因"急性弥漫性腹膜炎伴感染性休克"住院治疗。近 6 天来每日平均尿量为 300~400mL，并有头晕、恶心呕吐、四肢无力、牙龈出血。体检：T 39℃，P 120 次/分钟，R 30/分钟，BP 150/90mmHg。神志清楚，面色苍白，皮肤可见片状出血点及瘀斑，心音弱，心律不齐。呼吸急促，有酮味，双肺底部有水泡音，全腹有压痛、反跳痛和肌紧张。血常规：WBC 31.0×10^9/L、Hb 74g/L，尿钠 250mmol/24h，尿比重 1.010，血尿素氮 20mmol/L。

请回答：

1. 此时机体处于何种状态？

2. 请提出该患者存在的主要护理问题，并针对护理问题制订相应的护理措施。

3. 如何控制输入液体量？

扫一扫，知答案

模 块 十 二
常用救护技术

【学习目标】

1. 掌握止血、包扎、固定和搬运、气道异物清除术、环甲膜穿刺术、气管插管术、口咽通气导管置入术、球囊－面罩、呼吸机使用、除颤仪使用、心电监护仪使用的操作方法、注意事项和护理要点。

2. 熟悉止血、包扎、固定和搬运、气道异物清除术、环甲膜穿刺术、气管插管术、口咽通气导管置入术、球囊－面罩、呼吸机使用、除颤仪使用、心电监护仪使用的适应证及禁忌证。

3. 了解呼吸机的基本结构及呼吸机类型。

止血、包扎、固定、搬运是院前现场救护的四项基本技术。实施现场救护时，现场人员要本着救死扶伤的人道主义精神，在呼救的同时，要迅速地开展现场急救工作，其原则是：先抢后救，先重后轻，先急后缓，先近后远；先止血后包扎，先固定后搬运。

项目一　外伤的止血、包扎、固定、搬运

案例导入

张某，男，36岁，建筑工人。与人打架斗殴时左侧大腿内侧被刀刺伤，拨打"120"急救电话，15分钟后救护人员赶到。查体：神志淡漠，面色苍白，血压测不出，心率140次/分钟，腹平坦，轻度肌紧张，无固定压痛，有反跳痛，肠鸣音正常。左侧大腿内侧可见一横行皮肤裂口，长约2.5cm，大量鲜红色血液呈搏动性涌出。足背动脉搏动消失。

问题：该患者目前存在的主要护理问题有哪些？请针对护理问题提出相应的救护措施。

一、止血

正常成人全身血容量占体重的 7%~8%。失血量达 20% 左右，即出现失血性休克的症状；失血量 ≥ 30%，患者将发生严重失血性休克。据统计，当大动脉出血时，如颈动脉、锁骨下动脉、腹主动脉、股动脉等出血，可于 2~5 分钟死亡。因此，当人体受到外伤时，首先应确保呼吸道通畅和立即采取有效的止血措施，防止因急性大出血而导致的休克，甚至死亡。临床常用的止血方法有加压包扎止血法、指压止血法、止血带止血法和填塞止血等。

【适应证】

创伤造成外出血的伤口均需止血，对严重出血的伤员若不能迅速有效地止血，可能在短时间内危及生命。伤口出血大致可分为动脉出血、静脉出血和毛细血管出血。动脉出血速度快、呈喷涌状，颜色鲜红，血液不易凝固。静脉出血常缓缓流出、颜色暗红，大部分静脉损伤破裂后即塌陷，故较动脉出血易控制。毛细血管出血时血色鲜红，呈渗出性，可自行凝固止血，但若伤口或创面较大，出血不及时处理，也可能引起出血性休克。深静脉出血时也可能出血量大，难以控制。

【用物准备】

无菌敷料、绷带、三角巾、现场干净的手帕或布料、止血带等。

【止血方法】

止血的方法有指压止血、包扎止血、加压包扎止血、加垫屈肢止血、填塞止血、止血带止血等。一般的出血可以使用包扎、加压包扎法止血。四肢的动、静脉出血，如使用其他的止血法能止血的，就不用止血带止血。

1. 指压止血法　用手指、手掌或拳头压迫伤口近心端的动脉经过骨骼表面的部位，阻断血液流通，达到临时、快速止血的目的。指压止血法是一种不需任何器械、简便、有效的止血方法，但因为止血时间短暂，常需要与其他方法结合进行。主要适用于中等或较大动脉的出血，以及较大范围的静脉和毛细血管出血量。常用指压点及按压方法如下：

（1）头顶部出血　压迫同侧耳屏前方颧弓根部的搏动点（颞浅动脉），将动脉压向颞骨（图 12-1）。

（2）颜面部出血　压迫同侧下颌骨下缘、咬肌前缘的搏动点（面动脉），将动脉压向下颌骨，阻断面动脉血流（图 12-2）。

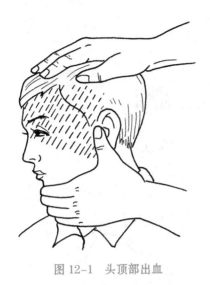

图 12-1　头顶部出血

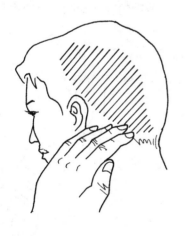

图 12-2　颜面部出血

（3）头后部出血　压迫同侧耳后乳突下稍后方的搏动点（枕动脉），将动脉压向乳突，阻断枕动脉血流（图 12-3）。

（4）头颈部出血　用拇指或其他四指压迫同侧气管外侧与胸锁乳突肌前缘中间之间的搏动点（颈总动脉），用力压向第 5 颈椎横突，阻断颈总动脉血流。压迫颈总动脉止血时绝对禁止同时压迫双侧颈总动脉，以免引起脑缺氧（图 12-4）。

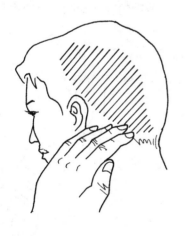

图 12-3　头后部出血

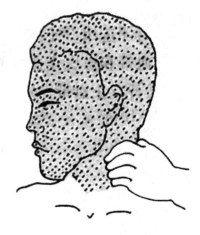

图 12-4　头颈部出血

（5）肩部、腋部出血　压迫同侧锁骨上窝中部的搏动点（锁骨下动脉），将动脉压向第一肋骨（图 12-5）。

（6）前臂出血　用拇指压迫同侧上臂中段内侧的搏动点（肱动脉），将动脉压向肱骨干（图 12-6）。

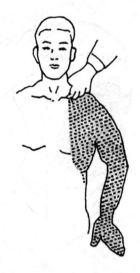
图 12-5　肩部、腋部出血

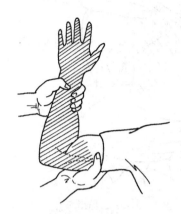
图 12-6　前臂出血

（7）手部出血　用两手的拇指和食指分别压迫伤侧手掌腕横纹稍上方的内、外侧搏动点（桡动脉和尺动脉）。因为桡动脉和尺动脉在手掌部有广泛吻合支，所以必须同时压迫双侧（图 12-7）。

（8）大腿出血　压迫伤肢腹股沟中点稍下方的搏动点（股动脉），用拳头或两手的拇指交叠用力将动脉压向耻骨上支（图 12-8）。

（9）足部出血　用拇指和食指分别压迫伤脚足背中部搏动的胫前动脉及足跟内侧与内踝之间的胫后动脉（图 12-9）。

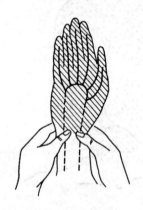
图 12-7　手部出血

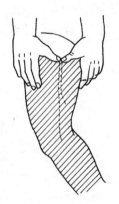
图 12-8　大腿出血

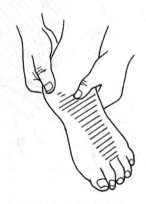
图 12-9　足部出血

2. 加压包扎止血法　适用于全身各部位的小动脉、中小静脉或毛细血管出血。先用无菌敷料或衬垫覆盖压迫伤口，再用三角巾或绷带用力包扎，包扎范围应该比伤口稍大，同时将受伤部位抬高，达到止血目的。这是一种目前最常用的止血方法，在没有无菌纱布时，可使用消毒毛巾、餐巾等替代。

3. 屈肢加垫法　当前臂和小腿动脉出血不能制止时，如无合并骨折或脱位，在关节的屈侧放一卷绷带，立即强屈肘关节或膝关节，可以控制出血（图12-10）。

4. 填塞止血法　适用于颈部和臀部较大而深的伤口，如腹股沟和腋窝等部位出血，即先用镊子夹住无菌纱布塞入伤口内，如一块纱布止不住出血，可再加纱布，外加压包扎固定（图12-11）。

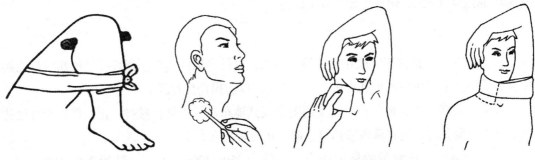

图 12-10　屈肢加垫法　　　　　　　　　　图 12-11　填塞止血法

5. 止血带止血法　四肢有大血管损伤，或伤口大、出血量多时，采用以上止血方法仍不能有效止血而有生命危险时，可选用此方法。特制式止血带有橡皮止血带、卡式止血带、充气止血带等，在紧急情况下，也可用绷带、三角巾、布条等代替止血带。常用的止血带止血方法有：

（1）橡皮止血带止血法　在伤口的近心端，用棉垫、纱布、毛巾或衣物等作为衬垫，左手在离带端约10cm处由拇指、食指和中指紧握，使手背向下放在扎止血带的部位，右手持带中段绕伤肢一圈半，然后把带塞入左手的食指与中指之间，左手的食指与中指紧夹一段止血带向下牵拉，使之成为一个活结，外观呈 A 字形。最后记录止血带安放时间。如果需要松止血带时，只要将尾端拉出即可（图12-12）。

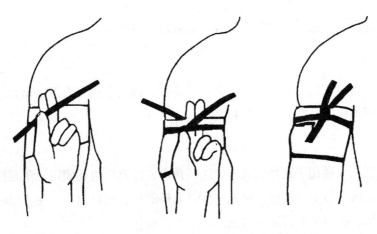

图 12-12　橡皮止血带止血法

（2）布制止血带止血法　将三角巾折成带状或将其他布带绕伤肢一圈，打个蝴蝶结；取一根小棒穿在布带圈内，提起小棒拉紧，将小棒依顺时针方向绞紧，将绞棒一端插入蝴蝶结环内，最后拉紧活结并与另一头打结固定。并记录止血带安放时间。

（3）充气止血带止血法　在伤口的近心端垫好衬垫（绷带、毛巾、平整的衣物等）。然后将止血带缠在肢体上。最后打开充气阀开关，充气至压力表指针到300mmHg（上肢）或500mmHg（下肢）。记录止血带安放时间。

【注意事项】

1.部位准确　止血带应放在伤口的近心端，尽量靠近伤口但不能直接接触伤口且应避免神经受压。上臂止血不可扎在中、下1/3处，以防损伤桡神经。

2.下加衬垫　上止血带前，先要用毛巾或其他布片、棉垫作衬垫，止血带不能直接扎在皮肤上；紧急时，可将裤脚或袖口卷起，止血带扎在其上。

3.压力适当　止血带的标准压力，上肢为250~300mmHg，下肢为300~500mmHg，无压力表时以刚好使远端动脉搏动消失、出血停止状态为宜。

4.定时放松　结扎时间过久，可引起肢体缺血坏死。上止血带总的时间一般不应超过5小时，每隔0.5~1小时放松2~3分钟，放松期间，应用指压法临时止血。

5.标记明显　要有上止血带的标志贴在前额或胸前易发现部位，注明上止血带的时间和部位。用止血带止血的伤员应尽快送医院处置，防止出血处远端的肢体因缺血而导致坏死。

二、包扎

伤口包扎在创伤伤员急救中应用范围较广，可起到保护创面，减少污染，固定敷料、药品和骨折位置，压迫止血，减少疼痛，防止继发损伤，有利于伤口早期愈合的作用。

【适应证】

体表各部位的伤口除采用暴露疗法者，一般均需包扎。

【用物准备】

常用的包扎材料有创可贴、尼龙网套、三角巾、四头带或多头带、弹力绷带、纱布绷带、胶带或就便器材如毛巾、头巾、衣服等。

【包扎方法】

1.三角巾包扎　适用于现场急救。使用三角巾，注意底边要固定，角要拉紧，中心伸展，敷料贴实。用三角巾包扎前，应先在伤口上垫敷料，再行包扎。在应用时可按需要折叠成不同的形状，适用于不同部位的包扎。

（1）头面部伤包扎

①头顶帽式包扎法：将三角巾的底边叠成约两横指宽，边缘置于伤病员前额齐眉处，顶角向后。三角巾的两底角经两耳上拉向头后部交叉并压住顶角。再绕回前额齐眉打结。顶角拉紧，折叠后嵌入头后部交叉处内（图12-13）。

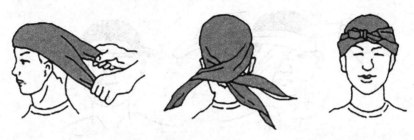

图12-13　头顶帽式包扎法

②面具式包扎法：用于颜面部外伤，把三角巾一折为二，顶角打结放在头正中，两手拉住底角罩住面部，然后双手持两底角拉向枕后交叉，最后在额前打结固定。在眼、口、鼻处提起三角巾，用剪刀剪洞开窗（图12-14）。

③风帽式包扎法：先将三角巾底边中点及顶角各打一结。顶角放在前额部，底边中点结放在枕结节下方。两角向面部拉紧，包绕下颌，交叉拉至枕后打结（图12-15）。

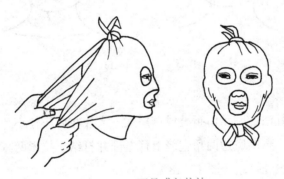

图12-14　面具式包扎法

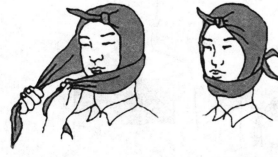

图12-15　风帽式包扎法

④眼部包扎法：单眼包扎时，将三角巾折成四指宽的带状巾，以2/3向下斜放在伤眼上，将下侧较长的一端经枕后绕到额前压住上侧较短的一端后，长端继续沿着额部向后绕至健侧颞部，短端反折环绕枕部至健侧颞部与长端打结（图12-16）。包扎双眼时，可将上端反折斜向下，盖住另一伤眼，再绕耳下与另一端在对侧耳上或枕后打结（图12-17）。

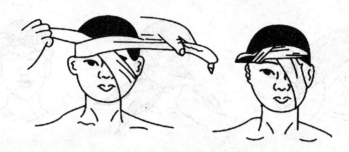

图12-16 单眼包扎法

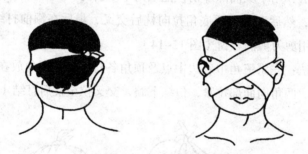

图12-17 双眼包扎法

（2）肩部伤包扎

①单肩燕尾式包扎法：三角巾折叠成燕尾式，大片在后压住小片，放于伤侧肩上，燕尾夹角对准伤侧颈部。燕尾底边两角包绕上臂上部并打结。拉紧两燕尾角，分别经胸、背部至对侧腋前或腋后线处打结（图12-18）。

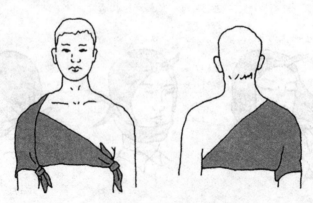

图12-18 单肩燕尾式包扎法

②双肩燕尾式包扎法：三角巾折叠成燕尾式，燕尾式角约100°，披在双肩上，燕尾式夹角对准颈后正中，燕尾角过肩，由前向后包肩于腋前或腋后，与燕尾底边打结（图12-19）。

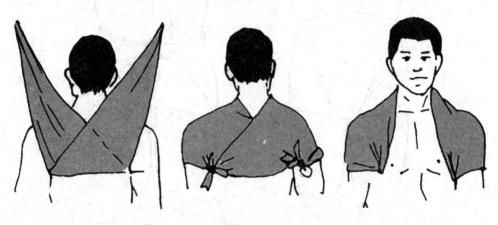

图12-19 双肩燕尾式包扎法

（3）胸（背）部伤包扎法 三角巾折叠成燕尾式，置于胸前，夹角对准胸骨上凹。两燕尾角过肩于背后，将燕尾顶角系带，围胸与底边在背后打结。然后，将一燕尾角系带拉紧绕横带后上提，再与另一燕尾角打结（图12-20）。

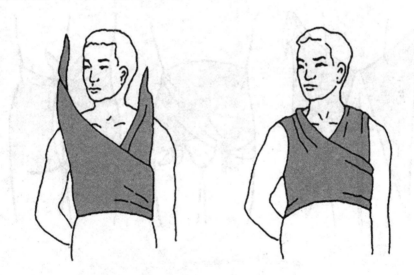

图12-20 胸（背）部伤包扎法

（4）腹部及臀部伤包扎

①腹部三角巾包扎法：将三角巾底边向上，顶角向下横放在腹部。两底角围绕到腰部后打结。顶角由两腿间拉向后面与两底角连接处打结（图12-21）。

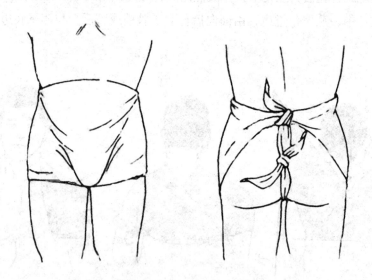

图 12-21　腹部三角巾包扎法

②双侧臀部蝴蝶式包扎法：把两条三角巾的顶角连接处置于腰部正中，然后将两三角巾的一底角围腰打结。再取另两底角分别绕过大腿内侧，与相对的边打纽扣结（图 12-22）。

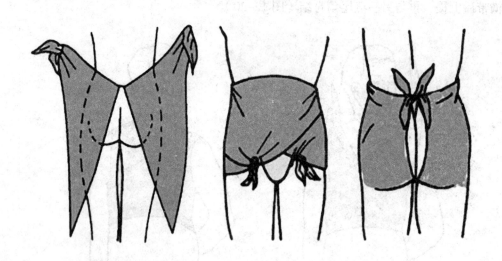

图 12-22　双侧臀部蝴蝶式包扎法

（5）四肢伤包扎

①上肢三角巾包扎法：将三角巾一底角打结后套在伤侧手上，结的余头留稍长些备用，另一底角沿手臂后侧拉到对侧肩上，顶角包裹伤肢，前臂曲至胸前，拉紧两底角打结，并起到悬吊作用（图 12-23）。

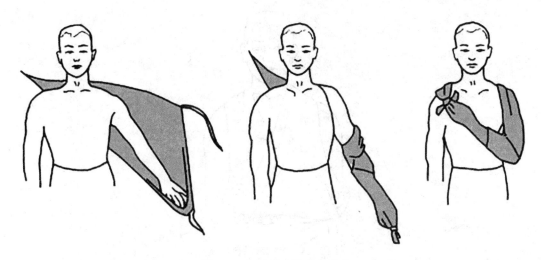

图 12-23　上肢三角巾包扎法

②手（足）三角巾包扎法：将三角巾展开，手指或足趾尖对向三角巾的顶角，手掌或足平放在三角巾的中央，指缝或趾缝间插入敷料。将顶角折回，盖于手背或足背。两底角分别绕到手背或足背交叉，再在腕部或踝部围绕一圈后在手背或足背打结（图 12-24）。

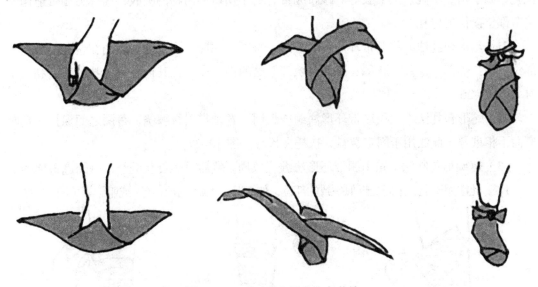

图 12-24　手（足）三角巾包扎法

③膝部（肘部）带式包扎：将三角巾折叠成适当宽度的带状。将中段斜放于伤部，两端向后缠绕，返回时分别压于中段上下两边，包绕肢体一周打结。

④上肢悬吊包扎法：三角巾顶角对着伤肢肘关节，一底角置于健侧胸部过肩于背后。伤臂屈肘（功能位）放于三角巾中部。另一底角包绕伤臂反折至伤侧肩部。两底角在颈侧方打结，顶角向肘前反折，用别针固定（图 12-25）。

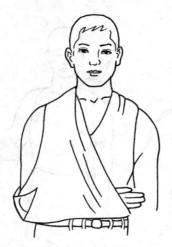

图 12-25 上肢悬吊包扎法

2. **绷带包扎法** 绷带包扎法是外科临床工作和急救外科中常用的一项技术。其目的是固定敷料或夹板，以防脱落或移位；临时或急救时固定骨折或受伤的关节；支持或悬吊肢体；对创伤性出血，可加压包扎止血。卷状绷带具有不同的规格，可用于身体不同部位的包扎，如手指、手腕、上下肢等。纱布绷带有利于伤口渗出物的吸收，高弹力绷带适用于关节部位损伤的包扎。

（1）**环形包扎法** 将绷带环形缠绕数圈，每圈盖住前一圈。此法多用在包扎粗细均匀部位，如：额部、颈部、胸部、腹部及腕部等处的伤口，或在其他各种包扎的起始和结束时（图 12-26）。

（2）**蛇形包扎法** 先用绷带环形法缠绕数周，卷轴带斜行缠绕，每圈之间保持一定距离而不相重叠。此法用于固定敷料、扶托夹板等（图 12-27）。

（3）**螺旋形包扎法** 先用绷带环形法缠绕数周，然后呈螺旋状缠绕，每圈遮盖前圈的 1/3~1/2。此法用于上、下周径近似一致的部位，如上臂、大腿、指（趾）或躯干等（图 12-28）。

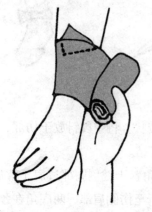

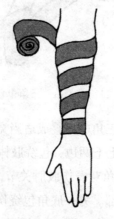

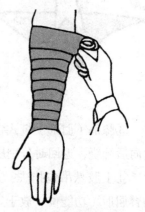

图 12-26 环形包扎法　　　图 12-27 蛇形包扎法　　　图 12-28 螺旋形包扎法

（4）螺旋折转包扎法　此法与螺旋包扎法相同，但每圈必须反折。反折时，以左手拇指压住绷带的折转处，右手将卷带反折向下，然后围绕肢体拉紧，每圈盖过前圈的 1/2～1/3，每一圈的反折必须整齐地排列成一直线；但反转处不可在伤口或骨突起处。此法多用于肢体周径大小不等的部分，如前臂、小腿等（图 12-29）。

（5）"8"字形包扎法　用绷带斜形缠绕，向上、向下相互交叉作"8"字形包扎，依次缠绕。每圈在正面与前圈交叉，并叠盖前圈 1/3～1/2。此法多用于屈曲的关节部位，如肘、髋、膝、踝等关节（图 12-30）。

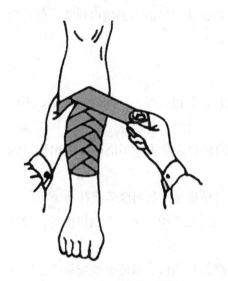

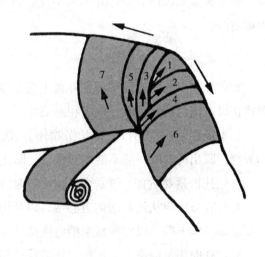

图 12-29　螺旋折转包扎法　　　　　　　　图 12-30　"8"字形包扎法

（6）回返式包扎法　在包扎部先做环形固定，然后从中线开始，做一系列的前后、左右来回反折包扎，每次回到起点；直至伤口全部被包住为止。此法多用于手指端、头顶部或截肢残端（图 12-31）。

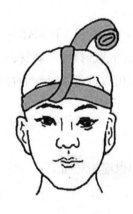
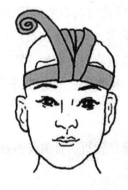
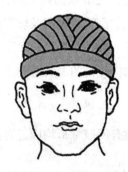

图 12-31　回返式包扎法

223

3. 几种特殊伤的包扎处理

（1）肢体离断伤的包扎 进行急救处理时，不完全离断的肢体，应使用夹板制动，以便转运和避免加重组织损伤；完全离断肢体的远端，应使用无菌敷料或用清洁的布料、毛巾等包裹后，再用塑料布或橡皮布包裹，周围放置冰块，然后迅速转运送医院。但不能浸泡在冰水之中，也不要让冰块直接接触皮肤，更不要用消毒液、盐水等其他液体直接浸泡断肢。

（2）腹部内脏脱出的包扎 如有脏器膨出，千万不要送回，应首先用无菌生理盐水浸湿的纱布覆盖脱出的脏器，并用大小合适的无菌治疗碗盖住，最后用三角巾包扎，包扎后再搬运。

【注意事项】

1. 包扎伤口前，先简单清创并盖上消毒纱布再包扎，在包扎时，动作轻柔敏捷，不可触碰伤口，以免引起出血、疼痛和感染。

2. 不能用水冲洗伤口（化学伤除外）。伤口表面的异物应除去，不能轻易取出伤口内的异物，脱出的内脏一般不能纳回伤口，防止感染。

3. 包扎松紧要适宜，过紧会影响局部血液循环，过松易导致敷料脱落或移动。

4. 包扎方向应从远心端向近心端，以帮助静脉回流。无手指、足趾末端损伤者，包扎时要暴露肢体末端，以便观察末梢血液循环。

5. 包扎时伤员应取舒适体位，伤肢保持功能位。严禁在伤口、骨隆突处或易于受压部位打结。

6. 解除绷带时，先解开固定结或取下胶布，然后以两手互相传递松解。紧急时或绷带已被伤口分泌物浸透干涸时，可用剪刀剪开。

三、固定

对骨关节损伤和大面积软组织损伤及时有效的固定，可以减轻痛苦，预防休克，避免神经、血管、骨骼及软组织的再损伤，有利于伤员运送。根据伤情选择固定器材，固定器材最理想的是夹板，紧急情况时就地取材。在缺乏固定材料也可以进行临时性的自体固定，如将受伤的上肢缚于上身躯干，或将伤肢同健肢缚于一起。

【适应证】

所有四肢骨折均应进行固定，脊柱骨折、骨盆骨折在急救中也应相对固定。

【用物准备】

固定材料有木制夹板、钢丝夹板、负压气垫、充气夹板、塑料夹板，可以用一些设备器材，如特制的颈部固定器、股骨骨折的托马固定架，紧要时也可根据现场条件就地取材：竹棒、木棍、树枝等。固定时还需另备纱布、绷带、三角巾或毛巾等。

【固定方法】

1. 锁骨骨折固定　将两条指宽的带状三角巾分别环绕两个肩关节，于肩部打结；再分别将三角巾的底角拉紧，在两肩过度后张的情况下，在背部将底角拉紧打结（图12-32）。

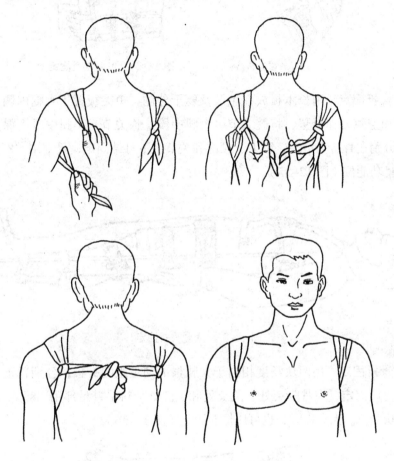

图 12-32　锁骨骨折固定

2. 上臂骨折固定　如用一块夹板，于患侧腋窝内垫以棉垫或毛巾，在上臂外侧安放垫好的夹板或其他代用品；如用两块夹板，则分别置于上臂的后外侧和前外侧。然后用绷带或毛巾等在骨折的上下端固定。绑好后，使肘关节屈曲90°，将患肢捆于胸前，再用三角巾或绷带将其悬吊于胸前（图12-33）。

3. 前臂骨折固定　用衬好的两块夹板或代用物，其长度分别为肘关节内、外侧至指尖，分别置于患侧前臂的内、外侧，以布带或绷带绑好，再以三角巾或绷带将臂悬吊于胸前（图12-34）。

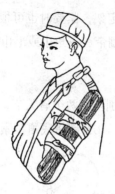
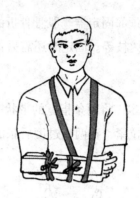

图 12-33　上臂骨折固定　　　　图 12-34　前臂骨折固定

4. 大腿骨折固定　用长木板放在患肢及躯干外侧，短夹板置于大腿内侧。在骨隆突处、关节处和空隙处加衬垫，将髋关节、大腿中段、膝关节、小腿中段、踝关节同时固定，用绷带分别在骨折上下端、腋下、腰部和关节上下打结固定，足部用 "8" 字形固定，使脚与小腿呈功能位（图 12-35）。

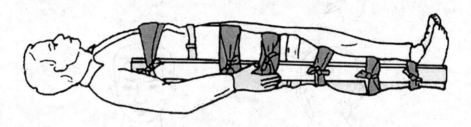

图 12-35　大腿骨折固定

5. 小腿骨折固定　用两块长度相当于大腿根部到足跟的夹板，分别置于小腿内、外侧，加垫后分段固定，在骨隆突处、关节处和空隙处加衬垫，足部用 "8" 字形固定，使脚与小腿呈功能位。无夹板时，也可用健肢固定（图 12-36）。

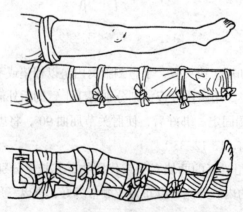

图 12-36　小腿骨折固定

6. **骨盆骨折固定** 用一条带状三角巾的中段放于腰骶部，绕髋前至小腹部打结固定，再用另一条带状三角巾中段放于小腹正中，绕髋后至腰骶部打结固定。屈膝，双膝下垫衣物，使髋部放松，减少骨盆部疼痛，两膝之间加放衬垫，用宽带捆扎固定（图 12-37）。

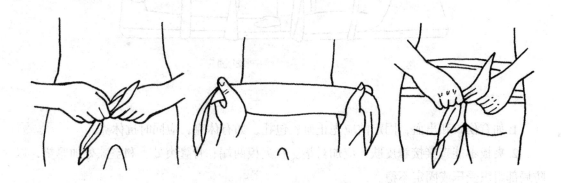

图 12-37　骨盆骨折固定

7. **颈椎骨折固定** 伤员仰卧在硬质木板或其他硬板上，在头枕部垫一薄枕，使头部成正中位，头部不要前屈或后仰，再在头的两侧各垫毛巾卷轴，最后用一条带子通过伤员额部固定头部，限制头部前后左右晃动。或上颈托及头部固定器固定头部。双肩、骨盆、双下肢及足部用宽带固定在脊柱板上，以免运输途中颠簸、晃动。也可用颈托和脊柱板固定（图 12-38）。

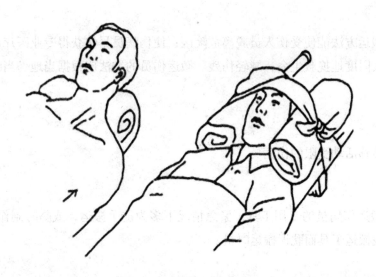

图 12-38　颈椎骨折固定

8. **胸、腰椎骨折固定** 使伤员平直仰卧在硬质木板或其他硬板上，在伤处垫一薄枕，使脊柱稍向上突，然后用几条带子把伤员固定，使伤员不能左右转动（图 12-39）。

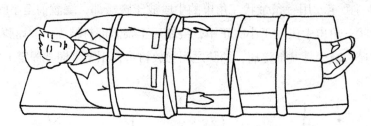

图 12-39　胸、腰椎骨折固定

【注意事项】

1. 如有伤口和出血，固定前应先止血、包扎，如有休克，应同时抗休克。

2. 夹板不能直接接触皮肤，应加衬垫。在夹板两端、骨隆突处、和空隙处加厚垫，以防局部组织受压或固定不稳。

3. 夹板长度和宽度要与骨折的肢体相适应，下肢骨折夹板长度必须超过骨折上下两个关节。

4. 开放性骨折，原则上现场不复位，刺出的骨折断端未经清创不可还纳伤口内。四肢骨折固定，先固定骨折上端，后固定骨折下端，若固定顺序颠倒，可导致断端再度位。

5. 肢体固定时，患肢要保持功能位，上肢屈肘，下肢伸直。

6. 松紧适度，牢固可靠，但不影响血液循环，指（趾）端外露以便观察血液循环。如发现指（趾）端苍白、发冷、麻木、疼痛、水肿或青紫，说明血液循环不良，应松开重新固定。

四、搬运

正确的搬运方法能使受伤人员脱离危险区；使伤病员尽快获得专业医疗；减少伤病员的痛苦，最大限度地挽救生命，减轻伤残。搬运伤员的方法应根据当地、当时的器材和人力而选定。

【适应证】

适用于转移活动受限的伤病员。

【用物准备】

担架是搬运伤病员的专用工具，紧急情况下多为徒手搬运，或临时制作的替代工具，但不可因寻找搬运工具而耽误搬运时机。

【搬运方法】

1. 常用搬运法

（1）徒手搬运　是指在搬运伤员过程中凭人力和技巧，不使用任何器具的一种搬运方法。该方法常适用于现场无担架、转运路途较近、伤员病情较轻的情况。此法虽实用，但搬运者比较劳累，有时容易给伤病员带来不利影响。常用的主要有单人搬运法、双人搬运法和多人搬运法。

①扶行法：用来扶助伤势轻微并能自行行走的清醒伤病员。救护人员位于伤病员一侧，将伤病员靠近救护人员一侧的手臂抬起，置救护人员颈部。救护人员外侧的手紧握伤病员的手臂，另一只手扶持其腰。伤病员身体略靠住救护人员（图 12-40）。

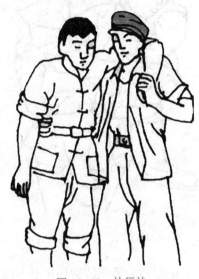

图 12-40　扶行法

②抱持法：适用于不能行走，受伤儿童和体重轻的伤病员。抱持时救护者蹲于伤病员一侧，一手托其腰背部，一手托其大腿，轻轻抱起伤员；神志清者，可用手扶住救护者的颈部（图 12-41）。

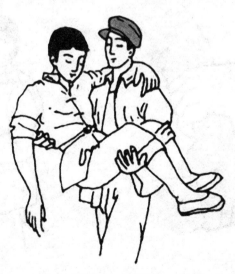

图 12-41　抱持法

③背负法：适用老幼、体轻、清醒的伤患者，患者双手跨过施救者肩膀于胸前交叉。施救者双手穿过患者膝关节下方。如有上、下肢，脊柱骨折不能用此法（图12-42）。

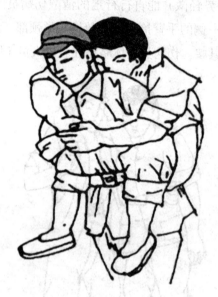

图 12-42　背负法

④杠轿式：为两名救护人员的搬运，适用清醒伤患者，能用一臂或双臂抓紧担架员的伤患者。两名救护人员面对面站于伤病员的背后，呈蹲位。各自用右手紧握左手腕，左手再紧握对方右手腕，组成杠轿。伤病员将两手臂分别置于救护人员颈后，坐在杠轿上。救护人员慢慢抬起，站立，然后将伤病员抬走（图12-43）。

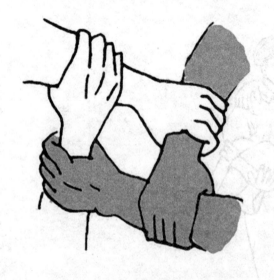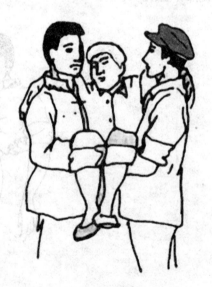

图 12-43　杠轿式

⑤双人拉车式：适于意识不清的伤员。施救者前后将伤员拉起成坐姿。脚位施救者固定伤员下肢。头位施救者双手绕过伤员腋下紧抓住伤员双手。两人同方向步调一致抬伤员前行（图 12-44）。

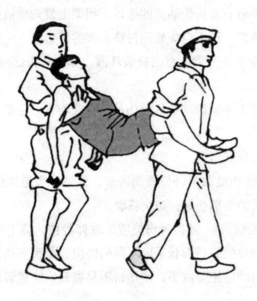

图 12-44　双人拉车式

⑥多人平托法：适用于脊柱损伤伤员。多人分别托住伤员的颈、胸腰、臀部、腿，一起抬起，一起放下（图 12-45）。

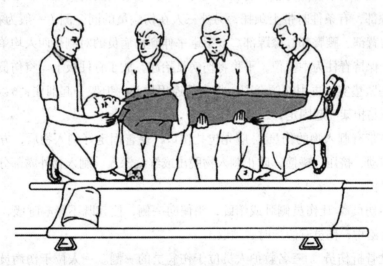

图 12-45　多人平托法

（2）担架搬运　担架是现场救护搬运中最方便的用具。适于病情较重，不宜徒手搬运，又需要转送远路途的伤员。2~4 名救护人员按救护搬运的正确方法将伤病员轻轻移上担架，做好固定。患者头部向后，足部朝前，以便后面的担架员随时观察病情变化；担架员步调一致，平稳前进。向高处抬时，担架前面要放低，后面要抬高，以使伤病员保持水平状态；向低处抬则相反。

①帆布担架搬运：不适宜骨折伤病员的搬运。担架上要先垫被褥、毛毯等，防止皮肤压伤。在颈部、腰部、膝部、踝下空虚处用衬垫、衣物等垫起。一般情况下伤病员多采取平卧位，有昏迷时头部应偏于一侧，有脑脊液耳漏、鼻漏时头部应抬高30°，防止脑脊液逆流和窒息。

②铲式担架搬运：适于不宜翻动的危重伤员。脊柱均有固定带，将伤病员固定，前后各1~2人合力抬起搬运。

2. 几种特殊部位损伤伤员搬运

（1）颅脑伤伤员　使伤员取半卧位或侧卧位，保持呼吸道通畅。暴露的脑组织要予以保护，并用衣物将伤员的头部垫好，防止震动。

（2）腹部内脏脱出的伤员　搬运时伤员应采取仰卧位，膝下垫高，使腹壁松弛，减少痛苦，同时还应根据伤口的纵横形状采取不同的卧位。如腹部伤口是横裂的，就必须把两腿屈曲；如是直裂伤口就应把腿放平，使伤口不易裂开。注意腹部保暖，以防止肠管过度胀气。然后再搬运。

（3）脊柱、脊髓损伤伤员　搬运此伤员时，千万不能双人拉车式或单人背抱搬运，否则会引起脊髓损伤以至造成肢体瘫痪。应该由多人平托法搬运，同时抬起，同时放下，使脊柱保持伸直，严禁颈部与躯干前屈或扭转。一人在伤病员的头部，双手掌抱于头部两侧轴向牵引颈部，有条件时带上颈托，另外三人在伤病员的同一侧（一般为右侧），分别在伤病员的肩背部、腰臀部、膝踝部。双手掌平伸到伤病员的对侧。四人均单膝跪地。四人同时用力，保持脊柱为中立位，平稳将伤病员抬起，放于脊柱板上。将伤员头部、颈部直到肩部都塞紧垫实，再用枕颌牵引，将头部连用枕头，担架一起捆住，6~8条固定带，将伤员躯干也与担架一起固定，2~4人搬运。

（4）身体带有刺入物的伤员　应先包扎伤口，妥善固定好刺入物后，方可搬运。搬运途中避免震动、挤压、碰撞，防止刺入物脱出或继续深入。刺入物外露部分较长时，应有专人负责保护。

（5）昏迷伤员　让伤员侧卧或俯卧，头偏向一侧，使其既不影响呼吸，又能顺利排出口鼻中的分泌物，伤员有假牙时必须取出。

（6）骨盆骨折伤员　三名救护人员位于伤病员的一侧。一人位于伤病员的胸部，伤病员的手臂抬起置于救护人员的肩上；一人位于腿部，一人专门保护骨盆。双手平伸，同时用力，抬起伤病员仰卧于硬板担架上，双膝下垫衣物，使髋部放松，减少骨盆部疼痛。用1~2条三角巾折成宽带，围绕臀部和骨盆，在下腹部前面的中间打结。用另一条三角巾折成宽条带围绕膝关节固定。防止途中颠簸和转动。

【注意事项】

1.搬运动作应轻巧、敏捷、步调一致，避免震动增加伤病员的痛苦。

2.根据不同的伤情和环境采取不同的搬运方法和工具，避免二次损伤或因搬运不当造成的意外伤害。

3.搬运途中应注意观察伤员的伤势和病情变化。

项目二　气道异物清除术

案例导入

患者，男，24岁，在家中与家人共同进餐，进食花生时突然出现咳嗽，气急，大汗，呼吸困难，家人急送来院，在来院的路上，家属使患者处于坐位，不断拍打患者背部，来到急诊科时患者双手掐住颈部，不能说话呼吸，表情恐惧痛苦，颜面发绀青紫，头颈静脉充盈。

问题：该患者发生了什么？应如何紧急抢救？

【概述】

气道异物阻塞一般发病突然，病情危重，现场往往缺乏必要的抢救器械，徒手抢救法成为现场抢救的主要措施。现场抢救的时间、方法、程序的正确，是抢救患者成功的关键。因异物大小、性质、阻塞部位不同，其症状亦不同，主要症状为剧烈呛咳、憋气、喘鸣、面唇发绀、呼吸困难，严重者在数分钟内死亡。因此，早期诊断、现场急救非常重要。

【适应证】

紧急呼吸道异物梗阻者。

【禁忌证】

严重心功能不全、严重心律不齐、高血压未控制者、急性心肌梗死、主动脉瘤、肋骨骨折、腹部或胸腔内脏的破裂或撕裂者。

【操作方法】

1.自救法　主要用于神志清楚的成人。

（1）咳嗽法　自主咳嗽所产生的气流压力比人工咳嗽高4~8倍，可用于排除呼吸道异物。适用于异物造成的不完全性呼吸道阻塞，患者尚能发声、说话、有呼吸和咳嗽时。可鼓励患者自行咳嗽和用力呼吸，做促进异物排出的任何动作。

（2）自救腹部冲击法 自己的一手握空心拳，拳眼置于腹部脐上两横指处。另一手紧握住此拳，双手同时快速连续向内、向上冲击 4~6 次，每次冲击动作要明显分开。还可选择将上腹部压在坚硬物上，如桌边、椅背和栏杆处，连续向内、向上冲击 4~6 次。重复操作若干次，直到异物排出。

2. 他救法

（1）腹部冲击法

①立位腹部冲击法：用于意识清醒的伤病员。询问伤病员是否有异物梗塞，是否需要帮助，清醒者采用立位腹部冲击。救护人员站在伤病员的背后，双臂环绕伤病员腰部，令伤病员弯腰，头部前倾。一手握空心拳，拳眼顶住伤病员腹部正中线脐上方两横指处。另一手紧握此拳，快速向内、向上冲击 4~6 次。伤病员应配合救护人员，低头张口，以便异物排出。

②仰卧位腹部冲击法：用于意识不清的伤病员或急救者身材过于矮小者。将伤病员置于仰卧位，头后仰，开放气道。救护人员骑跨在伤病员髋部两侧。一只手的掌根置于伤病员腹部正中线、脐上方两横指处，不要触及剑突。另一手直接放在第一只手背上，两手掌根重叠。借助身体的重量，快速向内、向上有节奏冲击伤病员的腹部，连续 4~6 次，重复操作若干次，直至异物排出。检查口腔，如异物被冲出，迅速用手将异物取出。检查如呼吸心跳停止，立即心肺复苏。

（2）胸部冲击法

①立位胸部冲击法：适用于妊娠晚期或过度肥胖者。施救者位于患者背后，双臂绕过患者腋窝，环绕其胸部，一手握拳，拇指侧朝向胸部，放于患者胸骨中点，另一手抓住握拳手实施向内向上冲击 4~6 次。

②仰卧位胸部冲击法：适用于妊娠晚期或过度肥胖、意识不清者。将患者摆放于仰卧位，抢救者骑跨在伤病员髋部两侧。一只手的掌根置于伤病员胸骨中点，另一手直接放在第一只手背上，两手掌根重叠，借助身体的重量，快速向内、向上有节奏的用力冲击 4~6 次。异物到达口腔后用手取出。

（3）背部叩击法 用于婴幼儿伤者。将婴儿的身体置于救护人员一侧的前臂上，同时手掌将婴儿的后头颈部固定，头部低于躯干。用另一手固定婴儿下颌角，并使婴儿头部轻度后仰，打开气道。两前臂将婴儿固定，慢慢将患儿翻转呈俯卧位。用手掌根向内、向上叩击婴儿背部两肩胛骨之间 4~6 次。然后两手及前臂将婴儿固定，翻转为仰卧位。快速冲击性按压婴儿两乳头连线下方水平 4~6 次。检查口腔，如异物排出，迅速用手取出异物。若阻塞未能排出，重复进行背部叩击和胸部冲击。

【护理要点】

1.解除异物梗阻时密切注意观察患者的意识、面色、瞳孔等变化，如有好转可继续做。

2.如患者意识由清醒转为昏迷或面色发绀、颈动脉搏动消失、心跳呼吸停止，应停止排除异物，而迅速做心肺复苏。

3.腹部冲击法注意力度，避免腹部内脏及大血管的损伤，避免肋骨骨折。此方法不推荐1岁以下婴儿，因推击有致伤危险。

项目三 人工气道的护理

案例导入

患者，男，52岁，以"睡眠鼾声10年"入院，拟行腭咽成形术。查体：身高172cm，体重98kg，T 36.8℃，R 25次/分钟，HR 90次/分钟，BP 145/95mmHg，ECG正常。短颈，双侧鼻腔通畅，扁桃体Ⅰ度。睡眠呼吸生理监测报告：中度睡眠呼吸暂停综合征。

问题：该患者目前存在的主要护理问题有哪些？请针对护理问题提出相应的急救措施。

一、环甲膜穿刺术

环甲膜穿刺术（cricothyroid membrane puncture）是当出现气道梗阻危及患者生命时，施救者用刀、穿刺针或其他锐器，从环甲膜处刺入，建立新的呼吸通道，解除气道阻塞的一种急救方法。是在紧急情况下开放气道、快速解除气道阻塞和（或）窒息，暂时缓解病人的缺氧的一种最简单、最迅速的急救措施，具有简便、快捷、有效的优点，是现场急救的重要组成部分。

【适应证】

1.缓解喉梗阻，尤其是声门区阻塞、严重呼吸困难、不能及时气管切开建立人工气道者。

2.需气管内给药。

3.牙关紧闭，经口鼻插管失败者。

【禁忌证】

1.有出血倾向者。

2.已明确呼吸道梗阻在环甲膜以下，不宜行环甲膜穿刺者。

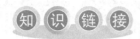

怎样确定环甲膜的位置

环甲膜为一层薄膜，位于甲状软骨和环状软骨之间，前方为皮肤和皮下组织，后面为气囊，皮肤至环甲膜气管面的厚度平均是 3.9mm。甲状软骨即我们常说的喉结（男性比较明显），喉结下面是横起来呈环状的气管环，在它们之间的摸起来软软感觉的组织就是环甲膜，这个窄的间隙就是穿刺的部位。

【操作方法】

患者平卧或斜坡卧位，头部保持正中，尽可能使颈部后仰。常规消毒环甲膜区的皮肤。在环状软骨与甲状软骨之间正中处可触到一凹陷，即环甲膜（图 12-46）。左手食指和拇指固定环甲膜处的皮肤，右手持注射器垂直刺入环甲膜，到达喉腔时有落空感，回抽注射器有空气抽出或穿刺针管口有空气排出，患者可出现咳嗽反射，固定注射器于垂直位置。以 T 形管的上臂与针头连接，下臂连接氧气，也可以左手固定穿刺针头，以右手指间隙地堵塞 T 形管上臂的另一端开口处而行人工呼吸。同时可根据穿刺目的进行其他操作，如注入药物等。

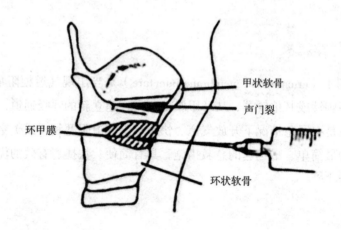

图 12-46 环甲膜穿刺位置

【护理要点】

1. 作为一种应急措施，穿刺针留置时间不宜过长，一般不超过 24 小时。

2. 穿刺时进针不要过深，避免损伤喉后壁黏膜。

3. 必须回抽有空气，确定针头在喉腔内才能注射药物。

4.注入药物应以等渗盐水配制，pH 要适宜，以减少对气管黏膜的刺激。

5.术后如患者咳出带血的分泌物，嘱患者勿紧张，一般均在1~2天内即消失。

6.穿刺部位有明显出血应及时止血，以免血液流入气管内。如遇血凝块或分泌物阻塞穿刺针头，可用注射器注入空气或用少许生理盐水冲洗，以保证其通畅。

二、气管插管术

气管插管术（endotracheal intubation）是指将一特制的导管经口腔或鼻腔通过声门直接插入气管内的技术。其目的是清除呼吸道分泌物或异物，解除上呼吸道阻塞，进行有效人工呼吸，增加肺泡有效通气量，减少气道阻力及死腔，为气道雾化或湿化提供条件。根据插管时是否用喉镜显露声门，分为明视插管或盲探插管。临床急救最常用的是经口明视插管术。

【适应证】

1.各种原因所致的呼吸衰竭需有创机械通气者。

2.需心肺复苏及气管内麻醉者。

3.误吸患者插管吸引，必要时作肺泡冲洗术者。

4.呼吸道分泌物不能自行咳出，需直接清除或吸除气管内分泌物者。

【禁忌证】

气管插管没有绝对的禁忌证，但当患者有下列情况时应慎重考虑操作：

1.喉头水肿或黏膜下血肿、急性喉炎、会厌炎、插管创伤引起的严重出血者等。

2.声门及声门下狭窄者。

3.面部骨折、颈椎骨折或脱位者。

4.肿瘤压迫或侵犯气管壁，插管可导致肿瘤破裂者。

【操作方法】

1.检查口腔有无异物、活动义齿及舌后坠等。检查导管气囊是否漏气，插入导管芯，管芯位于离气管导管前端开口 1cm 处。用石蜡油纱布润滑导管前端及喉镜末端。

2.患者仰卧，头后仰，颈部上抬，使口、咽、气管基本重叠于一条轴线。对呼吸困难或呼吸停止患者，插管前使用简易呼吸器给予氧气进行充分通气，以免因插管费时而加重缺氧。

3.术者右手拇、食、中指拨开上、下唇，提起下颌并开启口腔。左手持喉镜沿右口角置入口腔，将舌体稍向左推开，使喉镜片移至正中位，此时可见腭垂（悬雍垂）。沿舌背慢慢推进喉镜片使其顶端抵达舌根，稍上提喉镜，可见会厌的边缘。继续推进喉镜片，使其顶端达舌根与会厌交界处，然后上提喉镜，以挑起会厌而显露声门（图12-47）。

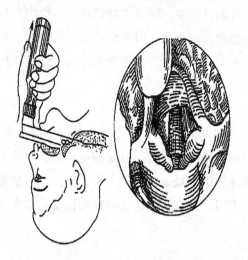

图12-47　喉镜挑起会厌腹面暴露声门

4.右手以握笔式手势持气管导管，斜口端对准声门裂，轻柔地插过声门而进入气管内。在气管导管的气囊过声门后，将导管芯拔出，继续插至所需深度（成年女性插管深度距门齿20~22cm，成年男性22~24cm）。牙垫放于上、下唇之间，退出喉镜（图12-48）。

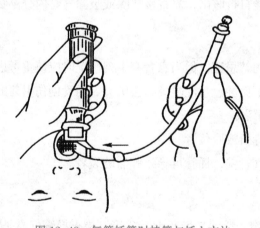

图12-48　气管插管时持管与插入方法

5.连接简易呼吸气囊，助手双手协助挤压气囊，听诊两肺呼吸音是否对称，确定气管导管在气管内，且位置适当后，用长胶布将导管与牙垫一起妥善固定，防止移位或脱出。

6.用注射器向气囊内注气5~10mL，使导管与气管壁密闭，便于辅助呼吸或控制呼吸，并可防止呕吐物、口腔分泌物或血液流入气管。

【护理要点】

1.固定不宜过紧，以防管腔变形；随时了解气管导管的位置：可通过定时测量记录气管插管与在门齿前的刻度并听诊双肺呼吸音或 X 线了解导管位置和深度，若发现一侧呼吸音消失，可能是气管插入一侧肺，需及时调整。

2. 每日更换牙垫及胶布，并行口腔护理。

3. 及时吸出口腔及气管内分泌物，保持气管导管通畅；吸痰时注意无菌操作，口腔、气管吸痰管要严格分开，每次吸痰做到一次一管一手套；吸痰管与吸氧管不宜超过气管导管内径的 1/2，以免堵塞气道，吸痰管在气道内停留少于 15 秒。

4. 保持气道内湿润。痰液黏稠时，每 4 小时雾化吸入一次或向气管内滴入湿化液，每次 2~5mL，24 小时不超过 250mL。

5. 气囊松紧适宜：每 4 小时放气 5~10 分钟一次，放气前吸尽口咽部及气管内分泌物。气管导管保留 72 小时后应考虑气管切开，防止气囊长时间压迫气管黏膜，导致黏膜缺血、坏死。

【注意事项】

1. 插管前，检查插管用具是否齐全，特别注意检查喉镜是否明亮。插入导管粗细合适，过细使呼吸道阻力增加，尤其是呼气阻力增加，致使缺氧。

2. 行气管插管前要充分给氧，以防插管时突然呼吸停止，加重缺氧。30 秒插管未成功应先给予 100% 氧气吸入再重新尝试。

3. 插管动作要轻柔，操作迅速准确，勿使缺氧时间过长，以免引起反射性心搏、呼吸骤停。

4. 插管后吸痰时，必须严格无菌操作，吸痰持续时间一次不应超过 15 秒，必要时于吸氧后再吸引。经导管吸入气体必须注意湿化，防止气管内分泌物稠厚结痂，影响呼吸道通畅。

5. 经口气管内插管时间不宜过长，一般不超过 48~72 小时，经鼻插管不超过 1 周。以免因气囊压迫气管而发生并发症，如需继续使用呼吸器者，应行气管切开。气管导管套囊内充气要适度，其内压一般不高于 30cmH$_2$O，长时间留置时，需 4 小时做一次短时间放气。

三、口咽通气导管置入术

口咽通气管（oral-pharyngeal airway，OPA）是一种经口置入病人口咽部的人工气道，主要作用是预防舌根后坠、避免舌咬伤、便于吸痰。置入前先选择大小合适的口咽通气管，一般长度为嘴角至下颌角的距离。

【适应证】

1. 自主呼吸存在但因舌后坠引起呼吸道阻塞的昏迷患者。

2. 缺乏咳嗽或咽反射的昏迷患者。

3. 气道分泌物增多需吸痰的昏迷患者。

4. 癫痫发作或抽搐时保护舌、齿免受损伤的昏迷患者。

5. 需要气管插管时，可代替牙垫。

【禁忌证】

1. 喉头水肿、气管内异物、哮喘、咽反射亢进的患者。

2. 咽部气道占位性病变。

3. 口腔及上下额骨创伤。

4. 呕吐频繁者。

5. 门齿有折断或脱落危险的患者。

【操作方法】

插入口咽通气管置管方法分为直接放置法和反向插入法两种。由于反向插入法在开放气道及改善通气方面更为可靠，故临床上常用此法。

1. 置管　直接放置时，可用压舌板协助，将口咽通气管的咽弯曲部分沿舌面送至上咽部，将舌根与口咽后壁分开。反向插入时，操作者用一手的拇指与食指将患者的上唇齿与下唇齿分开，另一手将口咽通气管的咽弯曲部分向上，从后臼齿处插入口腔，当其内口接近口咽后壁时，即将其旋转 180°，顺势向下推送，使弯曲部分的下面压住舌根，上面抵住口咽后壁。合适的口咽通气管位置应使其末端位于患者的上咽部，将舌根与口咽后壁分开，使下咽部到声门的气道通畅。

2. 检测是否通畅　以手掌放于口咽通气管外口，感觉有无气流，或以少许棉絮放于外口，观察有无随患者的呼吸而运动。还应观察胸壁运动幅度和听诊双肺呼吸音。检查口腔、以防止舌或唇夹置于牙和口咽通气管之间。

【护理要点】

1. 保持管道通畅　及时清理呼吸道分泌物，防止误吸、窒息注意密切观察导管有无脱出，以免导致气道阻塞。

2. 加强气道湿化　导管外口盖一层生理盐水纱布，能起到湿化气道及防止吸入异物和灰尘的作用。

3. 监测生命体征　要严密观察患者的生命体征及病情变化，并随时记录，又要备好各种抢救物品和器械，必要时配合医生行气管内插管术。

项目四 球囊－面罩的使用

📖 案例导入

　　患者，女，68岁，因摔倒后呼吸困难半小时由"120"送入我院。入院时查体：T 36.2℃，P 135次/分钟，R 42次/分钟，BP 100/67mmHg，患者神志清楚，痛苦面容，口唇发绀，呼吸急促，急诊CT示脑出血。

　　问题：该患者目前存在的主要护理问题有哪些？请针对护理问题提出相应的急救措施。

　　球囊－面罩又称简易呼吸器，可进行简易的人工通气，比口对口人工呼吸供氧浓度高且操作简便。尤其是病情危急，来不及行气管插管时，可通过球囊－面罩直接给氧，使患者得到充分氧气供应，改善组织缺氧状态。简易呼吸器由一个有弹性的球囊、三通呼吸活门、衔接管和面罩组成。在球囊后面空气入口处有一单向活门，以确保球囊舒张时空气能单向流入。其侧方有氧气入口，有氧气条件下可自此给氧。

【适应证】

心跳和呼吸停止或呼吸不充分（濒死呼吸或微弱呼吸）的意识丧失患者。

【禁忌证】

面部创伤、饱腹及误吸风险的患者。

【操作方法】

1.单人技术　操作者站于患者头侧，将患者头向后仰，并紧托下颌使其朝上，以通畅气道。用面罩罩住患者口鼻，一只手的拇指和食指呈"C"形向下按压面罩，其余三个手指，抬起患者下颌，呈"E"形，另外一只手均匀、规律地挤压球囊，送气时间1秒以上，将气体通过吸气活瓣送入肺中，放松时，肺中气体随着呼气活瓣排出体外。保持适宜的吸气/呼气时间。每次送气400~600mL，挤压频率成人每分钟12~20次。

2.双人技术　一人双手"EC手法"固定或按压面罩，分别用双手的拇指和食指向下按压并固定面罩，中指、无名指和小拇指抬起患者下颌。由另一个人挤压球囊，送气时间1秒以上，并观察患者胸部起伏，给予人工正压通气。

【护理要点】

1.如果没有氧气提供，人工呼吸潮气量为10mL/kg（500~800mL），有氧气供应（流量 8~12L/min）时可选用较低潮气量 6~7mL/kg（400~600mL）直到胸部起伏。

2. 如有第三位施救者在场，可予以环状软骨加压。

项目五 呼吸机的使用

案例导入

患者，男，48 岁，因车祸致胸部外伤，呼吸困难 1 小时送入医院。查体：T36.2℃、P 138 次 / 分、R 42 次 / 分、BP 110/67mmHg、SpO_2 76%。神志清楚，痛苦面容，口唇发绀，呼吸急促，左侧胸廓饱满、肋间隙增宽，左肺呼吸音低，股动脉血气分析：pH 7.23，$PaCO_2$ 28.5mmHg，PaO_2 46mmHg，BE −6mmol/L。面罩吸氧 5L/min，氧合指数 PaO_2/FiO_2 < 199.5mmHg。X 线胸片示：左肺压缩 1/3，且两肺有斑片状阴影，边缘模糊。

问题：根据患者临床表现、血气分析判断患者处于何种病症？请问其需要采取的治疗和护理措施是什么？

正常呼吸过程是负压呼吸，而人工呼吸机是正压通气，人工呼吸机将气体送入肺内，即吸气，停止送气后靠胸廓和肺的弹性回缩使气体排出体外，即呼气。呼吸机是利用机械装置进行人工通气，以维持和改善患者自主呼吸的一种治疗手段，呼吸机作为一种替代患者肺通气的有效手段，已广泛地应用于重症监护、手术麻醉、急救复苏等领域。

【适应证】

1. 中枢神经疾患　如脑外伤、脑肿瘤、脑出血及药物中毒、一氧化碳中毒等所致呼吸衰竭。

2. 呼吸肌麻痹　如脊髓灰质炎、急性多发性神经炎、重症肌无力、破伤风等。

3. 重大外科手术　如心、胸或上腹部手术后。

4. 各种原因所致的心跳呼吸骤停　有条件的情况下，机械通气是心肺脑复苏中必不可少的措施之一。

5. 其他　肺及胸廓异常、肺损害、成人或小儿呼吸窘迫综合征、多发肋骨骨折、气胸致呼吸衰竭。

【禁忌证】

呼吸机治疗无绝对禁忌证。相对禁忌证指必须对患者进行相应处理或采取特殊通气方式，才能保证相对安全的临床情况。

1.大咯血或严重误吸引起的窒息患者，应先清理气道内血块、误吸物、痰块等堵塞物，而后才能行机械通气；否则有可能把堵塞物压入小支气管而发生广泛的小气道梗阻。

2.气胸的患者，必须先处理气胸（如采取胸腔闭式引流）后再行机械通气；否则有可能发生张力性气胸、纵隔气肿等。

3.患者伴有肺大疱的呼吸衰竭，机械通气时，可发生肺大疱因压力增高而破裂，引起张力性气胸。

4.支气管胸膜瘘。

5.血容量未补足前的低血容量性休克。

6.心肌梗死或严重的冠状动脉供血不足。

【基本结构及呼吸机类型】

1.基本结构

（1）主机部分　包括控制部分和面板，控制部分有气控、电控和计算机控制3种类型；面板包括监测系统（显示屏）和调节功能区（控制部分）。

（2）供气部分　外配空气压缩机或为主机内配涡轮气泵。

（3）辅助装置　通常有湿化器、空气混合器、雾化装置、支架、管路、集水罐、安全阀等。

2.呼吸机类型

（1）常频呼吸机

①定压型呼吸机：进行压力切换，机械通气机产生正压，气流进入肺内，当达到预定压力值后，气流中断，呼气阀打开，产生呼气，当压力下降到某预定值时，可产生正压重新送气。

②定容型呼吸机：进行容量切换，将预定容积的气体在吸气期输给患者，然后转为呼气相，经过一定间歇，再转为吸气相。

③多功能型呼吸机：随着科学技术的发展，呼吸机已日趋倾向于多功能型，兼容压力、容量两种呼吸机的功能。

（2）高频呼吸机　是近年机械通气中发展的一种新技术，具有高呼吸频率、低潮气量、非密闭气路、对心脏循环影响小的特点，在改善通气、血流比例方面优于常频呼吸机。

【操作方法】

1.呼吸机使用前的准备

（1）链接管道和模拟肺　接通电源和气源后试机，检查呼吸机正常后，可向湿化器罐内加无菌蒸馏水，调节湿化蒸发器的温度在32~36℃。然后使呼吸机保持在开机状态，待用。

（2）呼吸机与患者的连接方式

①面罩：适用于神志清醒合作者，短期或间断应用，一般为1~2小时。

②气管插管：适用于浅昏迷、昏迷的重症患者，保留时间一般不超过72小时，如经鼻压力套囊插管可延长保留时间。

③气管切开：适用于长期需要机械通气的重症患者。

2. 选择呼吸模式

（1）自主呼吸　患者自主呼吸好，可辅助患者呼吸，增加氧气吸入，降低呼吸肌做功。

（2）间歇指令通气　是为停用呼吸机而设计的。在患者自主呼吸的同时，为患者有间歇、有规律地将气体强制性送入气道，提供患者自主呼吸的不足部分。

（3）同步间歇指令通气　是一种容量控制通气与自主呼吸相结合的特殊通气模式，两种通气共同构成每分通气量，多用于撤机前的过渡准备。

（4）机械辅助呼吸　指在自主呼吸的基础上，呼吸机补充自主呼吸不足的通气量部分。

（5）机械控制呼吸　指呼吸机完全取代自主呼吸，提供全部通气量，是患者无自主呼吸时最基本、最常用的支持通气方式。

（6）持续气道正压　在自主呼吸的基础上，无论吸气还是呼气均使气道内保持正压水平的一种特殊通气模式，可用于患者撤机前。

（7）呼气末正压通气　在呼气末维持呼吸道一定正压的呼吸方式，目的是在呼气终末时保持一定的肺内压，防止肺泡塌陷。通常所加 PEEP 值为 0.49~1.47kPa（5~15cmH$_2$O），使用时从低 PEEP 值开始，逐渐增至最佳 PEEP 值。"最佳 PEEP 值"指既能改善通气、提高 PaO$_2$，又对循环无影响的 PEEP 值。

3. 呼吸机参数设置（表 12-1）

表 12-1　呼吸机主要参数设置

项目	参数
呼吸频率	16~20 次/min
潮气量（VT）	10~15mL/min
每分通气量（VE）	8~10L/min
呼吸比值（I/E）	1：(1.5~2.0)
通气压力（EPAP）	0.147~1.9kPa
吸入氧浓度（FiO$_2$）	30%~40%
呼气末正压（PEEP）	一般在 10cmH$_2$O 左右，多数患者在 3~6cmH$_2$O
触发灵敏度	压力触发范围为 −1~+2cmH$_2$O，流量触发范围在 1~3L/min
调节温化、湿化器	一般湿化器的温度设置在 32~35℃

4. 操作步骤

（1）备齐用物携至床旁，核对并向清醒者解释，安置体位。

（2）连接呼吸机管道各部件，连接模拟肺。

（3）接通电源、氧源、依次打开压缩机开关、呼吸机主机及显示器开关。

（4）正确安装湿化滤纸，向湿化器加入无菌蒸馏水至标准刻度。

（5）遵医嘱调节呼吸机参数：通气模式、潮气量、呼吸频率、吸入氧浓度、触发灵敏度等。

（6）连接模拟肺并监测管道连接有无漏气，测试各旋钮功能，模拟肺试机正常后再与患者连接。

（7）取下模拟肺，将呼吸机与患者的人工气道相连，观察患者两肺呼吸音，检查通气效果，监测有关参数。

（8）打开湿化器电源开关，调节湿化器的温度；设定有关参数的报警限，打开报警系统，记录有关参数。

（9）严密监测生命体征、血氧饱和度、呼吸同步情况等，必要时吸痰。

（10）30 分钟后做血气分析，遵医嘱调整有关参数，并记录。

（11）当患者自主呼吸恢复，缺氧状态改善后遵医嘱停机。

（12）安置好患者，整理床位，清理用物。

（13）洗手，记录。

5. 呼吸机的撤离

（1）撤机指征　原则上，患者一般情况已经改善，自主呼吸稳定，即可开始撤机，但必须具备下列临床参数：①呼吸衰竭的诱因或机械通气原因已经消除或显著改善；②患者神志、睡眠恢复正常；③心血管系统状态稳定；④吸氧浓度 < 40%、PEEP < 0.49kPa（5cmH$_2$O）时，PaO$_2$ ≥ 8.00kPa（60mmHg），PaO$_2$/FiO$_2$ ≥ 200。

（2）撤机方法　根据病情选择适当的撤机方式。①直接撤机：适于病情较轻、机械通气时间短的患者；②SIMV 法：先采用较高的呼吸频率（> 10 次 / 分钟），此后随着患者呼吸功能的恢复逐渐减少呼吸的次数，直至最后停机；③IMV 法：通过逐渐降低 IMV 频率，使自主呼吸次数增加，待 IMV 频率降至 2 次 / 分钟且患者呼吸平稳、血气大致正常，即可停用呼吸机。

停用呼吸机之后不能马上拔管，可继续让患者通过气管插管或气管切开套管吸入氧气，确保不再需要机械通气治疗时方可拔管。对停用呼吸机无困难者只需观察 1 小时左右，而长期通气治疗者在停用呼吸机后至少观察 24 小时以上。

【护理要点】

1. 呼吸机管路连接及调试　呼吸机管路连接正确、参数调试合理。

2. 开关呼吸机顺序正确

（1）开机顺序　空气压缩机→湿化器→主机。

（2）关机顺序　主机→湿化器→空气压缩机。

3. 及时观察处理各种报警

（1）每分通气量上限报警　①原因：患者缺氧、中枢性呼吸兴奋、疼痛刺激等导致呼吸过快、流量传感器故障、设置不合理。②处理：针对原因处理；更换流量传感器；合理设置报警区限。

（2）每分通气量下限报警　①原因：设置不合理；呼吸回路漏气；自主呼吸未完全恢复，呼吸机支持力度不够，通气量减少。②处理：合理设置报警区限；查漏气原因，及时处理；判断患者呼吸状况，不能过早撤除呼吸机辅助。

（3）气道高压报警　原因：①气管、支气管痉挛，多因哮喘、过敏、缺氧、湿度过大、气道受物理刺激（如吸痰、更换气管套管等）。处理方法是解痉、应用支气管扩张剂等，针对原因，对症处理。②气道内分泌物阻塞，处理方法是充分湿化、及时吸痰、翻身、拍背及遵医嘱使用祛痰剂。③气道高压报警上限过低，处理方法是合理设置报警上限，即比吸气峰压高 1.0kPa；④气道低压报警，多因呼吸回路漏气。处理方法是查漏气原因（如患者与呼吸机的连接管道脱落或漏气），及时处理。

（4）吸氧浓度报警　原因：设置氧浓度报警的上、下限有误，空气—氧气混合器失灵，氧电池耗尽。处理方法是合理设置报警区限、更换混合器、更换电池。

4. 常见呼吸机并发症

（1）肺损伤　以气压伤最常见，是指机械通气时由于肺泡内压明显升高，导致肺泡壁和脏层胸膜破裂而出现的肺间质气肿、纵隔气肿、皮下气肿和气胸等。

（2）呼吸性碱中毒　当辅助通气水平过高，或采用辅助控制通气模式的患者自主呼吸频率过快时可导致过度通气，出现呼吸性碱中毒。

（3）氧中毒　长时间吸入高浓度氧使体内氧自由基产生过多，导致组织细胞损伤和功能障碍，称为氧中毒。通常在吸入 $FiO_2 > 0.5$ 的氧气 6~30 小时后出现咳嗽、胸闷、PaO_2 下降等表现，48~60 小时后可致肺活量和肺顺应性下降。因此，应尽早将 FiO_2 降至 0.5 以下。

（4）呼吸系统感染　致病菌以革兰阴性杆菌（尤其是铜绿假单胞菌）最常见。原因可能为机械通气的患者由于抵抗力低下、使用广谱抗生素和激素、人工气道的建立、气道湿化不足、吸痰等操作造成的气道黏膜损伤、呼吸道管道和湿化装置消毒不严格等因素所致。

（5）导管阻塞　常因黏液、痰痂、呕吐物堵塞所致，也可因导管套囊滑脱堵塞而引起，导致通气不足甚至窒息。

（6）肺不张　因气管插管过深至一侧气管或痰液阻塞支气管所致。

项目六　除颤仪的使用

📚 **案例导入**

　　患者，男，57 岁，突然意识丧失，触摸颈动脉搏动消失且呼吸停止。心电图检查显示：QRS 波群消失，被大小不等、形态各异的颤动波代替，频率 300 次 / 分钟。

　　问题：根据患者的临床表现，初步的诊断是什么？需要迅速采取的治疗和护理措施是什么？

　　除颤仪是用电能释放高能脉冲电流，使心肌瞬间同时除极，消除异位快速心律失常，使之恢复为窦性心律的方法。其最早用于消除心室颤动，故也称为心脏电除颤。

【适应证】

1. 同步电除颤　适用于治疗 QRS 波和 T 波清晰的室上性心动过速及室性心动过速。
2. 非同步电除颤　适用于治疗心室颤动、心室扑动、尖端扭转型室性心动过速。

【禁忌证】

1. 洋地黄中毒引起的心律失常。
2. 重症低钾血症、低镁血症所致的心律失常。
3. 病窦综合征中的快速性心律失常。
4. 心房颤动合并明显心脏扩大。
5. 伴有高度或完全性房室传导阻滞的异位性快速心律失常。
6. 心房颤动患者年龄较大（＞ 60 岁）而心室率不快者。

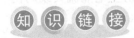

除颤技术发展史

　　1774 年，一名法国 3 岁女孩从楼房摔下，致心脏停搏，医师首次试用"电冲击"胸壁的方法，将女孩救活，开启了电复律的临床应用。

　　1947 年，德国医生鲍克在 1 例开胸手术中，患者心脏出现室颤，鲍克尝试电击临床应用，成功使心脏室颤患者心跳恢复。

1960 年，德国医生朱尔（Zoll）对除颤器做了重大改进，达到不开胸除颤。

1980 年以后，电复律技术和方法被医学界公认为是终止室颤的最有效方法。

【操作方法】

1. 备齐用物携至床旁，查对，安置患者去枕平卧于硬板床上。

2. 接好除颤仪电源线，连接心电导联线，必要时建立心电监护。

3. 打开除颤电源开关，去除导电物质，松解衣扣，暴露胸部。确定电击部位，擦净皮肤。

4. 选择电复律方式，心脏停搏、室颤则选用非同步电除颤；房扑、室上性心动过速等选用同步电复律。

5. 先在电极板涂上适量导电糊或包以数层盐水浸过的纱布，保证电极板与患者皮肤接触良好。

6. 选择所需电能，将按钮"非同步"或"同步"选择键调至所需除颤能量充电。成人首次除颤电能为 200J，如无效，最大可增至 360J。

7. 将电极板分别置于胸骨右缘第二肋间及左腋前线第五肋间位置，并用力按紧，双手同时按下放电按钮进行放电，在放电结束之前不能松动，以保证低阻抗，有利于除颤成功。

8. 放电后立即观察患者心电示波，了解除颤效果。如除颤未成功，可加大电能再次除颤，同时寻找失败原因，并采取相应措施。

9. 操作完毕，关闭能量开关回复至零位，电极板放回原处。

10. 清洁皮肤，安置好患者；监测患者心率、心律。

11. 整理床位，清理用物。

12. 洗手，记录。

【护理要点】

1. 按要求放置电极板，电极板盐水纱布浸湿，以不滴水为宜，防止电能流失或灼伤皮肤。

2. 电除颤时的电压高达几千伏，操作时任何人不得接触患者和床，以免触电；体内电除颤时，电极板安放在心脏前后壁，除颤能量 10~20J；若未成功，每次再增加 10J，但不能超过 60J。

3. 除颤器用后及时清除电极板上的导电糊，防止其干涸造成表面不平，下次除颤时导致皮肤烧伤。用常用擦洗消毒剂对仪器表面、导联线等进行消毒，每周 1 次。

项目七 心电监护仪的使用

案例导入

患者，男性，65 岁，因情绪激动突发心前区压榨性疼痛，急诊送入我院，入院时神志清楚，痛苦面容，查体：T 36.7℃, P 62 次 / 分钟，R 20 次 / 分钟，BP 150/100mmHg。既往有高血压史，诊断：心肌梗死。

问题：该如何使用心电监护仪监测此患者？

【概述】

心电监护仪是指对被监护者进行连续或间歇心电监测，及时反映心电改变及心律失常的医用仪器设备。心电监护系统通常配置于重症监护病房内，是由一台中央监护仪和 4~6 台床旁监护仪组成，可持续显示和记录 24 小时心电波形、心率、呼吸、血压、体温和血氧饱和度等多参数监测数据，为医务人员及时了解和分析病情起到了重要的作用。

【适应证】

1. 心血管系统疾病 心肌梗死、严重的心律失常、心搏骤停、冠状动脉供血不足引起的恶性心绞痛、心肌病和心力衰竭等。

2. 手术患者的监护 实施心脏或非心脏手术。

3. 其他 各种类型的休克、脑血管意外、张力性气胸、哮喘持续状态、严重的电解质紊乱、严重创伤和慢性阻塞性肺部疾病等。

【禁忌证】

无绝对禁忌证。

【操作方法】

1. 备齐用物携至床旁，查对床号、姓名，向患者解释以取得合作，依据病情安置合适体位。

2. 将导联线与监护仪的心电、呼吸监护模块连接，连接电源。

3. 打开主机开关，选择导联和监护模式 ①心电、呼吸监测：暴露胸部，正确定位，用 75% 乙醇清洁皮肤，尽可能降低皮肤电阻抗，粘贴电极片，正确安放电极位置，连接心电导联线，常用 5 导联法，可同时监测Ⅰ、Ⅱ、Ⅲ、aVR、aVL、aVF 和一个胸前导联（图 12–49）。右上（RA）电极安放在右锁骨中线第一肋间；左上（LA）电极安放左锁骨中线第一肋间；右（RL）下电极安放在右锁骨中线剑突水平处；左下（LL）电极安放左锁骨中线剑突水平处；胸导（C或V）——胸骨左缘第四肋间。有时也用3导联法，负极（红）安放在右锁骨中点下缘；正极（黄）安放在左腋前线第四肋间或左侧胸大肌下方；接地电极（黑）安放在右侧胸大肌下方。②无创血压监测：将袖带测压管与监护仪无创血压模块连接，将袖带按血压测量要求缠于上臂，袖带气囊中间部位正好压住肱动脉，气囊下缘应在肘弯上2.5cm。③血氧饱和度监测：将血氧饱和度探头连线与血氧饱和度监测模块连接，将血氧饱和度传感器安放在合适的部位（图12-50），如手指、脚趾、耳垂等。④呼气末二氧化碳监测：将二氧化碳监测模块与监护仪连接，气体采集管和监测模块连接。将呼出气采集管的患者端置于患者的鼻孔，并加以固定。

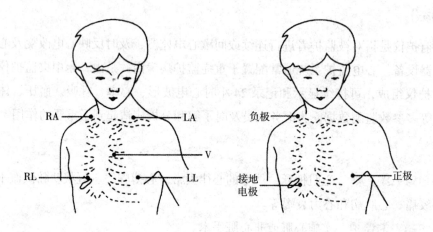

图 12-49　心电监护仪电极安放位置

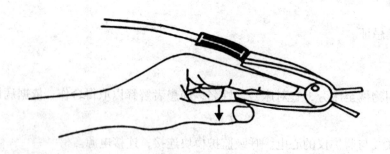

图 12-50　血氧饱和度探头安放位置

4. 选择清楚的导联为监护导联。

5. 调整心电图波形大小，选择能触发心率计数的 QRS 波群振幅（＞0.5mV）。

6. 根据患者病情，调节心率报警上下限，选择报警范围，当发生心律失常时，监护仪可自动报警和记录。

7. 安置好患者，整理床位，清理用物。

8. 洗手，记录。

【护理要点】

1. 电板片放置部位要准确，尽量避开除颤时放置电板的位置，各种导线妥善固定，不得折叠、扭曲、相互缠绕，不宜从腋下穿过。

2. 血氧饱和度探头安放位置正确（健侧），探头有灯泡一侧，置于指甲背面；血压袖带正确放置，松紧适宜（以能放进 1 指为度）。

3. 注意避免交流电、肌电、线路连接不良所致的伪差。

4. 病情平稳后，遵医嘱结束心电监护。

复习思考

一、选择题

1. 室颤发生时，最有效的治疗方法是（　　　）

　　A. 胸外心脏按压　　　　　　B. 电击除颤　　　　　　C. 静脉输液

　　D. 口服药物　　　　　　　　E. 安装起搏器

2. 目前应用比较安全的撤机方法是（　　　）

　　A. SIMV 过度撤机　　　　　B. 直接撤机　　　　　　C. 间歇停机法

　　D. CPAP 停机法　　　　　　E. 减低指标停机法

3. 呼吸机使用禁忌证的是（　　　）

　　A. 意识障碍　　　　　　　　B. 严重低氧血症

　　C. 未经引流的气胸　　　　　D. 呼吸衰竭

　　E. $PaCO_2$ 进行性升高

4. 不宜做电除颤的患者（　　　）

　　A. 房颤已发生 6 个月　　　　B. 二尖瓣置换术后六周

　　C. 洋地黄中毒引起的室颤　　　D. 持续性室上速

　　E. 房颤、心肌明显损害、左心房明显扩大

5. 体内电除颤时除颤的能量一般在（　　　）

　　A. 10 ~ 20J　　　　　　　　B. 20 ~ 30J　　　　　　C. 30 ~ 40J

　　D. 40 ~ 50J　　　　　　　　E. 50 ~ 60J

6. 使用呼吸机的指征之一（　　　）

A. 潮气量低于正常的 1/5　　　B. 潮气量低于正常的 1/3

C. 潮气量低于正常的 1/4　　　D. 潮气量低于正常的 1/2

E. 潮气量低于正常的 1/7

7. 以下情况应慎用气管内插管的是（　　　）

A. 呼吸、心搏骤停者　　　　　B. 新生儿窒息者

C. 全麻手术者　　　　　　　　D. 颈椎骨折脱位者

E. 颌面部大手术者

8. 患者，男，70 岁，踝关节扭伤，考虑用绷带固定，应使用（　　　）

A. 环形包扎法　　　　　　　　B. 回返式包扎法

C. "8" 字形包扎法　　　　　　D. 螺旋包扎法

E. 蛇形包扎法

9. 患者，男，20 岁，因有机磷农药中毒致呼吸衰竭，行气管插管辅助呼吸。气管内插管术最重要的护理是（　　　）

A. 观察病情　　　　　　　　　B. 翻身拍背

C. 动脉血气的观察　　　　　　D. 保持呼吸道通畅

E. 湿化吸痰

（10~12 题共用题干）患者，男，12 岁，因淹溺致心跳呼吸骤停，经过现场徒手心肺复苏后，出现微弱心跳，但仍不能自主呼吸，立即行气管插管，给予辅助呼吸。

10. 下列关于插管过程的描述错误的是（　　　）

A. 患者取仰卧位，头后仰，颈部上抬。

B. 左手持喉镜沿右口角置入口腔，将舌体稍向左推开，使喉镜片移至正中位。

C. 右手以握笔式手势持气管导管，斜口端对准声门裂，轻柔地插过声门而进入气管内。

D. 套囊是气管导管的防漏装置，为避免漏气，套囊内注气力应越多越好。

E. 导管与牙垫一起妥善固定，防止移位或脱出。

11. 气管导管管芯在插入导管后其远端距离导管开口应为（　　　）

A. 0.5cm 以下　　　　　B. 1cm　　　　　C. 1~1.5cm

D. 1.5~2.0cm　　　　　E. 2.0~2.5cm

12. 气管插管气囊常规多长时间放气一次（　　　）

A. 1 小时　　　　　　　B. 2 小时　　　　　C. 3 小时

D. 4 小时　　　　　　　E. 5 小时

二、案例思考题

患者，女，25 岁，在树丛中行走时被蛇咬伤后，局部皮肤留下一对大而深的牙痕印，伤口出血不止，周围皮肤迅速出现瘀斑、血疱。

请回答：

1. 如果你是第一目击者，你该如何进行现场急救处理？

2. 如何对患者进行护理及健康指导？

扫一扫，知答案

主要参考书目

［1］张波，桂莉.急危重症护理学.4版.北京：人民卫生出版社，2017.

［2］沈必成.急危重症护理学.北京：中国医药科技出版社，2015.

［3］魏英，魏蕊.急救医学基础.北京：人民卫生出版社，2015.

［4］张海燕，甘秀妮.急危重症护理学.北京：北京大学医学出版社，2015.

［5］李延玲.急救护理.2版.北京：人民卫生出版社，2014.

［6］敖薪.急救护理学.3版.北京：高等教育出版社，2014.

［7］狄树亭.急救护理技术.2版.武汉：华中科技大学出版社，2014.

［8］廖少明，胡昌盛.急救护理学.北京：军事医学科学出版社，2014.

［9］白梦清，黄素芳.急救护理.北京：人民卫生出版社，2014.

［10］周谊霞，李红莉.急危重症护理学.北京：中国医药科技出版社，2013.

［11］沈洪，刘中民.急诊与灾难医学.2版.北京：人民卫生出版社，2013.

［12］王惠珍.急危重症护理学.3版.北京：人民卫生出版社，2013.

［13］佘金文，周理云.急危重症护理学.北京：科学出版社，2013.

［14］罗翌.急救医学.北京：人民卫生出版社，2012.

［15］杜丽.急危重症护理学实践与实习指导.北京：人民卫生出版社，2012.

［16］万长秀.急救护理学.9版.北京：中国中医药出版社，2012.

［17］许方蕾，陈淑英，吴敏.新编急救护理学.上海：复旦大学出版社，2011.

［18］朱京慈，胡敏.急危重症护理技术.北京：人民卫生出版社，2011.

［19］马玲.急救护理.郑州：河南科学技术出版社，2010.

［20］陈小杭.急救护理学.北京：北京大学医学出版社，2009.

［21］韩春玲，杨辉.急救护理学.北京：人民卫生出版社，2007.

［22］周秀华.急危重症护理学.2版.北京：人民卫生出版社，2006.

［23］陶红.急救护理.北京：人民卫生出版社，2003.